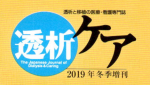

2019年冬季増刊

キホンがわかる！
患者・ナースのギモンが解決する！

透析患者の食事管理

編著 東京医療保健大学医療保健学部医療栄養学科准教授
北島幸枝

Q&A 100

編集にあたって

透析患者は、食事管理を欠かすことができません。しかし、なぜ食事管理が必要なのか、具体的にどのようなことに気をつけて食事をとればよいのかが理解できていなければ、適切な食事管理には結びつきません。不適切な食事管理は不十分な食事摂取量と栄養摂取量の不足に直結し、栄養障害や合併症の発症・重症化、ADLやQOLの低下をもたらすことになります。

透析現場では、新規導入を含む透析患者の高齢化が著しく、支援や介護が必要な患者が増え、食事管理や食事指導がスムーズにいかない場合も多くあります。しかし、食事指導の内容や手法に決まった型はありません。食事指導は、患者が必要なこと、実践できることを考え、食事管理の基本を柔軟に変えていくべきものです。患者が求めるものは何か、それに応じた指導が大切です。そこで本書は、透析室の看護師が自身の食事指導に不安を抱いたとき、患者から食事について質問を受けたとき、本書を開くことで看護師と患者がいっしょに食事管理について学んでいくことができるものを目指しました。

第1章は、食事管理の基本を解説した「透析患者の食事管理のキホンQ＆A」、第2章は、具体的な食事や食品に関した「食事に関する患者のギモンQ＆A」、第3章は、看護師の疑問に回答する「食事に関するナースのギモンQ＆A」の3部構成となっています。全部で100問の質問を設定し、透析患者の食事指導・栄養管理のエキスパートである管理栄養士のみなさんに解説していただきました。また、第4章では、透析患者とその家族が家庭で簡単に調理できるおススメの透析食レシピ15点と、すぐに利用できる指導ツールを紹介しています。これらはすべてweb上でダウンロード可能です。

この1冊で、看護師も透析患者も食事管理に対する基本を学び、不安や疑問を解決できることでしょう。本書が患者のよりよい透析生活をサポートするものになることを願っています。

2019年10月

東京医療保健大学医療保健学部医療栄養学科准教授
北島幸枝

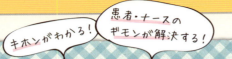
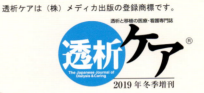

編集にあたって		3
透析食レシピ・指導ツールのダウンロード方法		9

第1章 透析患者の食事管理のキホンQ&A

Q1	そもそも透析患者はなぜ食事管理が必要なの？	12
Q2	制限が必要といわれる栄養素のうち、どれがいちばん重要なの？	14
Q3	腎不全保存期と透析期で食事管理の内容は変わるの？	16
Q4	糖尿病透析患者では、非糖尿病透析患者と食事管理の内容に違いはあるの？	18
Q5	腹膜透析患者も血液透析患者と同じ食事管理を行うの？	22
Q6	移植後は食事管理が緩やかになるって本当？	24
Q7	体格や年齢の違う患者でも食事管理の内容は同じでいいの？	26
Q8	三大栄養素って何？ どれぐらいのバランスでとるのがいいの？ 食事は3食きちんと摂取しないといけないの？	29
Q9	透析患者のアルブミン低値に影響するのは何なの？	31
Q10	リンって何？ なぜ透析患者で制限が必要なの？	33
Q11	リンはどのような食品に含まれるの？	36
Q12	カリウムって何？ なぜ透析患者で制限が必要なの？	39
Q13	カリウムはどのような食品に含まれるの？	42
Q14	カルシウムの体内でのはたらきは？ なぜ透析患者で制限が必要なの？	45
Q15	カルシウム過剰・不足時にはどのような影響が出るの？	48
Q16	カルシウムはどのような食品に多く含まれるの？	50
Q17	リンとカルシウムは密接なかかわりがあるの？	52
Q18	エネルギーは体内でどのようなはたらきをしているの？ 透析患者ではどのぐらいのエネルギー量が必要なの？	56

Contents

Q19 エネルギーの過剰・不足時にはどのような影響が出るの? ——— 58

Q20 高エネルギーの食品はどのようなもの? ——— 60

Q21 たんぱく質は体内でどのようなはたらきをしているの?
透析患者ではどのぐらいのたんぱく質が必要なの? ——— 62

Q22 たんぱく質の不足時にはどのような影響が出るの? ——— 65

Q23 「良質なたんぱく質」ってどのような食品に含まれるの? ——— 68

Q24 たんぱく質の豊富な食品はリンも多いって本当? ——— 70

Q25 透析患者はなぜ食塩の制限が必要なの? ——— 73

Q26 食塩を多く含む食品、無意識に食塩摂取量が多くなる食品はどのようなもの? — 75

Q27 透析患者はなぜ水分の制限が必要なの? ——— 78

Q28 無意識に水分摂取量が多くなる食品はどのようなもの? ——— 80

Q29 脂質の質って何? ——— 83

Q30 透析患者が低栄養になりやすいのはどうして? ——— 86

Q31 「フレイル」「サルコペニア」って何? 食事とどう関係するの? ——— 88

Q32 運動と食事はどう関係するの? ——— 90

Q33 MIA症候群って何? 食事とどう関係するの? ——— 92

Q34 薬の作用に影響する食事があるって本当? ——— 94

Q35 CKD-MBDの治療ではどんな服薬管理・食事管理を行えばいいの? ——— 96

Q36 食事をきちんととらないと、薬を飲んでも意味がないの? ——— 98

第2章 食事に関する患者のギモンQ&A

Q37 栄養不良にならないためには、たくさん食べればいい? ——— 102

Q38 一般的に健康食品といわれるものは、透析患者にも効果があるの? ——— 104

Q39 トクホ(特定保健用食品)は透析患者にもいいの? ——— 106

Q40 食事の代わりにサプリメントで栄養を補えば、それで大丈夫? ——— 109

Q41 「バランスのよい食事」って、具体的にどうすればいいの? ——— 112

Q42 食品に含まれる栄養素量を簡単に知る方法ってあるの? ——— 114

Q43 外食や惣菜は避けたほうがいいの? ——— 117

Q44 朝食・昼食・夕食以外の間食は気にせずとっていい? ——— 120

Q45 茹でこぼす代わりに電子レンジで野菜を温めてもカリウムは減るの？

食材は細かく切り刻んで調理したほうがカリウムを減らせるって本当？ ——— 122

Q46 カリウム制限を気にして野菜を控えていたら便秘になりました。どうすればいい？ — 124

Q47 食後にどうしてもくだものを食べたい場合は、どのくだものならいい？ ——— 126

Q48 カップ麺よりインスタント麺のほうがリンを減らせるって本当？ ——— 128

Q49 リン吸着薬やカリウム抑制薬をきちんと飲んでいれば、

何でも気にせずに食べてOK？ ——— 130

Q50 透析患者にお勧めの飲み物は？ ——— 133

Q51 喉が渇くけれど水分は多くとれないし……どうすればいい？ ——— 136

Q52 飲み物にさえ気をつけていれば、水分管理は大丈夫？ ——— 138

Q53 体重を増やさないようにするには、食べる量を減らせばいいの？ ——— 140

Q54 水分制限を守れば、体重増加は防げるの？ ——— 142

Q55 透析患者では粥やリゾットは控えたほうがいいの？ ——— 144

Q56 「うす塩」「減塩」「食塩無添加」と表示されている食品を選べば大丈夫？ ——— 146

Q57 調味料によって食塩量はどれぐらい違うの？ ——— 148

Q58 辛いものは塩分が多いのですべてだめということ？ ——— 151

Q59 塩分を少なくできる調理法って何？ ——— 153

Q60 食べすぎないように1日2食にすれば、血糖コントロールはよくなるの？ ——— 156

Q61 和食、洋食、中華など、どの料理が透析患者にはいいの？ ——— 158

Q62 和菓子と洋菓子ではどちらがいいの？ ——— 160

Q63 麺類ではどれがいいの？ ——— 162

Q64 透析患者にお勧めの肉は？ ——— 164

Q65 透析患者にお勧めの魚は？ ——— 166

Q66 白米と玄米や胚芽米、カレールウとカレー粉、牛乳と豆乳、それぞれどちらの

ほうがいい？ ——— 168

第3章 食事に関するナースのギモンQ&A

Q67 患者の食事摂取状況をうまく聞き出すコツは？ ——— 172

Q68 患者に自分で食事内容を記録してもらう手軽な方法はないの？ ——— 174

Contents

Q69 患者の栄養状態について、看護師にできるアセスメント方法は？ —— 176

Q70 調理をしている家族に透析食について理解してもらうためには、どのようにはたらきかければいい？ —— 178

Q71 食が細い患者に食べてもらうにはどうすればいい？ —— 180

Q72 外食が多い患者には、何に注意して食事をとってもらえばいい？ —— 182

Q73 食事時間が不規則な患者に伝えられる食事のアドバイスはある？ —— 184

Q74 食べすぎの患者にはどのようにかかわればいい？ —— 186

Q75 偏食がみられる患者にはどのようにかかわればいい？ —— 190

Q76 制限を気にしすぎてストレスを感じている患者には、どのようにかかわればいい？ —— 192

Q77 体重を増やさないように食事を抜いてくる患者には、どのようにかかわればいい？ —— 194

Q78 透析間体重増加量が多い患者に対して、どのように食事内容を確認すればいい？ —— 197

Q79 リン高値が続いているとき、どのように食事内容を確認すればいい？ —— 200

Q80 リン値が低下してきたとき、どのように食事内容を確認すればいい？ —— 202

Q81 カリウム高値が続いているとき、どのように食事内容を確認すればいい？ —— 204

Q82 カリウム値が低下してきたとき、どのように食事内容を確認すればいい？ —— 206

Q83 血糖コントロールが不良な患者では、何を確認してどうかかわればいいの？ —— 208

Q84 食塩制限はどこまで厳格にすべきなの？ —— 210

Q85 「透析食はうす味でおいしくない」「透析食では物足りない」と言う患者に提案できる食事の工夫は？ —— 212

Q86 季節ごとの食事で気をつけるべきことは？ —— 214

Q87 「計量が面倒だ」と言う患者にきちんと計量してもらうにはどうすればいい？ —— 216

Q88 自分で調理ができない患者では、どのように食事管理をすればいいの？ —— 218

Q89 透析患者が利用できる治療用特殊食品にはどのようなものがあるの？ —— 220

Q90 低栄養を見抜くには、どのようなことに気をつければいいの？ —— 223

Q91 低栄養の透析患者にどのような介入をすればいいの？ —— 225

Q92 高齢者に食事管理は必要？ —— 227

Q93 嚥下力が低下している高齢者にお勧めの食品や調理法は？ —— 229

Q94 高齢者の筋力低下を予防するためには、どのような食事を勧めればいいの？ —— 231

Q95 認知症透析患者の食事管理では、何に気をつければいいの？ —— 234

Contents

Q96 透析後は疲れて食欲が出ない患者では、どのように食事をとればいい？ —— 236

Q97 ホームヘルパーと上手に連携して食事管理を行うコツは？ —— 238

Q98 災害が起きたときの食事について、患者にはどのようなことを伝えておけばいい？ — 240

Q99 管理栄養士がいない場合、看護師はどこまで食事指導をすればいいの？ —— 242

Q100 入院透析患者の場合、食事時間の調整はどうすればいい？ —— 244

第4章 そのままダウンロードできる！ おススメ透析食レシピ＆指導ツール

レシピ① 主菜 さば缶グラタン —— 248

レシピ② 副菜 香ばしポテトコロッケ風 —— 249

レシピ③ デザート パインアップルケーキ —— 250

レシピ④ 主菜 鶏の漬け焼き —— 251

レシピ⑤ 副菜 生ハムサラダ —— 252

レシピ⑥ デザート りんごのコンポート —— 253

レシピ⑦ 主菜 鶏肉の治部煮風 —— 254

レシピ⑧ 副菜 和風ナムル —— 255

レシピ⑨ デザート レモネードゼリー —— 256

レシピ⑩ 主菜 揚げだらのピリ辛薬味だれ —— 257

レシピ⑪ 副菜 ざくざくたまねぎサラダ —— 258

レシピ⑫ デザート マンゴープリン —— 259

レシピ⑬ 主菜 ぶたキムチ —— 260

レシピ⑭ 副菜 さば缶の春巻き —— 261

レシピ⑮ デザート ヨーグルトムース —— 262

指導ツール① エネルギー確保 —— 263

指導ツール② たんぱく質・リン管理 —— 264

指導ツール③ カリウム管理 —— 265

指導ツール④ 食塩管理 —— 266

指導ツール⑤ 水分管理 —— 267

編集・執筆者一覧 —— 268

索引 —— 270

透析食レシピ・指導ツールの ダウンロード方法

第4章の透析食レシピおよび指導ツールは、弊社Webサイトよりダウンロードできます。以下の手順にて『透析ケア』専用Webサイトにアクセスしてください。

①

メディカ出版ホームページ（https://www.medica.co.jp/）にアクセス。
「メディカパスポート」にログインします。

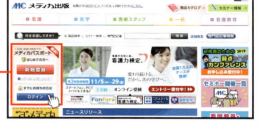

＊ダウンロードには、メディカ出版公式Webサイト会員「メディカパスポート」への登録が必要です。未登録の方は、先に「はじめての方へ／新規登録」（無料）をクリックし、登録を行ってください。

※メディカパスポートID・パスワードの、第三者への譲渡、売買、承継、貸与、開示、漏洩にはご注意ください。

②

トップページ左にある『透析ケア』アイコンをクリックして、専用Webサイト（https://www.medica.co.jp/m/tousekicare/）へ。

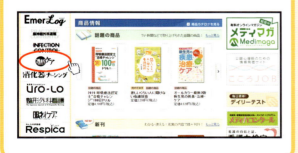

③

『透析ケア』専用Webサイトの「ファイルライブラリ」から、ダウンロードしたい項目をクリックし、以下の「ロック解除キー（パスワード）」を入力してください。
【ダウンロード】ボタンを押してファイルを開いてください。

ロック解除キー（パスワード）
TCshokuj191W

※パスワードの有効期限は発行日より3年間です。
※パスワードの有効期間を過ぎますと、本サービスを予告なく休止もしくは廃止する場合があります。あらかじめご了承ください。

---

①施設内の患者指導を目的に、本書をご購入いただいた方のみを対象としたサービス企画です。無料でご使用いただけます。
②本書のダウンロード物を用いて作成・アレンジされた個々の制作物の正確性・内容につきましては当社は一切責任を負いません。
③データやパスワードを第三者へ再配布することや、商品利用はできません（商品利用…販売を目的とする宣伝広告のため、ダイレクトメール、チラシ、カタログパンフレットなどの印刷物への利用）。
④雑誌や書籍、その他の媒体に転載をご希望の場合は、弊社編集管理課までご連絡ください。

透析患者の食事管理のキホンQ&A 第1章

Q1 そもそも透析患者はなぜ食事管理が必要なの？

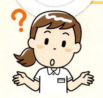

血液透析では、身体に溜まっている尿素窒素などの尿毒症物質や水分、ナトリウム、カリウム、リンなどを取り除きますが、それと同時に栄養素（アミノ酸、ビタミン、ミネラル）なども取り除かれるため[1]、食事から補う必要があります。また、透析が終わってから次の透析までのあいだに食事を食べすぎてしまうと、尿毒症物質が溜まり、体内の環境が悪くなります。そのため、患者に合わせた食事管理が必要です。

腎機能を代替する血液透析
■腎臓のはたらき

腎臓は、血液を濾過して老廃物やナトリウムなどを尿として体の外へ追い出してくれます。また、体に必要なものは再吸収します。腎機能が低下して廃絶すると、尿が出なくなり、老廃物や尿毒症物質が体に溜まって尿毒症になるため、血液透析や腹膜透析、腎移植といった腎代替療法により、廃絶した腎臓のはたらきを代替します。

■血液透析のはたらき

血液透析療法は、拡散（分子が濃度差によって濃度の低いほうへ移動すること）と限外濾過（血液と透析液の圧力差による透析膜を介する水の移動であり、溶質が水の移動とともに除去されること）を利用した治療法です[1, 2]。拡散と限外濾過により、尿毒症物質を除去し、過剰な水分を除去して体内の水分量を調節し、電解質のバランスを整えています[1, 2]。

透析を元気に継続するための食事管理
■透析患者の食事療法の基本

透析患者の食事療法では、①透析による蛋白質の異化亢進を抑えるために十分なエネルギーを摂取する、②尿毒症物質が多くならないよう適切な量のたんぱく質を摂取する、③体水分量が過剰になるのを防ぐために減塩して体水分のバランスを保つ、④電解質のバランスを崩さないためにカリウムとリンの摂取量を調整することが必要です。

■食事をしっかり正しく食べる

　超高齢社会を迎えているわが国では、高齢透析患者も増加傾向にあることから、透析患者の食事療法の目標が「食事を制限する」から「食事をしっかり正しく食べる」へと変化してきました。食事から必要十分なエネルギーをとることが基本となり、どのように患者に（正しく）食べてもらうのかが新たな課題になっています。

◉透析療法の限界を補完する
■血液透析療法の限界

　血液透析はダイアライザ内の半透膜を介して、血液と透析液のあいだで行われる拡散と限外濾過によって、ナトリウムやカリウムのような電解質、尿素窒素やクレアチニンなどの尿毒症物質、体に溜まった過剰な水分を除去し、不足している物質を補充します[3]。血液透析は腎機能をある程度代替しますが、透析時間は基本的には4時間×週3日であり、いままで24時間はたらいていた腎臓に比べると短くなります。そのため、食べすぎたり飲みすぎたりすると、尿毒素や水分が溜まり、尿毒症やさまざまな合併症を発症する危険があります。

■血液透析で失われる栄養素を食事で補う

　血液透析では、体に必要なアミノ酸や水溶性ビタミン、カルニチンが除去されます[1]。そのため、これらの物質を補給する意味でも、食事をしっかり正しく食べることが必要です。食べすぎはよくありませんが、食べないのもよいことではありません。

◉食事療法を行う際の注意点

　食事療法を行う際には、少なくとも透析時間やダイアライザの種類、透析方法を確認して、患者に合わせた食事管理の目標を立てましょう。食事摂取量や食欲が落ちているときには、積極的に患者に介入することが大切です。

第1章　透析患者の食事管理のキホンQ&A

引用・参考文献

1) 鈴木一之. "血液透析の原理と透析条件". 透析医が透析患者になってわかった しっかり透析のヒケツ：エビデンスに基づく患者さん本位の至適透析. 大阪, メディカ出版, 2009, 15-7.
2) 飯田喜俊ほか編. "血液透析". 透析療法パーフェクトガイド. 第4版. 東京, 医歯薬出版, 2004, 5-6.
3) 篠田俊雄. 血液透析. クリニカルエンジニアリング. 28 (5), 2017, 358-66.

永仁会永仁会病院栄養管理科科長　**瀬戸由美** せと・ゆみ

Q2 制限が必要といわれる栄養素のうち、どれがいちばん重要なの？

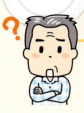

 とくにリンは、多くても少なくても生命予後にかかわります。そのため、食品の選びかたが重要です。透析患者の食事療法とかかわりが深い合併症には、高リン血症や高カリウム血症、慢性腎臓病に伴う骨・ミネラル代謝異常（CKD-MBD）などがあります。なかでもCKD-MBDは、骨や副甲状腺の異常のみならず、血管の石灰化などを介して生命予後に大きな影響を与えることが知られています[1]。全身の動脈硬化を予防するためにも、高リン血症には注意が必要です[2]。

栄養素のなかではリンの管理がもっとも重要

■リン濃度は全死亡リスクにかかわる

透析患者の血清リン濃度は、高くても低くても全死亡リスクが上昇します[2]。以下に、リンについて食事で患者が注意する3点を示します。

■食品中にリンがどのくらい含まれているのかを知る

食品に含まれるリン量はたんぱく質量と相関し[3]、一般的にたんぱく質1g当たりのリンは15mgとされています。1度の食事でリンを多く含む食品をたくさん食べていないかどうかを確認し、バランスのよい食事を心がけてもらいましょう。

■有機リンか無機リンかを確かめる

リンは、種類によってその吸収率が違います。リンの吸収率は、植物性食品に含まれる有機リンで20〜30％、動物性食品に含まれる有機リンで40〜60％、加工食品などに食品添加物として含まれている無機リンでは90％以上と報告されています[4]。

■リン／たんぱく質比を考える

リン／たんぱく質比（表）[5]とは、リンとたんぱく質の比を表しており、その数字が大きい（たんぱく質に対するリンの量が多い）ほどリンの吸収率が高いと報告されています[3]。また、末期腎不全患者に対して無機リンを多く含む食品添加物の摂取を避けるよう教育することで、高リン血症の穏やかな改善をもたらしたという研究報告も

表 食品中のリン／たんぱく質比（mg/g）（文献5より）

リン／たんぱく質比（mg/g）				
＜5	5〜10	10〜15	15〜25	25＜
卵　白 鶏ひき肉	鶏もも肉 鶏むね肉 鶏ささみ 牛もも肉 牛肩ロース 豚ロース 豚もも肉 中華めん ハンバーグ	まぐろ（赤身） かつお 鮭 納　豆 油揚げ 全　卵 ウインナーソーセージ 米　飯 豆　乳	そ　ば 木綿豆腐 魚肉ソーセージ ロースハム ヨーグルト（加糖）	ヨーグルト（無糖） 牛　乳 プロセスチーズ

（文部科学省科学技術・学術審議会資源調査分科会報告「日本食品標準成分表2010」より算出）

第1章

透析患者の食事管理のキホンQ&A

あります[6]。

このように、食品の選びかたや食事にすこし気を配ることで、リン摂取量を減らすことができます。また、食事に合わせてしっかりとリン吸着薬を飲み、透析量を確保することが、リン濃度を上げないコツです。

リン濃度は低すぎてもよくない

高リン血症だけでなく、リン濃度の低い患者も要注意です。リン濃度が低い場合は、食事をきちんと食べていない可能性があります。透析間体重が増えるのは食事のためだと思い込み、極端に食事量を減らしている患者や、食欲がなく食事を満足に食べられない患者、食事量に対してリン吸着薬が多すぎる患者などでは、リン濃度が低くなります。このように、リンの値と食事の摂取量をきちんとモニタリングしなければ、低栄養に陥ります。バランスのよい食事をしっかり食べてもらうことが大切です。

引用・参考文献

1) Taniguchi, M. et al. Serum phosphate and calcium should be primarily and consistently controlled in prevalent hemodialysis patients. Ther. Apher. Dial. 17（2），2013, 221-8.

2) 日本透析医学会．慢性腎臓病に伴う骨・ミネラル代謝異常の診療ガイドライン．日本透析医学会雑誌．45（4），2012, 301-56.

3) Kalantar-Zadeh, K. et al. Understanding sources of dietary phosphorus in the treatment of patients with chronic kidney disease. Clin. J. Am. Soc. Nephrol. 5（3），2010, 519-30.

4) Sullivan, CM. et al. Phosphorus-containing food additives and the accuracy of nutrient databases：implications for renal patients. J. Ren. Nutr. 17（5），2007, 350-4.

5) 日本腎臓学会編．"リン"．慢性腎臓病に対する食事療法基準2014年版．東京，東京医学社，2014, 8.

6) Sullivan, C. et al. Effect of food additives on hyperphosphatemia among patients with end-stage renal disease：a randomized controlled trial. JAMA. 301（6），2009, 629-35.

永仁会永仁会病院栄養管理科科長　**瀬戸由美**　せと・ゆみ

腎不全保存期と透析期で食事管理の内容は変わるの?

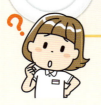

A 腎不全保存期と透析期では食事の内容は変わります。慢性腎臓病（CKD）ステージによる食事療法基準では、保存期ではエネルギー25〜35kcal/kgBW/day、たんぱく質はCKDステージ3b以降で0.6〜0.8g/kgBW/day、食塩は3以上6g/day未満となっています[1]。一方、透析期ではエネルギーの下限が上がり30〜35kcal/kgBW/day、たんぱく質は0.9〜1.2g/kgBW/dayとなっており、水分やカリウム、リン[1] の項目もあります。保存期と大きく基準が異なる栄養素はたんぱく質で、透析期では保存期と比べて制限が緩やかになります[1]。

保存期の食事療法

保存期の食事療法（表1）[1] では、腎機能の低下に伴ってたんぱく質制限が広く行われてきました[1]。保存期では、しっかりとエネルギーを摂取して、栄養障害を起こさないことが大切です。体重の経過をみて、エネルギーとたんぱく質とのバランスをチェックします。図に、保存期と透析期における食事の三大栄養素のバランス[2] をエネルギー比率で表します。保存期の場合、炭水化物からのエネルギー摂取を増やし、反対にたんぱく質からのエネルギー摂取を減らします。ごはんなどの主食は、たんぱく質を減らした治療用特殊食品を使うことが

表1 CKDステージによる食事療法基準 （文献1より改変）

ステージ	エネルギー (kcal/kgBW/day)	たんぱく質 (g/kgBW/day)	食塩 (g/day)	カリウム (mg/day)
ステージ1	25〜35	過剰摂取しない	3以上6未満	制限なし
ステージ2	25〜35	過剰摂取しない	3以上6未満	制限なし
ステージ3a	25〜35	0.8〜1.0	3以上6未満	制限なし
ステージ3b	25〜35	0.6〜0.8	3以上6未満	2,000以下
ステージ4	25〜35	0.6〜0.8	3以上6未満	1,500以下
ステージ5	25〜35	0.6〜0.8	3以上6未満	1,500以下

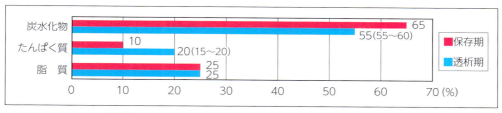

図 個人の食事摂取目標に対する食事エネルギーの割合

表2 CKDステージによる食事療法基準（文献1より改変）

ステージ5D	血液透析	腹膜透析
エネルギー (kcal/kgBW/day)	30〜35	
たんぱく質 (g/kgBW/day)	0.9〜1.2	
食塩 (g/day)	6未満	腹膜透析除水量（L）×7.5＋尿量（L）×5
水　分	できるだけ少なく	腹膜透析除水量＋尿量
カリウム (mg/day)	2,000以下	制限なし
リン (mg/day)	たんぱく質（g）×15以下	

理想です。そして、制限内で肉や魚、卵、乳製品などの動物性食品と、だいずやだいず製品などの植物性食品から良質なたんぱく質をとります。そのほか、粉飴などの低甘味ブドウ糖重合食品や中鎖脂肪酸（medium chain triglycerides；MCT）製品を使ってエネルギーを補給するのもよいでしょう。

透析期の食事療法

透析期は制限が緩和された安心感や安堵感から食べすぎる患者もいれば、とまどいや不安を同時に味わう患者も見受けられます。また、保存期の食事療法から食事管理を変えられず、たんぱく質摂取量が少ない患者もいます。透析期では、たんぱく質の制限が緩やかになるため（表2）[1]、主食は通常のものでかまいません。しかし、たんぱく質とリンやカリウムは正の相関関係にあり[3]（第1章Q2参照）、たんぱく質を多く摂取するとリンやカリウムの値は高くなります。たんぱく質の摂取量やリン／たんぱく質比に気をつけながら、リン吸着薬を上手に利用してリン値を調整しましょう。透析間体重増加の多い患者は、食塩摂取が多いので、保存期と同じように減塩を継続します。

引用・参考文献

1) 日本腎臓学会編．"慢性腎臓病に対する食事療法基準（成人）"．慢性腎臓病に対する食事療法基準2014年版．東京，東京医学社，2014，1-13．
2) 菱田明ほか監修．日本人の食事摂取基準2015年版．東京，第一出版，2014，495p．
3) Kalantar-Zadeh, K. et al. Understanding sources of dietary phosphorus in the treatment of patients with chronic kidney disease. Clin. J. Am. Soc. Nephrol. 5 (3), 2010, 519-30.

永仁会永仁会病院栄養管理科科長　**瀬戸由美**　せと・ゆみ

Q4 糖尿病透析患者では、非糖尿病透析患者と食事管理の内容に違いはあるの？

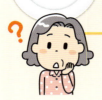

A 基本的に食事療法に違いはありませんが、糖尿病透析患者は非糖尿病透析患者と比べて注意しなければいけない点があります。また、糖尿病透析患者で血糖コントロールが不良な患者は、血糖コントロールを改善するために食事を調整する必要があります。「糖尿病腎症病期分類と慢性腎臓病（CKD）の重症度分類との関係」（表1）[1]をみると、それぞれの分類から病期に合わせて、第1～5期に分けることができます。

表1　糖尿病腎症病期分類とCKDの重症度分類との関係（文献1 p.87より）

アルブミン尿区分			A1	A2	A3
尿アルブミン定量			正常アルブミン尿	微量アルブミン尿	顕性アルブミン尿
尿アルブミン/Cr比（mg/gCr）			30未満	30～299	300以上
（尿タンパク/Cr比）（g/gCr）					(0.50以上)
GFR区分 (mL/分/1.73m²)	G1	≧90	第1期（腎症前期）	第2期（早期腎症期）	第3期（顕性腎症期）
	G2	60～89			
	G3a	45～59			
	G3b	30～44			
	G4	15～29	第4期（腎不全期）		
	G5	＜15			
	（透析療法中）		第5期（透析療法期）		

糖尿病性腎症合同委員会：糖尿病性腎症病期分類2014の策定（糖尿病性腎症病期分類改訂）について．糖尿病 57：529-534，2014より一部改変

糖尿病でも非糖尿病でも食事療法は基本的に同じ

糖尿病性腎症は透析導入の原疾患の第1位で[2]、糖尿病患者が透析患者の53.4％を占めています[3]。「糖尿病腎症生活指導基準」（表2）[1]と「CKDステージによる食事療法基準」[4]（第1章Q3参照）において、糖尿病の有無にかかわらず、透析患者の食

表2 糖尿病腎症生活指導基準（文献1 p.88-89より改変）

病　期	食　事			
	総エネルギー注1) （kcal/kg標準体重/日）	タンパク質	食塩相当量	カリウム
第1期 （腎症前期）	25〜30	20％エネルギー 以下	高血圧があれば 6g未満/日	制限せず
第2期 （早期腎症期）	25〜30	20％エネルギー 以下注2)	高血圧があれば 6g未満/日	制限せず
第3期 （顕性腎症期）	25〜30注3)	0.8〜1.0注3) （g/kg標準体重/日）	6g未満/日	制限せず （高カリウム 血症があれば ＜2.0g/日）
第4期 （腎不全期）	25〜35	0.6〜0.8 （g/kg標準体重/日）	6g未満/日	＜1.5g/日
第5期 （透析療法期）	血液透析注4)： 30〜35	0.9〜1.2 （g/kg標準体重/日）	6g未満/日注5)	＜2.0g/日
	腹膜透析注4)： 30〜35	0.9〜1.2 （g/kg標準体重/日）	PD除水量（L） ×7.5+尿量（L） ×5（g）/日	原則制限せず

糖尿病性腎症合同委員会：糖尿病性腎症病期分類2014の策定（糖尿病性腎症病期分類改訂）について．糖尿病57：529-534，2014に基づいて作成

注1）軽い労作の場合を例示した。
注2）一般的な糖尿病の食事基準に従う（文献1の44〜45ページ参照）。
注3）GFR＜45では第4期の食事内容への変更も考慮する。
注4）血糖および体重コントロールを目的として25〜30kcal/kg標準体重/日までの制限も考慮する。
注5）尿量、身体活動度、体格、栄養状態、透析間体重増加を考慮して適宜調整する。

事療法の基準は同じです。しかし、糖尿病患者は、非糖尿病透析患者に比べて炎症が関与して栄養状態が悪化するリスクが多くあります（図）[3]。そのため、食事管理には注意が必要です。

糖尿病透析患者の食事療法

糖尿病透析患者で血糖コントロールが不良な場合、食事に偏りがないかどうかを確かめます。たとえば、おにぎりのみや麺のみといった糖質に偏った食事をしている、透析間の体重増加を気にして食事を抜く、食事摂取量が少ない、小腹が空いて間食に菓子パンや菓子類、くだもの類の摂取量が多いといった、さまざまな理由があります。また、透析を導入すると水分を飲む量がある程度制限されるため、くだものを好むようになる患者が多いです。しかし、くだものの食べすぎは血糖コントロールやカリウム値に影響するので、くだものの適量を教えるとよいでしょう。血糖コントロールには食後の血糖上昇に影響を与える糖質の量に着目した、「カーボカウント」という方法もあります[5]。血糖が上がりやすい食品と、上がりにくい食品を分けて教えることで、血糖コントロールができる患者もいます。

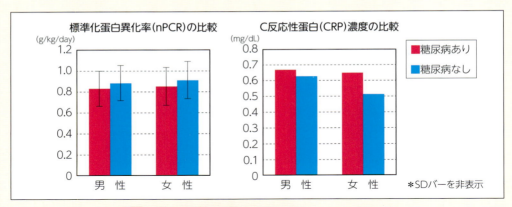

図 糖尿病透析患者は慢性炎症が多い（文献3より作成）

　糖尿病透析患者と非糖尿病透析患者の食事摂取目標は同じです。しかし、患者個々をみると、それぞれの原疾患に伴う合併症があるので、それを見逃さずに食事管理を行うことが大切です。

引用・参考文献

1) 日本糖尿病学会編・著．"糖尿病合併症とその対策"．糖尿病治療ガイド2018-2019．東京，文光堂，2018，81-97．
2) 日本透析医学会統計調査委員会．わが国の慢性透析療法の現況（2017年12月31日現在）．日本透析医学会雑誌．51(12)，2018，699-766．
3) 日本透析医学会統計調査委員会．"糖尿病患者の透析"．わが国の慢性透析療法の現況（2015年12月31日現在）．2016，56，(https://docs.jsdt.or.jp/overview/pdf2016/p056.pdf)．
4) 日本腎臓学会編．"慢性腎臓病に対する食事療法基準（成人）"．慢性腎臓病に対する食事療法基準．2014年版．東京，東京医学社，2014，1-13．
5) 大阪市立大学大学院医学研究科発達小児医学教室ほか編．かんたんカーボカウント：糖尿病のあなたへ 豊かな食生活のために．改訂版．大阪，医薬ジャーナル社，2009，86p．

永仁会永仁会病院栄養管理科科長　**瀬戸由美**　せと・ゆみ

memo

第1章

透析患者の食事管理のキホンQ&A

Q5 腹膜透析患者も血液透析患者と同じ食事管理を行うの？

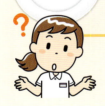

A 腹膜透析も血液透析も腎代替療法であることに変わりはありませんが、その方法は異なります。したがって『慢性腎臓病に対する食事療法基準2014年版』[1]にも示されているように、治療法によって食事管理の考えかたが異なります。

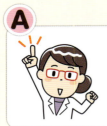

血液透析と腹膜透析の違い

透析療法には、血液透析と腹膜透析の2種類があります。血液透析は、ダイアライザとよばれる血液浄化器を使って、血液中の老廃物や不要な水分を除去します。それに対して腹膜透析は、おなかの臓器を包んでいる腹膜の機能を使って、血液中の老廃物や不要な水分を除去します。

食事療法基準

『慢性腎臓病に対する食事療法基準2014年版』では、表[1]に示すように血液透析患者と腹膜透析患者の食事療法基準を設定しています。

■エネルギー

エネルギーは、血液透析患者、腹膜透析患者ともに同様の基準で30〜35kcal/kgBW/dayですが、腹膜透析の場合は使用する透析液にブドウ糖が含まれ、それが体内に吸収されるので、食事からのエネルギーはその分を差し引いて設定する必要があります。

■食　塩

血液透析患者では高血圧の合併が多く、また慢性腎臓病（chronic kidney disease；CKD）ステージ5D（透析療法中）であることを考慮し、基本は6g/day未満とされています。腹膜透析患者については、除水量1,000mLにつき食塩の除去量は約7.5g、尿量100mLにつき約0.5gの食塩量が除去されると考えられることから、『腹膜透析ガイドライン』[2]での基準である［腹膜透析除水量（L）×7.5＋尿量（L）×5］g/dayとしています。しかし、透析条件は患者個々によって異なることから、食塩摂取量の目安は個々の尿量や除水量を見ながら行うことが必要です。

■水　分

血液透析患者の場合、透析間体重の増加率は、次の透析まで中1日の場合はドライウエイトの3％以内、中2日の場合は5％以

表 CKDステージによる食事療法基準（文献1より）

ステージ5D	エネルギー(kcal/kgBW/日)	たんぱく質(g/kgBW/日)	食塩(g/日)	水分	カリウム(mg/日)	リン(mg/日)
血液透析（週3回）	30〜35[注1、2]	0.9〜1.2[注1]	<6[注3]	できるだけ少なく	≦2,000	≦たんぱく質(g)×15
腹膜透析	30〜35[注1、2、4]	0.9〜1.2[注1]	腹膜透析除水量(L)×7.5+尿量(L)×5	腹膜透析除水量＋尿量	制限なし[注5]	≦たんぱく質(g)×15

注1）体重は基本的に標準体重（BMI=22）を用いる。
注2）性別、年齢、合併症、身体活動度により異なる。
注3）尿量、身体活動度、体格、栄養状態、透析間体重増加を考慮して適宜調整する。
注4）腹膜吸収ブドウ糖からのエネルギー分を差し引く。
注5）高カリウム血症を認める場合には血液透析同様に制限する。

内に抑えるのが理想とされています。体に入る水分の量と、出る水分の量の差が透析間の体重増加となります。尿が出る人も出ない人も、体重増加をみながら、飲水量を調整することが必要です。腹膜透析患者の場合は、体内に溜まった水分を腹膜を介して除去するために、ブドウ糖濃度の高い透析液を多く使うと、腹膜の劣化が早まることにつながります。そこで、1日の水分摂取量の目安は、腹膜透析除水量＋尿量と設定されています。

■カリウム

血液透析患者の場合、基本は血液透析を週3回実施します。カリウム抑制薬を服用していない場合では、透析後から次回の透析までに摂取したカリウムは体内に蓄積されることから、高カリウム血症にならないように2,000mg/day以下に設定されています。一方で腹膜透析患者の場合は、透析液を体内に一定時間入れた状態で、持続的に緩やかに透析が行われており、高カリウム血症のリスクは少ないことから制限はありません。

■リン

血液透析患者、腹膜透析患者ともに、透析によって除去される量を目安に、［たんぱく質(g)×15］mg/day以下に設定されています。リン摂取量はたんぱく質摂取量と相関するといわれており、たんぱく質1g当たりのリン量は、おおよそ15mgと概算されます。

引用・参考文献

1）日本腎臓学会編. 慢性腎臓病に対する食事療法基準2014年版. 東京, 東京医学社, 2014, 48p.
2）日本透析医学会. 慢性透析患者の食事療法基準. 日本透析医学会雑誌. 47（5）, 2014, 287-91.
3）日本透析医学会. 2009年版日本透析医学会「腹膜透析ガイドライン」. 日本透析医学会雑誌. 42（4）, 2009, 285-315.

茨城キリスト教大学生活科学部食物健康科学科教授　石川祐一　いしかわ・ゆういち

第1章 透析患者の食事管理のキホンQ&A

Q6 移植後は食事管理が緩やかになるって本当？

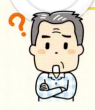

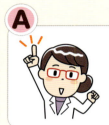

A 腎移植をすることにより腎機能は回復するので、食事管理は移植前よりも緩やかになります。しかし、腎機能が100％戻るわけではないので、原疾患や合併症の状況、予後の経過により食事管理が必要になる場合があります。

🍱 腎移植後の食事管理

　腎移植を行った患者は、「腎移植をしたのだから、食事は制限なく食べられるのではないか」という気持ちになるのではないかと思います。しかし、現在の腎移植は腎機能を100％回復できるものではなく、慢性腎臓病の初期から中期程度に戻るのが腎移植後の現状といわれています[1]。『腎移植後内科・小児科系合併症の診療ガイドライン2011』[2]では、腎移植後の内科系合併症として腎移植後高血圧や腎移植後発症糖尿病、腎移植後脂質異常症、腎移植後高尿酸血症、腎移植後肥満・体重増加、腎移植後メタボリックシンドロームなどを挙げており、いずれも生活習慣病として腎移植の長期成績と強く関連していることが示されています。そして「これらの合併症に対しては、腎移植後の生活習慣と薬物治療の双方に厳格な管理が求められる」[2]とされています。したがって、透析をしているときよりも食事管理はあきらかに緩やかになり、透析を行っていたときには食べられなかった食品を食べられるようになりますが、患者自身のもつ原疾患や合併症に配慮した対応が求められます。

🍱 腎移植後の合併症予防

■高血圧対策（食塩制限）

　患者の目標血圧は、収縮期血圧／拡張期血圧が130/80mmHg未満です[2]。それ以上の場合は、これまでどおり食塩は6g/day未満の食事管理を続ける必要があります。食塩を多く含む食品を過剰摂取しないように指導が必要です。

■糖尿病対策（血糖管理）

　腎移植後発症糖尿病では、血糖管理が重要です。腎移植後の血糖の管理目標値は、空腹時血糖値130mg/dL未満、食後2時間血糖値180mg/dL未満、HbA1c 6.5％未満です[2]。自分に合った量で、バランスのよ

い食事をとることはもとより、甘味食品やくだものなどの多量摂取に注意が必要です。

脂質異常症対策

腎移植を行う前から冠動脈疾患をもっている患者においては、LDLコレステロール100mg/dL未満を管理目標とします[2]。そのためには、生活習慣を是正するために禁酒（減酒）とし、血糖コントロールや適切な運動療法、体重コントロールを行い、低脂肪食を指導することが必要です。

高尿酸血症対策

目標血清尿酸値は8mg/dL未満です[2]。治療としては、過食や高プリン体・高脂肪の食事、飲酒、運動不足などの生活習慣があれば、これらを改善する必要があります。

肥満・メタボリックシンドローム対策

腎移植後の腎機能を長く維持するためには、過体重（BMI 25kg/m^{2}以上）にならないように体重を管理することが重要です。過体重や内臓肥満の患者には、食事療法と運動療法を推奨します。また、腎移植後の体重増加は、ドライウエイトなどの移植前体重＋5％以下にとどめます。食事制限がなくなることで、食べすぎないように指導しましょう。

そのほか

腎移植後に服用する免疫抑制薬の効果に影響を及ぼす食品（グレープフルーツなどの一部の柑橘類や、一部のハーブティーなど）は飲食できません。生ものを食べる際にも、新鮮なものを選ぶよう注意する必要があります。

しかし、食事管理の話ばかりしてしまうと、「せっかく腎移植を受けたのに、これからも食事制限か……」と患者の期待を裏切ることになってしまいます。必要以上の制限は不要ですが、基本的な生活習慣病の予防対策を心がけるようアドバイスしましょう。

引用・参考文献

1) 西慎一ほか. 慢性腎臓病（CKD）と腎移植. 移植. 42（4）, 2007, 342-6.
2) 日本臨床腎移植学会ガイドライン作成委員会編. 腎移植後内科・小児科系合併症の診療ガイドライン2011. 東京, 日本医学館, 2011, 71p.

茨城キリスト教大学生活科学部食物健康科学科教授　**石川祐一**　いしかわ・ゆういち

Q7 体格や年齢の違う患者でも食事管理の内容は同じでいいの？

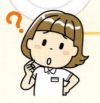

A 透析患者の食事管理は、体格や年齢、生活活動量により異なります。一律に考えずに患者個々の透析間体重増加量や尿量、臨床検査値（血清カリウム値、尿素窒素値、リン値など）、ドライウエイト、栄養状態を考慮して、適宜調整して食事管理を行います。

🍱 透析患者の食事療法基準

透析患者の食事療法基準は、表[1]に示すような内容です。まず、患者の食事管理を考えるときは、こちらを基準とします。

🍱 エネルギー量

エネルギー摂取過剰では肥満となり、不足ではるい痩を招きます。身体のエネルギー摂取量と消費量の均衡がとれていれば、エネルギー出納はプラスマイナスがゼロと

表　透析患者の食事療法基準（文献1より作成）

	エネルギー (kcal/kgBW/day)	たんぱく質 (g/kgBW/day)	食塩 (g/day)	水分	カリウム (mg/day)	リン (mg/day)
血液透析（週3回）	30〜35 [注1、2)]	0.9〜1.2 [注1)]	<6 [注3)]	できるだけ少なく	≦2,000	≦たんぱく質(g)×15
腹膜透析	30〜35 [注1、2、4)]	0.9〜1.2 [注1)]	腹膜透析除水量(L)×7.5+尿量(L)×5	腹膜透析除水量+尿量	制限なし [注5)]	≦たんぱく質(g)×15

注1）体重は基本的に標準体重（BMI=22）を用いる。
注2）性別、年齢、合併症、身体活動度により異なる。
注3）尿量、身体活動度、体格、栄養状態、透析間体重増加を考慮して適宜調整する。
注4）腹膜吸収ブドウ糖からのエネルギー分を差し引く。
注5）高カリウム血症を認める場合には血液透析同様に制限する。

なり、体重（透析患者ではドライウエイト）の増減を来しません。外来維持透析患者では、標準体重（body mass index〈BMI〉＝22kg/m²）を基準とした推定エネルギー必要量は、30〜35kcal/kgBW/dayとされています。まずはこの値に基づいて処方し、その後は患者の実際の食事量や体格、生活活動量、ドライウエイトの変動をみて、適宜調整していきます。腹膜透析では、腹膜吸収ブドウ糖からのエネルギー分を差し引きます。

たんぱく質

　たんぱく質は標準体重1kg当たり0.9〜1.2g/dayとされていますが、過剰に摂取してもそれが直接血清アルブミン濃度の上昇には結びつかず、かえって血清尿素窒素値やカリウム値、リン値の上昇にはね返るという不利益のほうが大きいです。たんぱく質の質的評価としては、不可欠アミノ酸を充足できる食事（アミノ酸スコア100）が望まれます。アミノ酸スコアとは、アミノ酸評点パターンを基準として、食品中の不可欠アミノ酸がどれだけ不足しているかを示しています。アミノ酸スコア100の食事内容とするには、不可欠アミノ酸を多く含む動物性食品類（肉類、卵類、乳類）で、1日のたんぱく質量のうち60〜65％を摂取することが必要です。

食塩・水分

　透析患者の食事管理の第一のポイントは食塩・水分管理です。つまり、食塩を過剰摂取すれば水分も過剰となり、また水分を過剰摂取すれば食塩も過剰となり、透析間体重が増加します（体液貯留）。

　血液透析患者では、食塩・水分摂取量はできるだけ少なくすることが望ましいですが、透析間体重増加を気にするあまり、食塩や水分量を減らさずに食事摂取量を減らしてしまう患者がいるので注意が必要です。腹膜透析では、除水量や尿量に見合った食塩・水分管理を行います。しかし、従来の食習慣により減塩を行うと食欲が減退するという患者や、そもそも食事摂取エネルギー量が不足し食べられないために食塩量が自然に少なくなる患者なども存在しており、一律に食塩量を規定することには違和感がある場合もあります。したがって、個々の患者の栄養状態や（血液透析患者では透析間体重増加量も）食事状況を鑑みた個別対応が必要です。

カリウム

　カリウムは、血液透析では2,000mg/day以下で、腹膜透析ではとくに制限はありませんが、血清カリウムが高値のときは、血液透析と同様に制限します。血清カリウムが高値の場合は、患者の日常の食事内容を聴取し、問題点を探して食事摂取方法や食品選択方法について話します。しかし、血清カリウム値の変動因子[2]は食事摂取のみならず、動脈血pHやBMI、尿量などのさまざまな要素が影響しているので、患者個々の状態を観察してカリウム指導を行います。

第1章 透析患者の食事管理のキホンQ&A

リン

　リンは、[たんぱく質（g）×15］mg/day以下が目安となっています。食品のなかで、精製された砂糖や植物油にはリンは含有されていませんが、リンはほとんどの食品に含まれています。リン含有量の多い食品は同時にたんぱく質量の多い食品であり、リン含有量とたんぱく質含有量は相関関係を示します。食事摂取リン量を制限するには、まずはたんぱく質を多く含む食品を制限することです。食事管理のみでリンをコントロールするには、低たんぱく食（0.6g/kg/day以下）[3]を行わなければ困難です。透析患者の場合は、指示されたたんぱく質適正量を摂取したうえで、リン吸着薬でのコントロールが必要です。

　以上のように、透析患者の食事管理は一律に考えずに、患者個々の状態を考慮して適宜調整して行います。

引用・参考文献

1) 日本透析医学会．慢性透析患者の食事療法基準．日本透析医学会雑誌．47（5），2014，287-91．
2) 金澤良枝ほか．血液透析患者における血清K値変動に占める食事療法の意義の再検討．日本透析医学会雑誌．27（1），1994，47-51．
3) 金澤良枝ほか．血液透析患者のリン摂取量と血清リン上昇度の数量的解析．日本透析医学会雑誌．29（11），1996，1475-8．

東京家政学院大学人間栄養学部人間栄養学科教授　**金澤良枝**　かなざわ・よしえ

Q8 三大栄養素って何？どれくらいのバランスでとるのがいいの？食事は3食きちんと摂取しないといけないの？

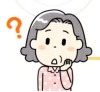

A 三大栄養素とは、炭水化物、脂質、たんぱく質です。摂取バランス（エネルギー比率）は、炭水化物60〜70％、脂質20〜25％、たんぱく質13〜17％が理想です。食事は一般的に3食で考えますが、なかには朝食と昼食が兼用で、1日2食という患者も存在します。その場合は、間食などを入れて1日の摂取エネルギー量が不足しないようにしましょう。

三大栄養素とは

　三大栄養素とは、炭水化物、脂質、たんぱく質です。炭水化物のもっとも重要な役割はエネルギー供給源としての機能で、1g当たり4kcalのエネルギーを産生します。人が消化吸収できる炭水化物を糖質、消化吸収できない炭水化物を食物繊維としています。

　脂質は、水にほとんど溶けず、有機溶媒（エーテル、クロロホルム、ベンゼンなど）に溶ける生体成分の総称です。脂質には、中性脂肪やリン脂質、コレステロールなどが含まれます。そのうち、エネルギー源になるのは中性脂肪で、1g当たり9kcalです。そのほかの脂質は細胞膜の構成成分や、生理作用を調節するなどの重要な役割を果たしています。

　たんぱく質の役割は、体を構成する体蛋白質（筋肉や皮膚、臓器など）の材料となることです。総摂取エネルギー量が少なく、糖質・脂質の摂取量が不足した場合、たんぱく質はエネルギー源として利用され、1g当たり4kcalのエネルギーを産生します。糖質や脂質からのエネルギー摂取が十分であれば、食事たんぱく質はおもに体蛋白質の合成に使われます。この場合は、たんぱく質の必要量が少なくなるので、「糖質・脂質のたんぱく質節約作用」といわれます。

三大栄養素の摂取バランスの考えかた

　身長160cm、ドライウエイトが58kgの患者の場合を例にとり、三大栄養素の摂取バランスの考えかたを説明します。

①標準体重を算出します。標準体重は、body mass index（BMI）が$22kg/m^2$と

なる体重です。身長160cmの場合は、1.6（m）×1.6（m）×22（kg/m^2）で、56.3kgが標準体重となります。ドライウエイトが58kgならば、標準体重と比較しても痩せてはいません。

②適正エネルギー量を算出します。エネルギー量は、標準体重当たり30〜35kcalなので（この場合、30kcalとする）、56.3（kg）×30（kcal/kgBW）で、約1,700kcalが適正エネルギー量となります。

③適正たんぱく質量を算出します。たんぱく質量は、標準体重当たり0.9〜1.2gなので（この場合1.1gとする）、56.3（kg）×1.1（g）で、約60gが適正たんぱく質量となります。たんぱく質は1g当たり4kcalなので、たんぱく質のエネルギー量は60（g）×4（kcal）で、240kcalとなります。以上から、240（kcal）÷1,700（kcal）×100で、14.1％がたんぱく質エネルギー比率となります。

④脂質量の目安を当てはめます。脂質量は、「動脈硬化性疾患予防のための食事指導」[1]に示されているように、エネルギー比率で20〜25％として考えます。

⑤計算結果から摂取バランスを考えます。たんぱく質のエネルギー比率は14％、脂質のエネルギー比率が20〜25％なので、残りの約60〜65％が炭水化物エネルギー比率だとわかります。このように、食事バランスを透析患者の食事基準に則って考えると、おおよそ炭水化物が60〜70％、脂質が20〜25％、たんぱく質が13〜17％という摂取バランスが理想と考えられます。

🍱 1日の食事回数

必要エネルギー量（たとえば1,700kcal/day）を、3食以上ではなく2食で摂取すると考えると、1食につき800〜900kcalとなります。現在の透析患者の3分の2を占める65歳以上の高齢患者の場合、それらを達成するのは困難だと思われます。また、原疾患が糖尿病性腎症であれば、血糖管理の面から考えてもけっしてよい摂取方法ではありません。したがって、1日3食で摂取するのが私たちの食事の現状からも当然のことと考えられます。しかし、患者によっては朝食と昼食が兼用である、あるいは就労透析患者では朝食を欠食するということもあります。その場合は、間食や補食などで、1日の必要エネルギー量を摂取する必要があります。患者の生活状況と食生活を勘案して、食事指導をしましょう。

引用・参考文献

1）日本動脈硬化学会. 動脈硬化性疾患予防ガイドライン2017年版. 東京, 日本動脈硬化学会, 2017, 148p.

東京家政学院大学人間栄養学部人間栄養学科教授　**金澤良枝**　かなざわ・よしえ

Q9 透析患者のアルブミン低値に影響するのは何なの?

A

慢性腎不全患者や透析患者の血清アルブミン低値は予後不良に関連するといわれています[1]。血清アルブミン濃度の規定因子として、血液希釈や合成低下（肝疾患）、消化・吸収障害、低栄養、異化亢進・分解、ネフローゼ症候群、漏出（熱傷、褥瘡）などさまざまです。そのため、血清アルブミン低値に影響するものは多彩であり、まずは原因を見つけて対策することが必要です。

● 血清アルブミン濃度は栄養指標として有効か？

血清アルブミン濃度は、一般的には栄養状態の指標として用いられることが多いですが、透析患者では炎症や体液量増大による希釈など、種々の要因で変動するため、単独では栄養状態の指標にならないとの見解が強いです[2]。

自験例で、とくに炎症などがない15名の患者を対象に、透析前と透析後の血清アルブミン濃度の変動を検討すると、透析前は3.9±0.2g/dLでしたが、透析後は4.2±0.3g/dLと有意（$p<0.05$）に上昇していました。したがって、血清アルブミン濃度の評価をどの時点で行うかで結果が大きく変わると考えられます。

● 血清アルブミン濃度とエネルギー・たんぱく質摂取量の関係

われわれは、糖尿病性腎不全透析患者（血液透析20例、腹膜透析22例）を対象に、食事摂取調査を実施し、3ヵ月間における体重変化や血清アルブミン濃度の変化をもとに検討しました[3]。その結果、血液透析ではエネルギー摂取量が27kcal/kg/day以下、腹膜透析では食事摂取エネルギー量と腹膜吸収ブドウ糖エネルギー量の合計が28kcal/kg/day以下で、体重減少と血清アルブミン濃度の低下を認めました。たんぱく質摂取量は、血液透析では0.9g/kg/day以下、腹膜透析では0.7g/kg/day以下で体重減少と血清アルブミン濃度の低下を認めました。また、たんぱく質を1.4g/kg/day以上摂取している症例においても、血清アルブミン濃度の上昇は認めませんでした。

つまり、食事摂取量全体が不足することによるエネルギー摂取量不足とたんぱく質摂取量不足により、体重減少や血清アルブミン濃度の低下を認めるわけです。

以上のことから、たんぱく質だけを過剰に摂取しても、直接血清アルブミン濃度に反映することはなく、適正エネルギー摂取の前提を第一に食事管理を考える必要があります。そのため、透析患者に「血清アルブミン濃度が低いので、たんぱく質をとってください」「血清アルブミン濃度が低いから栄養状態がよくありません」と言うのは間違いで、食事摂取エネルギー量や体重（ドライウエイト）の変化などを含めて、総合的に栄養状態を評価しなければなりません。

適切なエネルギー摂取やたんぱく質摂取ができない透析患者では、血清アルブミン濃度の低下を来し、体重や体脂肪が減少し、筋肉量や活動量が低下し、サルコペニアやフレイルを発症するという悪循環が、栄養状態を悪化させるのです。

血清アルブミン濃度とたんぱく質・エネルギー消耗状態（PEW）の関係

国際腎疾患栄養代謝学会、国際腎臓学会で提唱されている、たんぱく質・エネルギー消耗状態（protein-energy wasting；PEW）の診断[4]は、複数の指標によりなされますが、われわれは、血液生化学値は血清アルブミン濃度、body mass は BMI、筋肉量は上腕筋囲面積、食事摂取量調査より検討しました[5]。その結果、PEW に該当する患者は14.8％で、血清アルブミン濃度3.8g/dL未満に該当した者は57.1％を占めました。つまり、血清アルブミン濃度が低く、BMIが低く、筋肉量が少なく、食事摂取量が少ないという状況が、PEW を招く因子であるのです。血清アルブミン濃度が低いということは、このようにエネルギー摂取不足という背景もあります。

引用・参考文献

1) Mehrotra, R. et al. Serum albumin as a predictor of mortality in peritoneal dialysis : comparisons with hemodialysis. Am. J. Kidney Dis. 58（3），2011, 418-28.
2) Friedman, AN. et al. Reassessment of albumin as a nutritional marker in kidney disease. J. Am. Soc. Nephrol. 21（2），2010, 223-30.
3) 金澤良枝ほか. 糖尿病性腎不全による透析患者の食事療法に関する研究：適正なエネルギー、タンパク質摂取について. 日本透析医学会雑誌. 21（9），1988, 825-30.
4) Fouque, D. et al. A proposed nomenclature and diagnostic criteria for protein-energy wasting in acute and chronic kidney disease. Kidney Int. 73（4），2008, 391-8.
5) Kanazawa, Y. et al. Diagnosis and prevalence of protein-energy wasting and its association with mortality in Japanese haemodialysis patients. Nephrology（Carlton）. 22（7），2017, 541-7.

東京家政学院大学人間栄養学部人間栄養学科教授　**金澤良枝**　かなざわ・よしえ

Q10 リンって何？ なぜ透析患者で制限が必要なの？

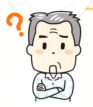

リンは、カルシウムとともに骨や歯を形成するほか、エネルギー代謝などの生命維持にかかわる重要なはたらきをする栄養素です。健康な成人では、血中リン濃度は食事中のリンを腸から吸収し、腎臓から尿中へ排泄して調節することなどによって一定に保たれています。透析患者では、透析で除去できる量以上のリンを摂取すると、リンが体内に蓄積して重大な死亡リスクである心血管疾患につながります。そのため、血清リン濃度3.5〜6.0mg/dLを目標とした食事管理が大切です。

リンのはたらき

リンは、私たちの体重のおよそ1％を占め、体内の元素のなかでもっとも多いカルシウム（体重のおよそ2％）の次に多い元素です。リンの85％は骨組織にあり[1]、カルシウムとともに骨や歯を形成するほか、細胞膜リン脂質の合成や細胞内の情報伝達、エネルギー代謝など、生命維持にかかわる重要なはたらきをする栄養素です。では、なぜ透析患者では制限が必要なのでしょうか。

リン制限が必要な理由

リンは体内で前述したような重要なはたらきをするために、骨を貯蔵庫にしつつ、細胞内外で出し入れをしながら、食事中のリンを腸（消化管）から吸収し、腎臓から尿中へ排泄して調節することなどによって血中のリン濃度を基準範囲の2.5〜4.5mg/dL[1]に保っています。この調節には、副甲状腺ホルモン（parathyroid hormone；PTH）や線維芽細胞増殖因子（fibroblast growth factor；FGF）23、活性型ビタミンDがかかわっていて、健康な成人では食事中からとったリン量と同じ量が尿や便によって体外へ出るため、出納バランスはとれています。ところが、透析患者では腎臓から尿によってリンを体外へ排泄することができません。血液透析では尿から出すべきリンを除去しますが、その量は1回のリン除去量が約1,000mgの血液透析を週3回行う場合、便から出る量（350mg/day）と合計すると1日

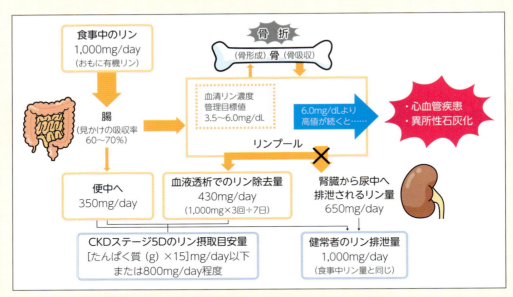

図1 血液透析患者における1日のリンの出納 （文献2より改変）

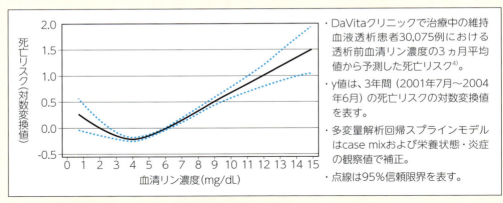

図2 血清リン濃度は高すぎても低すぎても死亡リスクを上げる （文献4より作成）

当たり800mg程度です（図1）[2]。リンは多くの食品に含まれており、日本人成人のリン摂取量は、平均1日当たりおよそ1,000mgです[3]。透析患者が体外に出せる量以上を摂取する場合、リンは体内に蓄積されて高リン血症になってしまいます。高リン血症では、骨がもろくなる一方で異所性石灰化が生じやすく、異所性石灰化が血管に起こった動脈硬化は、重大な死亡リスクとなる心血管疾患につながります。これを防ぐために、リン制限が重要なのです。

過剰なリン制限による低栄養に注意

一方、血清リン濃度を気にして厳しいリン制限をするあまり、リンを多く含むたん

ぱく質の豊富な食品を減らしすぎて、低栄養になることも問題です。低栄養になると、体力が低下し、感染症などの別の疾患のリスクを上昇させることが予測されます。血清リン濃度と死亡リスクとの関係はJ字カーブ（血清リン濃度が目標値を下回るような低リン食は、たんぱく質摂取不足などから低栄養の可能性が高く、易感染性などからかえって死亡リスクは上昇する）となることが研究[4]などによって示されたことから（図2）[4]、透析患者の血清リン濃度の管理目標値は3.5～6.0mg/dL[5]とされました。このための食事療法基準におけるリン摂取量は、適切なたんぱく質量を確保することを踏まえたリン制限であることに留意して、［食事中たんぱく質量（g）×15］mg/day以下[6]を目安にします。なお、食事療法だけで血清リン濃度をコントロールすることがむずかしい場合は、薬物療法で必要に応じたリン吸着薬（表）[5]を服用するのも有用であり、これらを駆使して適切にリン管理を行うことが大切です。

表　リン吸着薬（文献5より作成）

薬剤名	投薬法	おもな特徴・注意点
沈降炭酸カルシウム	食直後に服用	・食欲低下時には高カルシウム血症の原因になりやすい ・胃酸分泌抑制薬との併用によりその効果が減弱する ・他剤に比べて、消化器系副作用が少ない ・比較的安価である
セベラマー塩酸塩	食直前に服用	・カルシウムを含まない ・血管石灰化の進展を抑制する効果が期待される ・LDLコレステロール低下作用がある ・便秘、腹部膨満などの消化器症状が多い
炭酸ランタン水和物	食直後に噛み砕いて服用	・カルシウムを含まない ・リン吸着能に優れる ・吐気、嘔吐などの消化器症状がある ・長期投与における蓄積のエビデンスが十分とはいえない

引用・参考文献

1) 厚生労働省．「日本人の食事摂取基準（2015年版）策定検討会」報告書．2014，（https://www.mhlw.go.jp/stf/shingi/0000041824.html）．

2) 大西律子．佐々木祥平．宮本賢一．リン代謝異常の病態・診断から治療まで．Medical Practice．31（5），2014，763-7．

3) 厚生労働省．"栄養素等摂取状況調査の結果"．平成29年国民健康・栄養調査報告，（https://www.mhlw.go.jp/content/000451759.pdf）．

4) Shinaberger, CS. et al. Is controlling phosphorus by decreasing dietary protein intake beneficial or harmful in persons with chronic kidney disease? Am. J. Clin. Nutr. 88（6），2008, 1511-8.

5) 日本透析医学会．慢性腎臓病に伴う骨・ミネラル代謝異常の診療ガイドライン．日本透析医学会雑誌．45（4），2012，301-56．

6) 日本腎臓学会編．慢性腎臓病に対する食事療法基準2014年版．東京，東京医学社，2014，48p．

7) 日本透析医学会．慢性透析患者の食事療法基準．日本透析医学会雑誌．47（5），2014，287-91．

中部大学応用生物学部食品栄養科学科講師　**大西律子**　おおにし・りつこ

Q11 リンはどのような食品に含まれるの？

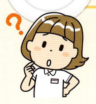

食品中のリンは、ほとんどがたんぱく質と結合しているため、肉や魚、卵、だいず、乳製品など、たんぱく質の豊富な食品に多く含まれます。また、ごはんやパンなどの主食は食べる量が多く、リン摂取量への影響が大きいため、リンの少ない食品を選択することが重要です。一方、麺や練り製品、ハム・ウインナーソーセージ、インスタント食品、菓子などの加工食品類は、通常使われる食品添加物に体内への吸収率が高い無機リンを含むため、量を控えましょう。

リンの多い食品群とその特徴

日本人が日常で食べている豆類（だいず製品を含む）や種実類、魚介類、肉類、卵類、乳類は、食品群100g中にリンを100mg以上含む、リンの多い食品群です（図）[1,2]。このうち、種実類は常用量が少なければリン摂取量が多くならないので除外するとして、そのほかの食品中のリンは、ほとんど

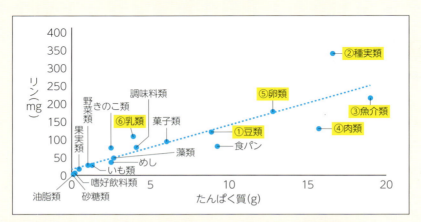

図 日本人がよく食べる食品群別リン含有量とリン／たんぱく質比（食品群100g中）（文献1、2より作成）
色つきの食品群①〜⑥は100g中にリンを100mg以上含み、リンの多い食品群といえる（種実類は常用量は少ないがリン含有量は多い）。

表 リンを多く含む食品（可食部100g当たり）（文献2、4より作成）

①③④⑤⑥はおもなたんぱく質源

①豆類（大豆製品含む） 食品名	たんぱく質 （g）	リン （mg）	リン／ たんぱく 質比
木綿豆腐	7.0	88	13
糸引き納豆	16.5	190	12
だいず （国産／黄大豆／茹で）	14.8	190	13
蒸し大豆（黄大豆）	16.6	290	17
きな粉 （全粒大豆／黄大豆）	36.7	660	18

②種実類 食品名	たんぱく質 （g）	リン （mg）	リン／ たんぱく 質比
らっかせい （バターピーナッツ）	23.3	380	16
らっかせい （いり、大粒種）	25.0	390	16
アーモンド（いり、無塩）	20.3	480	24
ごま（いり）	20.3	560	28

・種実類は一般的常用量は少ないがリン含有量は多い。

③魚介類 食品名	たんぱく質 （g）	リン （mg）	リン／ たんぱく 質比
ブラックタイガー （養殖、生）	18.4	210	11
するめいか（生）	17.9	250	14
かつお（秋獲り、生）	25.0	260	10
くろまぐろ（赤身、生）	26.4	270	10
うなぎ（かば焼）	23.0	300	13
くるまえび（養殖、生）	21.6	310	14
ししゃも（生干し、生）	21.0	430	20
かつお （加工品、なまり節）	38.0	570	15
うるめいわし（丸干し）	45.0	910	20
いか類（加工品、するめ）	69.2	1,100	16
かたくちいわし （煮干し）	64.5	1,500	23
＜加工食品でリンの多い食品例＞			
魚肉ソーセージ	11.5	200	17

・骨ごと食べる食品にはリンが多い。
・加工食品中の無機リンは吸収率90％以上と高い。

④肉類 食品名	たんぱく質 （g）	リン （mg）	リン／ たんぱく 質比
和牛肉 （かた／赤肉、生）	20.2	170	8
ぶた（かた／赤肉、生）	20.9	200	10
若鶏肉 （むね／皮つき、生）	21.3	200	9
うし（肝臓／生）	19.6	330	17
＜加工食品でリンの多い食品例＞			
ぶた（ウインナーソーセージ）	13.2	190	14
ぶた（ショルダーベーコン）	17.2	290	17
ぶた（ボンレスハム）	18.7	340	18
ぶた（ロースハム）	16.5	340	21

・レバー類にはリンが多い。
・加工食品中の無機リンは吸収率90％以上と高い。

⑤卵類 食品名	たんぱく質 （g）	リン （mg）	リン／ たんぱく 質比
鶏卵（全卵／生）	12.3	180	15
鶏卵（卵白／生）	10.5	11	1
鶏卵（卵黄／生）	16.5	570	35

・卵のリンは大部分が黄身に含まれる。

⑥乳類 食品名	たんぱく質 （g）	リン （mg）	リン／ たんぱく 質比
普通牛乳	3.3	93	28
ヨーグルト（全脂無糖）	3.6	100	28
ナチュラルチーズ （クリーム）	8.2	85	10
ナチュラルチーズ （モッツァレラ）	18.4	260	14
ナチュラルチーズ （カマンベール）	19.1	330	17
プロセスチーズ	22.7	730	32
ラクトアイス（普通脂肪）	3.1	93	30
アイスクリーム（普通脂肪）	3.9	120	31

・乳類はリン量が高いものが多い。とくにチーズに注意する。

リン／たんぱく質比が15を超える食品は、摂取量に注意する。
おもなたんぱく質源である豆類、魚介類、肉類、卵類、乳類はリンを多く含む。

第1章

透析患者の食事管理のキホンQ＆A

がたんぱく質と結合しているため、主要なたんぱく質源である魚介類や肉類、卵類、豆類、乳類に多く含まれるといえます。リン摂取量はたんぱく質摂取量と正の相関関係にあり、食品中たんぱく質1g当たりのリン量はおよそ15mgと概算できます[3]。このため、リン量と同時にリン／たんぱく質比が15を超える食品（表）[2, 4]を食べすぎないように注意しつつ、必要なたんぱく質量を確保することが大切です。

1日当たりの摂取量に注意

ごはんやパン、麺などの主食は食べる量が多く、1日リン量の4分の1～5分の1を占めることから、主食とする食品の選択や量、調理法に留意することが重要です。ごはんの場合は、リンが米ぬかに多く含まれるため、炊く前に精白米をよく洗うよう指導します。無洗米の使用によって、血清リン濃度が改善した報告もあります[5]。麺ではしっかり茹でこぼすことで、リン量やカリウム量の減少を期待できます。

麺や練り製品、ハム・ウインナーソーセージ、インスタント食品、菓子などの加工食品類には、通常使われる食品添加物に体内への吸収率が高い無機リンを含むため、食品表示を確認してできるだけ量を控えましょう。リンは供給源によって生物学的利用率が異なり、植物性食品では20～40％、動物性食品では40～60％、加工食品類に用いられる無機リンでは90％以上とされています[6]。

リンは、栄養素などの摂取量全体と、必要な各検査値によって評価することが大切です。各食品群中の留意すべき具体的な食品は、表[2, 4]を参考にしてください。なお、患者ごとの栄養必要量などは、各施設で話し合ってください。食事に合わせて、適宜、リン吸着薬を用いることで、豊かな食生活とよい栄養状態を保つことを目指しましょう。

引用・参考文献

1) 厚生労働省. "栄養素等摂取状況調査の結果". 平成29年国民健康・栄養調査報告.（https://www.mhlw.go.jp/content/000451759.pdf）.
2) 文部科学省科学技術・学術審議会資源調査分科会報告. 日本食品標準成分表2015年版（七訂）. 東京, 全国官報販売協同組合, 2015, 589p.
3) 日本透析医学会. 慢性透析患者の食事療法基準. 日本透析医学会雑誌. 47（5）, 2014, 287-91.
4) 文部科学省. 日本食品標準成分表2015年版（七訂）追補2018年.（http://www.mext.go.jp/a_menu/syokuhinseibun/1411578.htm）.
5) 渡邉早苗ほか. 血液透析患者の主食としてのBG無洗米の有用性. 日本透析医学会雑誌. 39（6）, 2006, 1187-90.
6) 日本腎臓学会編. 慢性腎臓病に対する食事療法基準2014年版. 東京, 東京医学社, 2014, 48p.

中部大学応用生物学部食品栄養科学科講師　**大西律子**　おおにし・りつこ

Q12 カリウムって何？ なぜ透析患者で制限が必要なの？

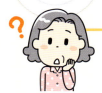

カリウムは、細胞内の主要な電解質であり、体液の浸透圧や血圧、神経や筋肉の興奮伝導などにはたらく重要な栄養素です。透析患者は、腎臓からカリウムの尿中排泄ができずに高カリウム血症を招きやすいため、血清カリウム濃度を管理目標値の4.0以上5.5mEq/L未満の適正範囲に保ち、致死的な不整脈を防ぐことが重要です。そのため、血液透析患者の場合は適切なエネルギーとたんぱく質を確保しつつ、1日のカリウム摂取量を2,000mg/day以下にした食事管理が大切です。

カリウムのはたらき

カリウムは、体内で電解質としてはたらく細胞内液中の主要な陽イオン（K^+）であり、細胞外液中の主要な陽イオンのナトリウム（Na^+）といっしょに、体液の浸透圧や血圧を調整する重要な栄養素です。酸・塩基平衡の維持、神経や筋肉の興奮伝導の役割も担うため、細胞内に体内の総カリウム量の約98％がある一方で、約2％にあたる細胞外液の血清カリウム濃度を管理目標値の4.0以上5.5mEq/L未満[1]に保つことが非常に重要です（図）[1,2]。

血液透析患者にカリウム制限が必要な理由

カリウムは体内で前述した重要なはたらきをするために、「摂取」「排泄」「細胞内外の移動」の3つを調整して適正な血清カリウム濃度を保っており、健康な成人では食事中のカリウム量と同じ量が尿と便によって体外へ出るため、出納バランスはとれています（図）[1,2]。ところが、透析患者では腎臓から尿によるカリウムの排泄ができません。また、酸も排泄できずアシドーシス傾向にあり、血圧管理に使われるレニン・アンジオテンシン（renin-angiotensin；RA）系阻害薬も高カリウム血症を招きやすくなっています（表）。さらに、血液透析で除去して体内で調整できるカリウム量には上限があることから、血液透析患者の1日のカリウム摂取量は2,000mg/day以下[3,4]が基準となっています。しかし、カリウムは多

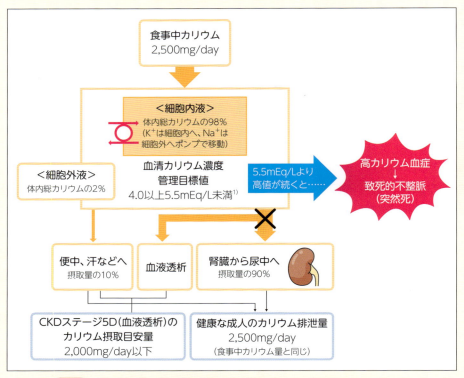

図 血液透析患者における1日のカリウムの出納 （文献1、2より作成）

表 血液透析患者における高カリウム血症のおもな原因

摂取	消化管からの摂取過剰 ・高カリウムの食事 ・経腸栄養剤 ・静脈栄養剤や輸液
排泄	腎臓からの排泄不全 ・腎不全
細胞内外の移動	細胞内からの放出 ・細胞破壊 ・細胞死 ・アシドーシス ・インスリンの作用低下時

くの食品に含まれ、日本人成人（男性）の1日の平均カリウム摂取量は、2,500mg/day程度[5]であるため、透析患者では過剰となって高カリウム血症の原因となってしまいます。このため、食事中カリウムの制限が重要なのです。一方、腹膜透析患者では、持続的に透析が行われていることから、高カリウム血症を認めない場合はカリウムを制限する必要はありません。

過剰なカリウム制限による低栄養に注意

一方、血清カリウム値は高すぎても低すぎても不整脈が起こり、総死亡や心血管系疾患に対して「U型」の関係[1]（血清カリウム濃度が目標値を下回る場合、低カリウム食になる低栄養をはじめ、薬の副作用や他疾患合併の可能性が高く、かえって死亡リスクは上昇する）が報告されています。透

析導入前の慢性腎臓病（chronic kidney disease；CKD）ステージ3b以降などで、残存腎機能に応じてたんぱく質とカリウムの両方を制限していた患者では、透析導入後は栄養状態を維持するために、必要なエネルギーはもちろんのこと、たんぱく質をきちんととったうえでカリウムを制限するよう伝えましょう。たんぱく質を多く含む肉や魚の筋細胞内にもカリウムは多く含まれるため、野菜やくだものからのカリウム量を減らして、カリウム摂取量を基準の範囲内に抑えることがポイントです。なお、食事療法だけで血清カリウム濃度をコントロールすることがむずかしい場合は、必要に応じてカリウム抑制薬を併用するのも有用であり[1]、これらを駆使して適切にカリウムを管理することが大切です。

引用・参考文献

1) 日本腎臓学会編. エビデンスに基づくCKD診療ガイドライン2018. 東京, 東京医学社, 2018, 160p.
2) 深川雅史ほか. 図解　水・電解質テキスト：一般検査からきわめる診断・治療のアプローチ. 東京, 文光堂, 2006, 254p.
3) 日本腎臓学会編. 慢性腎臓病に対する食事療法基準2014年版. 東京, 東京医学社, 2014, 48p.
4) 日本透析医学会. 慢性透析患者の食事療法基準. 日本透析医学会雑誌. 47 (5), 2014, 287-91.
5) 厚生労働省.「日本人の食事摂取基準（2015年版）策定検討会」報告書. 2014, (https://www.mhlw.go.jp/stf/shingi/0000041824.html).

中部大学応用生物学部食品栄養科学科講師　**大西律子**　おおにし・りつこ

Q13 カリウムはどのような食品に含まれるの？

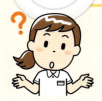

 日本人のカリウム摂取量に影響する食品群は野菜類がもっとも多く、1日全体量の約4分の1を占めています。その次に多いのが果実類です。このため、カリウムを制限するには野菜類を適切な量で、茹でこぼしたり水にさらしたりして摂取し、果実類ではカリウムの多くないくだものを選び、適切な量をとることがポイントです。カリウムは広く食品全般に含まれますが、とくに含有量が多いのはいも類や種実類、藻類であり、これらの食べすぎには注意が必要です。

🌏 カリウムの多い食品群

最近の日本人成人（男女）のカリウム摂取量は約2,300mg/day[1]であり、その要因となる食品群では野菜類がもっとも多く、1日全体量の約4分の1を占めています。そのほかは果実類をはじめ、それぞれ7～8％台の嗜好飲料類、魚介類、穀類、肉類、乳類、調味料類、いも類から摂取しています。日

表1 日本人がよく食べる食品および食品群別カリウム含有量（食品群100g中）（文献1～3より作成）

食品群		エネルギー(kcal)	たんぱく質(g)	カリウム(mg)
主食	めし(水稲めし／精白米)	168	2.5	29
	食パン	260	9.0	88
いも類		73	1.2	314.1
砂糖・甘味料類		365	0.1	21.1
豆類(だいず製品含む)		118	8.7	234.2
種実類		522	16.6	561.2
野菜類		26	1	187.1
果実類		63	0.6	185.1

食品群	エネルギー(kcal)	たんぱく質(g)	カリウム(mg)
きのこ類	19	2.5	239.4
藻類	22	2.7	400.9
魚介類	156	19	269.9
肉類	210	15.7	175.9
卵類	151	12.8	129.2
乳類	80	3.9	147.1
油脂類	878	0.1	4.4
菓子類	335	6	176.4
嗜好飲料類	13	0.2	28.4
調味料類(みそ含む)	123	4.1	184.7

・カリウムは生物の細胞内に含まれるため広く食品全般に含まれる。
・黄色で示す食品群は100g中にカリウムを約150mg以上含み、カリウムが多い。
・オレンジ色で示すいも類、種実類、藻類はとくにカリウムが多い。

表2 カリウムを多く含む食品（可食部100g当たり）（文献2、4より作成）

種実類 食品名	カリウム (mg)
ごま（いり）	410
アーモンド（いり、無塩）	740
らっかせい（バターピーナッツ）	700
らっかせい（いり、大粒種）	760

藻　類 食品名	カリウム (mg)
湯通し塩蔵わかめ（塩抜き）	10
カットわかめ	440
あまのり（焼きのり）	2,400
あまのり（味つけのり）	2,700

種実類、藻類は、一般的常用量は少ないため寄与率は低いが、カリウム含有量の多い食品である。

いも類 食品名	カリウム (mg)
じゃがいも（生）	410
じゃがいも（蒸し）	420
じゃがいも（水煮）	340
さといも（生）	640
さといも（水煮）	560
さつまいも（皮むき、生）	480
さつまいも（皮むき、蒸し）	480
さつまいも（蒸し切干）	980
やまのいも（ながいも／生）	430

いも類は個々の食品でもカリウム含有量が多い。

果実類 食品名	カリウム (mg)
りんご（皮むき、生）	120
ぶどう（生）	130
ぶどう（干しぶどう）	740
うんしゅうみかん（じょうのう／普通、生）	150
うんしゅうみかん（缶詰／果肉）	75
マンゴー（生）	170
かき（甘がき、生）	170
かき（干しがき）	670
もも（生）	180
もも（缶詰／白肉種／果肉）	80
キウイフルーツ（緑肉種、生）	290
メロン（温室メロン／生）	340
バナナ（生）	360
アボカド（生）	720

ドライフルーツはカリウムが多い。

キウイフルーツやメロン、バナナ、アボカドは高カリウム。

乳　類 食品名	カリウム (mg)
普通牛乳	150
ヨーグルト（全脂無糖）	170
ナチュラルチーズ（モッツァレラ）	20
プロセスチーズ	60
ナチュラルチーズ（クリーム）	70
ナチュラルチーズ（カマンベール）	120
ラクトアイス（普通脂肪）	150
アイスクリーム（普通脂肪）	190

牛乳、ヨーグルトは一般的常用量が多いためカリウム源になりやすい。

野菜類 食品名	カリウム (mg)
ブロッコリー（花序、生）	360
ブロッコリー（花序、茹で）	180
カリフラワー（花序、生）	410
カリフラワー（花序、茹で）	220
なばな（洋種なばな／茎葉、生）	410
なばな（洋種なばな／茎葉、茹で）	210
しゅんぎく（葉、生）	460
しゅんぎく（葉、茹で）	270
こまつな（葉、生）	500
こまつな（葉、茹で）	140
にら（葉、生）	510
にら（葉、茹で）	400
モロヘイヤ（茎葉、生）	530
モロヘイヤ（茎葉、茹で）	160
ほうれんそう（葉、通年平均、生）	690
ほうれんそう（葉、通年平均、茹で）	490
なす（果実、生）	220
なす（果実、茹で）	180
はくさい（結球葉、生）	220
はくさい（結球葉、茹で）	160
だいこん（根、皮むき、生）	230
だいこん（根、皮むき、茹で）	210
チンゲンサイ（葉、生）	260
チンゲンサイ（葉、茹で）	250
にんじん（根、皮むき、生）	270
にんじん（根、皮むき、茹で）	240
ブラックマッペもやし（茹で）	12
りょくとうもやし（茹で）	24
レタス（土耕栽培、生）	200
サニーレタス（葉、生）	410
トマト（果実、生）	210
ミニトマト（果実、生）	290
トマト類（缶詰／ミックスジュース／食塩添加）	200
にんじん（ジュース、缶詰）	280

- 茹でた野菜は、元は生100gより多いがカリウムは減少。
- 調理時は、茹でこぼして料理するとよい。
- もやしはカリウムの少ない代表的な野菜。
- レタスとトマトは似た野菜でも差がある。
- 野菜ジュースはカリウムが多い。

本人成人（男女）平均たんぱく質摂取量は約70g/dayと必要なたんぱく質量のほぼ適正範囲であることから、栄養バランスを保ってカリウムを制限するには、野菜類の摂取量と調理方法、そして果実類では食品の選択と量がポイントと考えられます。

1日当たりの摂取量に注意

　表1[1~3]（42ページ）の食品群100g中のカリウム含有量では、カリウムは広く食品全般に含まれますが、とくにいも類や種実類、藻類に多くなっています。しかし、種実類と藻類は一般的に常用量が少ないため、カリウム寄与率への影響が小さいことがわかります。表2[2, 4]（43ページ）に、食品群100g中にカリウム約150mg以上を含み、か

つ1日の食品目安を栄養バランスよく配分した際に留意する食品群の食品例を示します。野菜類では、茹でた野菜は元の生野菜100gより多いはずでもカリウム量が減少していることから、茹でこぼす調理は非常に有効です。果実類では、カリウムの多いキウイフルーツやメロン、バナナ、アボカド、ドライフルーツの摂取はできるだけ少量に控えましょう。

　カリウムは、栄養素などの摂取量全体と、必要な各検査値のなかで評価することが大切です。患者ごとの栄養必要量などは各施設で話し合ってください。食事に合わせて、適宜、カリウム抑制薬を用いることで、豊かな食生活とよい栄養状態を保つことを目指しましょう。

引用・参考文献

1) 厚生労働省. "栄養素等摂取状況調査の結果". 平成29年国民健康・栄養調査報告. 2018, (https://www.mhlw.go.jp/content/000451759.pdf).
2) 文部科学省科学技術・学術審議会資源調査分科会報告. 日本食品標準成分表2015年版（七訂）. 東京, 全国官報販売協同組合, 2015, 589p.
3) 文部科学省. 日本食品標準成分表2015年版（七訂）追補2017年. (http://www.mext.go.jp/a_menu/syokuhin seibun/1399516.htm).
4) 文部科学省. 日本食品標準成分表2015年版（七訂）追補2018年. (http://www.mext.go.jp/a_menu/syokuhin seibun/1411589.htm).
5) 日本腎臓学会監修. 医師・コメディカルのための慢性腎臓病生活・食事指導マニュアル. 東京, 東京医学社, 2015, 119p.

中部大学応用生物学部食品栄養科学科講師　**大西律子**　おおにし・りつこ

Q14 カルシウムの体内でのはたらきは？ なぜ透析患者で制限が必要なの？

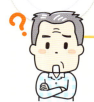

カルシウムの体内でのはたらきは、①骨や歯を形成する、②神経伝達物質の放出を促す、③血管を収縮・弛緩させる、④筋肉を収縮させる、⑤インスリンなどのホルモンの分泌を媒介するなどがあります。透析患者では、高カルシウム血症を発症するリスクが高いです。過剰なカルシウムは骨以外に沈着して異所性石灰化をひき起こし、心不全などのリスクが高まります。そのため、カルシウムのとりすぎには注意する必要があります。

カルシウムの体内でのはたらき

カルシウムは、人の体の中にあるミネラルとしてよく知られているものの一つです。体内のカルシウムのおよそ99％が骨と歯に蓄積され、残りの1％が血液と軟部組織に存在します。カルシウムの生理機能は、①骨や歯を形成する、②神経伝達物質の放出を促す、③血管を収縮・弛緩させる、④筋肉を収縮させる、⑤インスリンなどのホルモンの分泌を媒介するなどがあり、生命維持に必須です。

健常者におけるカルシウム推奨摂取量

健常者のカルシウム摂取量は『日本人の食事摂取基準（2015年版）』[1]において、国民栄養調査による摂取量や腸管からの吸収率、骨代謝（骨からの溶出と骨への蓄積のバランス）、尿中排泄を考慮して決められています。そのため、カルシウムの1日の推奨量は、18～29歳男性で800mg、30～49歳男性で650mg、50歳以上の男性で700mg、18歳以上の女性で650mgとされています。また、カルシウムの過剰摂取により、高カルシウム血症などが誘発されることから（48ページ第1章Q15参照）、耐容上限量は18歳以上の男女ともに1日2,500mgと設定されています[1]。このようにカルシウムを摂取することで、人の血液中のカルシウム濃度はきわめて狭い範囲内（8.5～10.4mg/dL）で維持されています[1]。

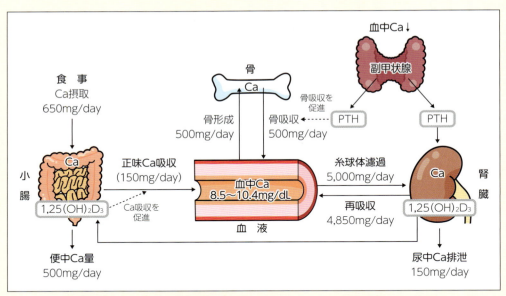

図 健常者における血中カルシウム（Ca）濃度のバランスとその調節

健常者では、腸管から吸収された正味の量（吸収量－分泌量）が腎臓から排泄される。骨形成と骨吸収のバランスが保たれている場合は、骨のカルシウム出納も正味ゼロとなる。血中カルシウム濃度が低下すると、PTHの作用により骨からカルシウムが遊離して、血中カルシウム濃度を維持する。また、PTHによって腎臓から活性型ビタミンD（1,25〈OH〉$_2$D$_3$）の合成が促進され、腸管からのカルシウム吸収量が増加する。このようにして、血中カルシウム濃度は一定に保たれている。

健常者における血中カルシウム濃度を維持するしくみ

　食事中のカルシウムは腸管で吸収され、吸収されなかった分は糞便中に排泄されます。吸収されたカルシウムは骨へと移行し、骨の形成に使われます。そして、一部のカルシウムは尿中に排泄されます。健常者ではカルシウムの吸収と排泄のバランスが保たれているため、差し引きゼロになります（図）。血中のカルシウム濃度が低下すると、正常なカルシウム濃度を維持するために副甲状腺から分泌される副甲状腺ホルモン（parathyroid hormone；PTH）の作用により、骨からカルシウムが溶出します（図）。また、PTHは腎臓に作用して活性化ビタミンDの合成を増やし、活性型ビタミンDは腸管からのカルシウム吸収を促進させます。このように、巧妙なシステムによって血中のカルシウムは維持されます（図）。しかしながら、慢性的にカルシウム不足が続くと、血中のカルシウム濃度を維持するためにPTHの分泌量が増加して、骨からカルシウムを遊離させるため骨量が減少します。このため、健康な骨組織を維持するためには、カルシウムの摂取不足を避けなければいけません。

透析患者にカルシウム制限が必要な理由

　透析患者は、前述したような厳密なカル

シウム濃度の維持システムが破綻しています。透析患者は腎機能が著しく低下しており、腎臓で活性型ビタミンDが合成されません。そのため、腸管からのカルシウム吸収が低下するため、PTHが過剰に分泌されて二次性副甲状腺機能亢進症を発症します。この際、骨の中でカルシウムはハイドロキシアパタイトとしてリンと結合しているため、カルシウムと同時にリンも骨から遊離します。さらに、二次性副甲状腺機能亢進症が進行すると、血中では高カルシウム・高リン状態が持続して、血液中で過剰になったカルシウム・リンが血管壁の石灰化を起こします。

透析患者では、活性型ビタミンDの不足によるカルシウムの吸収低下を助けて骨を守るために、活性型ビタミンD製剤が投薬されていることが多いです。そのため、高カルシウム血症で異所性石灰化や心血管イベントをひき起こさないように、活性型ビタミンD製剤の投与は透析患者の血液検査の血清リン値や補正カルシウム値、PTH値をモニタリングしながら調整され、カルシウムおよびリン摂取量を制限する必要があります。

引用・参考文献

1）厚生労働省."ミネラル（多量ミネラル）"．「日本人の食事摂取基準（2015年版）策定検討会」報告書. 2014. (https://www.mhlw.go.jp/file/05-Shingikai-10901000-Kenkoukyoku-Soumuka/0000114400.pdf).

滋賀県立大学人間文化学部・生活栄養学科・臨床栄養学研究室教授　辰巳佐和子　たつみ・さわこ

Q15 カルシウム過剰・不足時にはどのような影響が出るの？

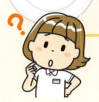

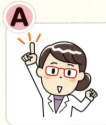

A カルシウム過剰では、高カルシウム血症や高カルシウム尿症、異所性石灰化（軟部組織の石灰化）、尿路結石といった影響が出ます。一方、カルシウム不足では、低カルシウム血症や骨粗鬆症、テタニーなどを発症することがあります。

カルシウム過剰で生じる症状と疾患

　カルシウムは人の生命維持に必須のミネラルであるため、血中濃度は厳密に維持されています。カルシウム過剰・不足では、さまざまな影響が生じます（45ページ第1章Q14参照）。

　カルシウム過剰を示す特徴は、血清カルシウム濃度が10.5mg/dLを超える高カルシウム血症や、尿中カルシウム濃度が男性では275〜300mg/day、女性では250mg/dayを超える高カルシウム尿症、異所性石灰化、尿路結石などですが、健常人に発症することはまれです[1]。大抵は、悪性腫瘍や二次性副甲状腺機能亢進症のような原疾患が存在します。二次性副甲状腺機能亢進症は、透析患者を含む慢性腎臓病患者における合併症としてもよく知られています[1]（45ページ第1章Q14参照）。

　高カルシウム血症の症状としては、軽度であれば症状がない、もしくは食欲不振や悪心、嘔吐、口渇などです。また、重度の高カルシウム血症では、錯乱や昏睡、意識障害、脱力などを発症し、処置しなければ死に至ることがあります。さらに、慢性的なカルシウム過剰状態は、腎結石や前立腺がん、心筋梗塞、血管石灰化といった合併症をひき起こすことがあります[1]。カルシウムの血中濃度を過度に上昇させないために、カルシウムサプリメントでは、上限を超えるような摂取を避けるべきです。透析患者において、カルシウム過剰状態でとくに問題になるのは、骨以外の組織にカルシウムが沈着する異所性石灰化、血管石灰化や動脈内部にコレステロールやカルシウムが沈着して生じる動脈硬化、高血圧などの合併症をひき起こし、死亡リスクを高める危険性があることです（図）[2,3]。

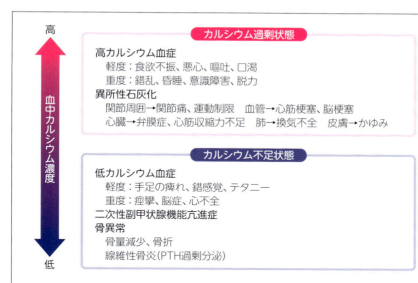

図 透析患者が気をつけるべきカルシウム過剰とカルシウム不足（文献2、3より作成）

カルシウム不足で生じる症状と疾患

　一方、カルシウム不足時では、骨量が減少します。また、低カルシウム血症になると、手足の痺れや錯感覚、テタニーを発症し、重度であれば痙攣や脳症、心不全となり、危険な状態となります。慢性腎臓病患者や透析患者においては、腎機能の低下により活性型ビタミンDが合成されず、腸管からのカルシウム吸収が低下することから、低カルシウム血症をひき起こす場合があります。血中カルシウム濃度の低下は、副甲状腺より副甲状腺ホルモン（parathyroid hormone；PTH）を分泌させます。そして、PTHは骨にハイドロキシアパタイトとして貯蔵されたカルシウムの遊離を促進させるため、骨量が減少し、線維性骨炎を発症して構造のもろい骨となり、骨や関節の痛み、骨変形、骨折の原因になります（図）[2,3]。

引用・参考文献

1) Weaver, CM. "カルシウム". 最新栄養学：専門領域の最新情報. 第10版. 木村修一ほか翻訳監修. 東京, 建帛社, 2014, 384-95.
2) 日本透析医学会. 慢性腎臓病に伴う骨・ミネラル代謝異常の診療ガイドライン. 日本透析医学会雑誌. 45 (4), 2012, 301-56.
3) 日本腎臓学会編. エビデンスに基づくCKD診療ガイドライン2018. 東京, 東京医学社, 2018, 160p.

滋賀県立大学人間文化学部・生活栄養学科・臨床栄養学研究室教授　**辰巳佐和子**　たつみ・さわこ

Q16 カルシウムはどのような食品に多く含まれるの？

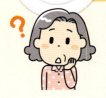

A　カルシウムは、牛乳やチーズ、ヨーグルトなどの乳製品や、骨ごと食べられる小魚、納豆や豆腐などのだいず製品、野菜、海藻、種実類などに多く含まれます。とくに牛乳や乳製品はカルシウムの吸収率が高いため、効率よくカルシウムがとれます。

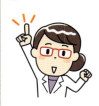

● カルシウムの吸収を阻害する成分に注意

　カルシウムは、表1[1]のように牛乳や乳製品、干しえび、小魚などの骨まで食べられる魚介類、藻類、豆類、けしやごまなどの種実類、野菜類に多く含まれます[1]。ただし、植物性食品には小腸からのカルシウムの吸収を抑制するシュウ酸が含まれています。シュウ酸が多く含まれている食品は、ほうれんそうやキャベツ、ブロッコリー、なす、さつまいもなどです。また、玉露やせん茶にも多く含まれています[1]。そのほか、玄米やだいずなどの豆類に多く含まれるフィチン酸もカルシウムの吸収を阻害するため[1]、牛乳や乳製品などに比べて植物性食品のカルシウム吸収率は高くありません。たんぱく質や加工食品に含まれるリンも、カルシウムの吸収を阻害します。リンは、カルシウムと結合力が高く、リン酸カ

表1　カルシウムの多く含まれる食品
（文献1より作成）

分類	食品名	カルシウム (mg)/100g
牛乳・乳製品	牛乳	110
	ヨーグルト	120
	アイスクリーム	140
	プロセスチーズ	630
魚介	まいわし（丸干し）	440
	ししゃも	330
	さくらえび（素干し）	2,000
	しらす干し（半乾燥品）	520
	しじみ	240
だいず製品	凍り豆腐（乾）	630
	木綿豆腐	86
	糸引き納豆	90
野菜・海藻・種実	こまつな	170
	チンゲンサイ	100
	切干しだいこん（乾）	500
	乾燥わかめ（素干し）	780
	ほしひじき	1,000
	ごま（いり）	1,200

ルシウムの結晶になります。そのため、大量にリンを摂取するとカルシウムと結合して結晶となるため、腸で吸収されずに便に混ざって体外へ排出されます。さらに、カフェインが多く含まれる飲み物にも気をつけましょう。カフェインは利尿効果があり、カフェインを多く含むコーヒーなどを飲みすぎると、尿といっしょにカルシウムが排出されます。そのため、牛乳を入れてカフェオレにしたり、カルシウムを補強する食品をとるなどの工夫をするとよいでしょう。

🌈 カルシウムの吸収を促進する成分

ビタミンDは、カルシウムの吸収を促進します。魚類やきのこ類に多く含まれており、とくに魚類にはカルシウムも多く含まれているので、しっかりとるとよいです（表2）[1]。カルシウム製剤やカルシウムサプリメントは1回に500mg以上摂取しないよう

表2 ビタミンDの多く含まれる食品
（文献1より作成）

分　類	食品名	ビタミンD (μg) /100g
魚　類	まいわし（丸干し）	50
	さんま	14.9
	まがれい	13
	しらす干し（半乾燥品）	61
	しろさけ	32
	ぶ　り	8.0
きのこ類	乾しいたけ	12.7
	きくらげ	85.4

にしなければいけません[2]。なぜなら、薬やサプリメントで過剰に摂取すると、血管石灰化のリスクが高まる可能性があるためです。透析患者においては、高カルシウム血症になるおそれがあるため、カルシウムサプリメントとビタミンDサプリメントを服用する場合は、かならず医師に相談する必要があります。

引用・参考文献

1) 文部科学省科学技術・学術審議会資源調査分科会報告. 日本食品標準成分表2015年版（七訂）. 東京, 全国官報販売協同組合, 2015, 589p.

2) 厚生労働省. 「日本人の食事摂取基準（2015年版）策定検討会」報告書. 2014. (https://www.mhlw.go.jp/stf/shingi/0000041824.html).

滋賀県立大学人間文化学部・生活栄養学科・臨床栄養学研究室教授　**辰巳佐和子**　たつみ・さわこ

Q17 リンとカルシウムは密接なかかわりがあるの？

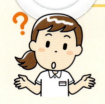

A リンとカルシウムは密接なかかわりがあります。カルシウム代謝やリン代謝にかかわる中心臓器は腎臓、腸管、骨および副甲状腺で、共通しています。さらに、血中カルシウム濃度を調節する副甲状腺ホルモン（PTH）や活性型ビタミンDは、血中リン濃度の調節にも必須です。健常人では、カルシウムとリンは結合してリン酸カルシウム（ハイドロキシアパタイト）となり骨を形成します。一方で、透析患者では、リン酸カルシウムは骨以外の組織に蓄積する異所性石灰化を生じさせ、予後不良となります。

適切なカルシウムとリンの比

日本人の食生活においては、カルシウムの摂取量は少なく、リンの摂取量が多いといわれています。カルシウムの吸収は、カルシウムとリンの比が1：2〜2：1のあいだがよいといわれています。たとえば、牛乳のカルシウムとリンの比は1.18：1であり、カルシウム吸収はよい食品だと考えられます。ただし、カルシウムの吸収はシュウ酸やフィチン酸などによって阻害され[1〜3]、ビタミンDによって高まります。このように、さまざまな影響を受けるので、厳格な割合として意識しすぎる必要はありません。

リンをとりすぎるとカルシウムが吸収されにくくなる

しかしながら、推奨されている比率の範囲を大きく超えてリンを摂取すると、カルシウムの吸収が悪くなるといわれています。その理由の一つは、食事中のリンが多くなると腸管内でカルシウムとリンが結合し、リン酸カルシウム結晶となることから、腸管でカルシウムが吸収されずに便中へ排泄されるためといわれています。

リンの過剰摂取を避けるために十分に注意しなければならないのは、加工食品や清涼飲料水の摂取です。これらの食品には、非常に多くのリンが含まれています。よって、加工食品や清涼飲料水をとりすぎないように注意する必要があります。

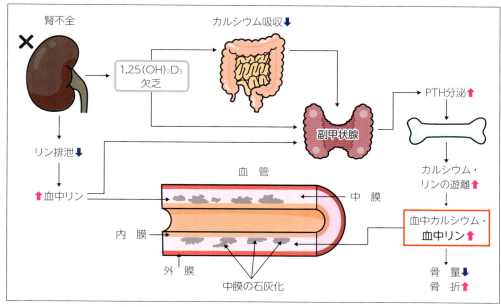

図 カルシウム・リン代謝異常による血管石灰化

代謝異常でひき起こされる二次性副甲状腺機能亢進症

■腎機能の破綻でカルシウム・リンの代謝異常が生じる

　カルシウムとリンの関係において重要なことは、カルシウム代謝とリン代謝は腎臓、腸管、骨、副甲状腺と活性型ビタミンD、副甲状腺ホルモン（parathyroid hormone；PTH）という共通の臓器やホルモンなどによって厳密に制御されているという点です。カルシウム代謝とリン代謝に重要な腎機能の破綻は、両方の代謝に影響を及ぼします[4]。この例が、慢性腎臓病です。

■腎不全患者における血中カルシウム濃度を維持するしくみ

　透析患者においては、腎機能の廃絶により、カルシウム代謝・リン代謝が異常を示します。腎機能の低下に伴い、リン排泄が低下して高リン血症となります（33ページ第1章Q10参照）。また、腎機能低下は活性型ビタミンDの合成を著しく低下させます。そのため、腸管からのカルシウム吸収が障害され、血中カルシウム濃度が低下します。血中カルシウム濃度を維持するために、副甲状腺からPTHが分泌されます。慢性的に血中カルシウムが不足していることにより、PTHが過剰に分泌されつづけた結果、二次性副甲状腺機能亢進症になってしまいます。

■カルシウム・リン代謝異常による合併症

　PTHは骨にはたらきかけて、カルシウムを遊離させることで血中カルシウム濃度を改善します。しかしながら、二次性副甲状腺機能亢進症が悪化すると、骨からのカルシウムとリンの遊離が過剰になり、リンの

血中濃度が上昇します。遊離したカルシウムとリンは、リン酸カルシウムとなり、骨以外の組織に沈着します（異所性石灰化）。血管であれば、中膜に蓄積して血管壁を石灰化させます。このことから、合併症として動脈硬化や高血圧、心不全などをひき起こします[5]。さらに、骨病変としては、骨量の低下や骨がもろくなることで、骨折が起こりやすくなります（図）。

食事からのリン摂取量に注意

前述したように、透析患者ではリンとカルシウムのバランスが乱れて破綻することで、予後不良となります。そのため、カルシウムの吸収を助けるビタミンD製剤、PTHの産生を抑えるカルシウム受容体作動薬などの薬物療法を行う必要があります。そして、カルシウムとともに食事からのリンの摂取にも気をつけることが必要です。

引用・参考文献

1) Institute of Medicine (US) Committee to Review Dietary Reference Intakes for Vitamin D and Calcium. Dietary Reference Intakes for Calcium and Vitamin D. Ross, AC. et al. Ed. Washington, DC, National Academy Press, 2011.
2) Weaver, CM. et al. Isotopic exchange of ingested calcium between labeled sources. Evidence that ingested calcium does not form a common absorptive pool. Calcif. Tissue. Int. 49 (4), 1991, 244-7.
3) Weaver, CM. et al. Human calcium absorption from whole-wheat products. J. Nutr. 121 (11), 1991, 1769-75.
4) Weaver, CM. "カルシウム". 最新栄養学：専門領域の最新情報. 第10版. 木村修一ほか翻訳監修. 東京, 建帛社, 2014, 384-95.
5) 日本腎臓病学会編. エビデンスに基づくCKD診療ガイドライン2018. 東京, 東京医学社, 2018, 160p.

滋賀県立大学人間文化学部・生活栄養学科・臨床栄養学研究室教授　辰巳佐和子　たつみ・さわこ

memo

Q18 エネルギーは体内でどのようなはたらきをしているの？透析患者ではどのぐらいのエネルギー量が必要なの？

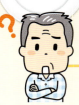

ヒトは食物を食べ、体内で消化・吸収して、エネルギー源となる栄養素（炭水化物、脂質、たんぱく質）からエネルギーを産生し、生じたエネルギーを生命活動に利用しています。血液透析（週3回）患者、腹膜透析患者ともに目標とするエネルギー量は30～35kcal/kgBW/dayとし、エネルギー摂取量と消費量の均衡がとれるよう、各患者の年齢や性別、身体活動レベルを考慮して設定し、経時的に体重変化などを評価しながら調節を加えることが望ましいとされています。

エネルギー代謝について

ヒトが摂取するエネルギーは、生命維持や身体活動に利用され、その多くは最終的に熱として身体から放出されます。食物の摂取によって得られるエネルギー量をエネルギー摂取量、生命維持のためのエネルギー量と身体活動により消費されるエネルギー量の和をエネルギー消費量といいます。

カロリー（cal）とは、熱量（熱エネルギー）の単位であり、1calとは1gの水の温度を1℃上昇させる（たとえば1気圧下で14.5℃→15.5℃）のに必要な熱量の単位です（1calの1,000倍が1kcal）。国際的にはジュール（J）で表します（1kcal＝4.18kJ）。

エネルギー消費量には、基礎代謝量と食事誘発性熱産生、身体活動量があります。基礎代謝量は、身体的・精神的に安静にしている状態でのエネルギー消費量であり、生命維持に最低限必要なエネルギーです。これは体格や体表面積、性、年齢、ホルモンなどの影響を受けます。

食事誘発性熱産生は、食物を摂取することによりエネルギー代謝が亢進することをいい、エネルギー代謝量は食物中の糖質・脂質・たんぱく質のエネルギー比率によって異なります。そして、仰臥位あるいは坐位で安静にしている状態で測定される安静時代謝量があります。これは食事誘発性熱産生などを含むエネルギー消費量をいい、基礎代謝量の10～20％増しとされています。さらに運動時に消費されるエネルギーが安静時代謝量の何倍にあたるかを示す指

数である metabolic equivalents（Mets）を用いて算出できる、身体活動によるエネルギー消費量は、身体活動記録に基づき、次の式で求めることができます。

エネルギー消費量（kcal/day）＝1.05×体重（kg）×Mets×運動時間（時間）[1]

推定エネルギー必要量は、基礎代謝量（表）[2]と身体活動レベルから算出することが一般的ですが、生活習慣病を予防する観点から、望ましい body mass index（BMI）を維持できるエネルギー摂取と消費であることが重要とされています。さらに、重症化予防の観点では望ましいBMIも疾患によって異なるとされています[2]。

推定エネルギー必要量（kcal/day）＝基礎代謝基準値（kcal/kg体重/day）×参照体重（kg）×身体活動レベル[2]

🌈 透析患者における「エネルギー」

透析患者にとっても、必要量のエネルギーを摂取することは、生命維持や身体活動に必要不可欠です。目標とするエネルギー量は、標準体重（BMI＝22kg/m^{2}の体重）を基準として算出した推定エネルギー必要量をもとに、血液透析・腹膜透析ともに30～35kcal/kgBW/dayと設定されていま

表 **基礎代謝基準値**（文献2より作成）

年齢 （歳）	男　性	女　性
	基礎代謝基準値 （kcal/kg体重/day）	基礎代謝基準値 （kcal/kg体重/day）
18～ 29歳	24.0	22.1
30～ 49歳	22.3	21.7
50～ 69歳	21.5	20.7
70歳 以上	21.5	20.7

す[3, 4]。そして、エネルギー摂取量と消費量の均衡がとれるよう各患者の年齢、性別、身体活動レベルを考慮して設定し、経時的に体重変化などを評価しながら調節を加えることが望ましいとされています。

腹膜透析患者のエネルギー摂取量では、透析液中のブドウ糖吸収分を差し引くこととされています[3, 4]。腹膜からのブドウ糖吸収エネルギー量には、透析液濃度や総使用液量、貯留時間、腹膜機能などが影響します。

近年は、透析患者の高齢化に伴い、フレイルを認める患者が増加していることから「エネルギー」に着目したさらなる検討が望まれます。

引用・参考文献 -

1) 鈴木志保子. "活動代謝". 栄養学. 第12版. 東京, 医学書院, 2015, 84-7.（系統看護学講座専門基礎分野, 人体の構造と機能. 3）.
2) 厚生労働省. "エネルギー".「日本人の食事摂取基準（2015年版）策定検討会」報告書. 2014.（https://www.mhlw.go.jp/file/05-Shingikai-10901000-Kenkoukyoku-Soumuka/0000083871.pdf）.
3) 日本腎臓学会編. 慢性腎臓病に対する食事療法基準2014年版. 東京, 東京医学社, 2014, 48p.
4) 日本透析医学会. 慢性透析患者の食事療法基準. 日本透析医学会雑誌. 47（5）, 2014, 287-91.

女子栄養大学栄養学部専任講師　**坂本香織**　さかもと・かおり

Q19 エネルギーの過剰・不足時にはどのような影響が出るの？

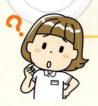

 エネルギー摂取量が消費量を上回ると、エネルギー過剰で肥満となります。一方、エネルギー消費量が摂取量を上回ると、エネルギー不足で筋肉などの蛋白質をエネルギーに変えようとする「蛋白異化亢進状態」となり、体重が減少します。これにより、低栄養状態がひき起こされます。さらに透析患者は、エネルギー摂取量不足による低栄養だけでなく、炎症性サイトカインの影響による慢性炎症や食欲低下なども合併していることが多く、低栄養になりやすいです。

エネルギー摂取量と消費量のバランス

　健常な成人や肥満者、低栄養の人でも、エネルギー摂取量とエネルギー消費量のエネルギー収支のバランスがほぼゼロに保たれている場合には、体重の変化がありません。透析患者においては、除水の程度を計算に入れた体重（ドライウエイト）の推移で判断します。エネルギー摂取量よりも消費量が少ないときはエネルギーの出納が正となり、体重が増えます。一方、エネルギー摂取量が消費量を下回るときはエネルギーの出納が負となり、体重が減ります。長期にわたり、エネルギーの出納が負の場合は、体内に貯蔵されていたグリコーゲンやトリグリセリドがエネルギーとして供給され、痩せ（るい痩）となります。そして、透析患者においてエネルギー摂取量不足は、ドライウエイト（適正な体液量を保つための除水を基準とする体重）の減少、免疫能の低下、内臓蛋白量の減少などを招き、低栄養状態やるい痩は予後不良因子であることが多数報告されています[1]。一方、一般人口においてはbody mass index（BMI）が高いほど血管疾患や死亡のリスクが上がることが報告されていますが、血液透析患者ではBMIが高いほどこれらのリスクが低いことが報告されています。しかし、65歳未満の血液透析患者では、BMI 30kg/m^2以上の高度肥満では予後不良リスクとなること[2]、わが国の報告で、非糖尿病血液透析患者においてBMIが16.9kg/m^2以下、およ

び23kg/m^{2}以上で死亡リスクが上昇することが報告されています[3]。さらに、栄養障害と炎症の要因を除外した検討では、高BMI群において死亡リスクが上昇することが報告され[4]、高BMIが予後を良好にするというこれまでの報告を、日本人血液透析患者に適応可能かどうかは不明であるとされています。

エネルギー必要量の考えかた

また、エネルギー必要量を考えるうえで、エネルギー消費量を考えるのはとても重要です。慢性透析患者の安静時代謝量の検討では、健常者の安静時代謝量と同等であるもの、高値であるもの、低値であるもの、合併症により異なるものなど結果がさまざまであり、一定の結果は得られていません[5〜7]。さらに、侵襲のある場合は推定エネルギー必要量の算出にストレス係数を乗じて算出することが望ましいですが、これまで透析患者に対する報告はありません。身体活動に伴うエネルギー消費量などの研究報告も不十分ですが、わが国の透析患者においてエネルギー収支のバランスをコントロールすることは、予後を良好に保つためにも重要なことだと考えます。

引用・参考文献

1) Pifer, TB. et al. Mortality risk in hemodialysis patients and changes in nutritional indicators：DOPPS. Kidney Int. 62（6），2002, 2238-45.

2) Hoogeveen, EK. et al. Obesity and mortality risk among younger dialysis patients. Clin. J. Am. Soc. Nephrol. 7（2），2012, 280-8.

3) Kaizu, Y. et al. Overweight as another nutritional risk factor for the long-term survival of non-diabetic hemodialysis patients. Clin. Nephrol. 50（1），1998, 44-50.

4) 酒井友哉ほか．Protein-energy wastingおよび炎症のない維持血液透析患者の肥満は死亡リスクを上昇させる．日本透析医学会雑誌．51（3），2018，211-7.

5) Ikizler, TA. et al. Increased energy expenditure in hemodialysis patients. J. Am. Soc. Nephrol. 7（12），1996, 2646-53.

6) Kogirima, M. et al. Low resting energy expenditure in middle-aged and elderly hemodialysis patients with poor nutritional status. J. Med. Invest. 53（1-2），2006, 34-41.

7) Kamimura, MA. et al. Resting energy expenditure and its determinants in hemodialysis patients. Eur. J. Clin. Nutr. 61（3），2007, 362-7.

女子栄養大学栄養学部専任講師 **坂本香織** さかもと・かおり

Q20 高エネルギーの食品はどのようなもの？

一般的に高エネルギー食品というと油脂類が挙げられます。また、食品群別にみると、魚介類ではさんまなどの青背魚や脂ののった魚はエネルギーが高く、白身魚や貝類はエネルギーが低くなります。肉類では部位により脂質含有量が異なり、ばらやロースなどの脂質の多い部位はエネルギーが高くなります。調理法別では、素材そのまま→焼く・炒める→揚げる（から揚げ→素揚げ→天ぷら→フライ〈パン粉揚げ〉）の順でエネルギーが高くなります。

1日に必要なエネルギー量の栄養素別摂取比率

実際の食事療法において、透析患者の食事療法基準では、エネルギーは30〜35kcal/kgBW/day、たんぱく質0.9〜1.2g/kgBW/dayとされ、脂質は20〜25％エネルギー比率とすることが推奨されていることから[1]、炭水化物はエネルギー比率で60〜70％を摂取することになります。つまり、1日に必要なエネルギー量の半分以上を炭水化物から摂取することになります。

高エネルギー食品だけ摂取すれば十分か？

十分なエネルギー量を確保するためには、3食の食事で主食（ごはんやパン、麺類など）をしっかり摂取し、さらにエネルギー確保のために、炒め物や揚げ物などの調理で油脂を使用するとよいでしょう。食品群別にみると、主菜となる魚介類や肉類、卵類、だいず製品において、魚介類は種類によってエネルギーが異なります。さんまなどの青背魚や脂ののった魚はエネルギーが高く、白身魚や貝類はエネルギーが低くなります。肉類は部位により脂質含有量が異なり、ばらやロースなどの脂質の多い部位

表　ぶた肉（大型種肉）100g当たりの部位別エネルギー（文献2より作成）

食品名	エネルギー
ばら（脂身つき、生）	395kcal
ロース（脂身つき、生）	263 kcal
かたロース（脂身つき、生）	253kcal
そともも（脂身つき、生）	235kcal
ヒレ（赤肉、生）	130kcal

はエネルギーが高くなります（表）[2]。

調理法別では、素材そのまま（刺身など）→焼く、炒める→揚げる（から揚げ→素揚げ→天ぷら→フライ〈パン粉揚げ〉）の順でエネルギーが高くなります。揚げ物は吸油率がエネルギー量に影響します。素材となる食品にもよりますが、平均吸油率は素揚げが5〜15％、から揚げが1〜13％、天ぷらが15〜23％、フライ（パン粉揚げ）が6〜29％であり、衣の量が多くなるほど吸油率は高くなります[3]。

はるさめなどのでん粉や砂糖類も、エネルギー確保に欠かせない食品です。しかし、一度に多く使用することで血糖値や中性脂肪値などの上昇につながることも危惧されます。そこで、腎臓病患者用に開発された治療用特殊食品の利用が勧められています。これらは、腎不全保存期における「たんぱく制限食」で活用される食品ですが、たんぱく質やリン、カリウムをほとんど含んでいないため、調節が必要な透析患者にとってもエネルギー補給にとても有効な食品であるといえます。たとえば、中鎖脂肪酸（medium-chain triglycelides；MCT）を主成分としたMCT製品は、高エネルギーでほかの油脂類と比べて消化吸収のよい食品です。また、でん粉を分解して得られた低甘味ブドウ糖重合体製品は通常の砂糖と比べて甘さが低減されています。これらを上手に活用することで、食事の満足度を保ちつつエネルギーアップが期待できるでしょう。

引用・参考文献 --

1) 日本透析医学会. 慢性透析患者の食事療法基準. 日本透析医学会雑誌. 47（5）, 2014, 287-91.
2) 文部科学省科学技術・学術審議会資源調査分科会報告. 日本食品標準成分表2015年版（七訂）. 東京, 全国官報販売協同組合, 2015, 589p.
3) 宮入照子ほか. 資料 揚げ物調理における吸油量に関する研究（第1報）揚げる手法別及び素材別の吸油率について. 女子栄養大学紀要. 33, 2002, 87-96.

女子栄養大学栄養学部専任講師　**坂本香織**　さかもと・かおり

Q21 たんぱく質は体内でどのようなはたらきをしているの？ 透析患者ではどのぐらいのたんぱく質が必要なの？

たんぱく質は、組織や骨格の構成成分であるだけでなく、さまざまな酵素やホルモンなど、多くの生理作用を有する生命維持に必須な栄養素です。透析患者は種々の要因により、たんぱく質・エネルギー消耗状態を併発することから、たんぱく質は栄養状態と密接な関係を示しています。『慢性腎臓病に対する食事療法基準2014年版』[1]において、透析療法時のたんぱく質摂取基準は、血液透析患者および腹膜透析患者ともに0.9〜1.2g/kgBW/dayと設定されています。

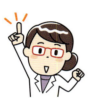

たんぱく質のはたらき

体内でのたんぱく質は、表1に示すさまざまな機能をもっています。体蛋白質は合成と分解をくり返し、アミノ酸のアミノ基が分解されると窒素が放出されます（図）。また、食物から摂取したたんぱく質のうち、過剰分も分解され窒素を放出します。体内で生じた窒素は、尿素やアンモニアとして代謝、排泄されます。そのため、体内の窒素バランス（窒素出納）は平衡を保つ必要があり、毎日適切な量のたんぱく質を摂取しなければ、生体の調節機能を低下させま

表1 蛋白質の機能と種類

機 能	蛋白質
細胞の構成成分	筋肉（アクチンやミオシン）、結合成分（コラーゲンなど）
生体物質の合成・分解といった多くの反応に対する触媒作用による代謝調節	酵素（ペプシン、アミラーゼなど）
酸素や栄養素の運搬	ヘモグロビン、アルブミン、リポ蛋白質、輸送担体（グルコース輸送担体など）
栄養素の貯蔵	フェリチンなど
生体防御	血液（免疫グロブリンなど）、血液凝固（フィブリノゲン）
遺伝子発現などの調節	ペプチドホルモン、受容体、転写因子や細胞内シグナル伝達物質など

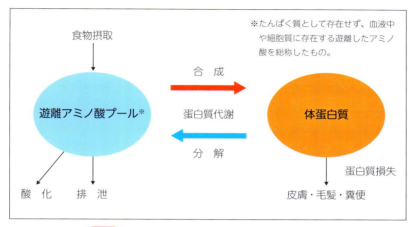

図 体蛋白質と遊離アミノ酸プールとの関係

表2 窒素出納と状況例

窒素出納	摂取と排泄の関係	状況例
正	摂取量＞排泄量	・たんぱく質摂取量が大幅に多いとき ・成長期や妊娠期 ・トレーニングによる筋肉の増加時 ・病後の回復期 蛋白合成＞蛋白分解
平衡	摂取量＝排泄量	・健康な状態 蛋白合成＝蛋白分解
負	摂取量＜排泄量	・飢餓状態 ・高齢者や身体活動の低下時 ・熱傷・外傷の受傷時 蛋白合成＜蛋白分解

す。窒素出納とは、摂取される窒素（おもにはアミノ酸）量と排泄される窒素量のバランスのことを指します。窒素出納は、エネルギー摂取量やホルモンによる影響も受けます（表2）。

血液透析による蛋白質の異化亢進

血液透析患者では、たんぱく質摂取量に関係なく血液透析日に蛋白質の異化亢進が顕著にみられ、血液透析がたんぱく質代謝に大きく影響を与えています。さらに、1回の血液透析にてアミノ酸が漏出することが指摘されています（透析膜の種類によって異なる）[2]。しかしながら、透析の前後で血清アミノ酸濃度はほとんど変化していないため、代償として多量の体蛋白質の分解により補われていると推測されています。必須アミノ酸の漏出が蛋白質の異化亢進の要因と考えられることから、栄養障害を呈

する透析患者に対して、適切なたんぱく質を投与しなければなりません。

透析療法時のたんぱく質摂取基準

『慢性腎臓病に対する食事療法基準2014年版』[1] における透析療法時のたんぱく質摂取基準は、血液透析患者および腹膜透析患者ともに0.9～1.2g/kgBW/dayと設定されています。動物性たんぱく質の割合を増やし、アミノ酸スコアが低くならないように配慮が必要です（第1章Q23参照）。透析患者における経口たんぱく質摂取量の把握は、標準体重で補正した標準化蛋白異化率（normalized protein catabolic rate；nPCR）より間接的に推定することができます。本推定式は、透析患者が安定した状態（窒素平衡が正常な場合）にのみ利用できます。

引用・参考文献

1) 日本腎臓学会編. 慢性腎臓病に対する食事療法基準2014年版. 東京, 東京医学社, 2014, 48p.
2) 政金生人. 高効率透析で過剰な喪失が懸念される物質について. 日本透析医学会雑誌. 26 (2), 2011, 275-280.

静岡県立大学食品栄養科学部臨床栄養管理学研究室教授　**新井英一**　あらい・ひでかず
同助教　**川上由香**　かわかみ・ゆか

Q22 たんぱく質の不足時にはどのような影響が出るの？

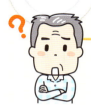

毎日、適切なたんぱく質量を摂取しなければ、生体応答（窒素平衡）は負に作用し、みずからの体蛋白質の利用（異化作用）を亢進させ、痩せなどのさまざまな問題を呈します。併せて、必要なエネルギー量も不足することで、たんぱく質・エネルギー消耗状態もひき起こし、病態をより悪化させます。また、たんぱく質の不足により筋肉量の維持が困難になり、サルコペニアやフレイルを生じやすいことが報告されています。

たんぱく質とエネルギー産生栄養素との関係

生体におけるたんぱく質の利用効率は、総窒素の摂取量に大きく左右され、たんぱく質代謝は窒素化合物以外の栄養素（エネルギー産生栄養素：炭水化物、脂質）の摂取量により影響を受けます。たんぱく質代謝に対するエネルギー摂取量の効果は、エネルギーのたんぱく質節約作用として古くから知られています。エネルギー摂取不足はたんぱく質利用効率を低下させ、エネルギー摂取量が増すと窒素出納は改善されます。すなわち、エネルギーやほかの栄養素の摂取量が不足した状態では、たんぱく質摂取量が基準を満たしていても、たんぱく質の栄養状態を正常化することができません。そのため、たんぱく質摂取量のみに主眼を置くのではなく、ほかの栄養素、とくにエネルギーとのバランスを考慮しなければ、病態を悪化させます。一方、高齢者や身体活動が低下している人は、エネルギーが充足し、基準量のたんぱく質を摂取してもたんぱく質が不足している状態を示すことがあります。

たんぱく質・エネルギー消耗状態（PEW）

透析患者はたんぱく質・エネルギー消耗状態（protein-energy wasting；PEW）を有する者が多く、およそ20〜50％の透析患者がPEWに陥っているといわれています[1]。PEWの要因はさまざまであり（図）[2]、たんぱく質やエネルギーの摂取量不足だけでなく、エネルギー代謝の亢進、ホルモンバ

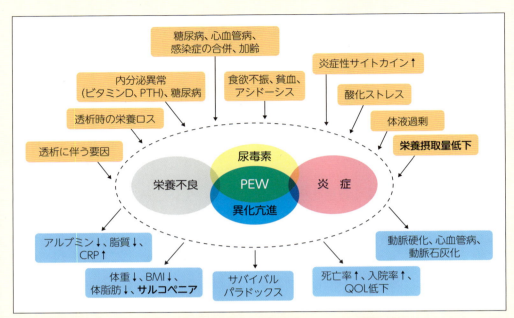

図 透析におけるたんぱく質・エネルギー消耗状態（PEW）の原因と病態（文献2より改変）

ランスの異常および蛋白質や脂質の異化反応の亢進などの代謝異常が要因として報告されています[3, 4]。代謝異常をひき起こす要因の一つとして、慢性的に炎症状態であることが示されています。炎症の原因は透析膜の不適合によるサイトカインの増加および蓄積やカテーテル感染、透析アミロイドーシスなどが挙げられます。生体において、炎症は酸化ストレスを誘導し、基礎代謝や蛋白質異化を亢進させます。また、慢性炎症だけでなく、たんぱく質およびアルブミンの透析液への喪失も蛋白質異化を亢進させます。したがって、透析患者はエネルギー代謝の亢進状態を示し、代謝異常のない健常者よりも十分な栄養摂取量、とくにたんぱく質とエネルギー摂取量には注意が必要であると考えられます。

一方、食事摂取量の不足をひき起こす要因として、食欲低下が挙げられます。先に述べた慢性炎症は、エネルギー代謝の亢進を誘発するだけでなく、食欲低下をもたらします。食欲低下は、透析患者において高頻度に観察され、食事摂取量の低下をもたらすことから、PEWのおもな要因と考えられています。食事摂取量を低下させるそのほかの原因として、食事量の自主的制限や、長時間の透析治療で食事時間が不規則となり食欲が低下することが考えられます。また、透析導入以前、すなわち慢性腎不全の保存期に行っていた厳密なたんぱく質摂取制限から、透析導入によるたんぱく質摂取の緩和に対する適応が十分ではない人もいます。そのため、透析導入期をはじめ、定期的に食事管理を行うことが、たんぱく質摂取を維持するためにきわめて重要です。

近年、医療機器の進歩に伴う透析歴の延

長により、透析患者の高齢化が進んでいます。そのため、サルコペニアやフレイルを高頻度に併発することが危惧されています。これらは透析患者のQOLや生命予後に大きな影響を及ぼすことから、栄養介入だけでなく、適度で定期的な運動の実施が重要視されています。筋肉量の減少および筋力の低下は、寝たきりや嚥下機能の低下に影響し、さらなる低栄養を生じるといった負のスパイラルに陥ることから、栄養や運動などによるPEWへの対策がますます必要となってきます。

引用・参考文献

1) Stenvinkel, P. et al. Strong association between malnutrition, inflammation, and atherosclerosis in chronic renal failure. Kidney Int. 55（5），1999, 1899-911.
2) Fouque, D. et al. A proposed nomenclature and diagnostic criteria for protein-energy wasting in acute and chronic kidney disease. Kidney Int. 73（4），2008, 391-8.
3) Ikizler, TA. et al. Increased energy expenditure in hemodialysis patients. J. Am. Soc. Nephrol. 7（12），1996, 2646-53.
4) Mitch. WE. et al. Insights into the Abnormalities of Chronic Renal Disease Attributed to Malnutrition. J. Am. Soc. Nephrol. 13（suppl 1），2002, S22-7.

静岡県立大学食品栄養科学部臨床栄養管理学研究室教授　**新井英一**　あらい・ひでかず
同助教　**川上由香**　かわかみ・ゆか

Q23 「良質なたんぱく質」ってどのような食品に含まれるの?

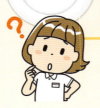

A 生体のアミノ酸は20種類あります。そのうち、体内で合成できないか、または合成されても必要量に達しない9種類のアミノ酸を「必須アミノ酸」といい、かならず食物から摂取しなければなりません。また、体内で蛋白質合成を行う際、アミノ酸の種類がすべて揃った状態でないと効果が得られません。良質なたんぱく質とは、蛋白質を構成するアミノ酸の種類と量が十分に含まれている食品を指します。

必須アミノ酸とは

たんぱく質は、多数のアミノ酸がペプチド結合している高分子化合物であり、生体のアミノ酸は20種類存在します（表1）。アミノ酸のうち、体内で合成されない、または合成されても必要量に達しないためにかならず食物から摂取しなければならないアミノ酸を「必須アミノ酸」といいます。たんぱく質の栄養価は、食品に含まれる必須アミノ酸の組成比率で優劣が決定し、化学的に構成するアミノ酸の比率より算出したアミノ酸スコアなどを用いて評価します。

アミノ酸スコアとは

必須アミノ酸含有量が、アミノ酸評点パターン（FAO/WHO/UNUが体蛋白合成に理想的なアミノ酸組成を示し、良質なたん

表1　必須アミノ酸と非必須アミノ酸

必須アミノ酸	バリン、ロイシン、イソロイシン、トレオニン、リシン、メチオニン、フェニルアラニン、トリプトファン、ヒスチジン
非必須アミノ酸	グリシン、アラニン、セリン、アスパラギン酸、グルタミン酸、アスパラギン、グルタミン、アルギニン、システイン、チロシン、プロリン

ぱく質の指標として算定したもの）に比して低い値を示すアミノ酸を「制限アミノ酸」とよび、もっとも不足するアミノ酸を第一制限アミノ酸といいます。アミノ酸スコアは、食品中に含まれるたんぱく質中の第一制限アミノ酸含有量が、アミノ酸評点パターンのどれくらいの値（％）を示すかで表され

表2 食品たんぱく質のアミノ酸スコア
（文献1より作成）

食　品	アミノ酸スコア
鶏　卵	100
鶏　肉	100
牛　肉	100
豚　肉	100
牛　乳	100
いわし	100
さ　け	100
まぐろ	100
だいず	100
精白米	61
食パン	36
じゃがいも	77
とうもろこし	33

ます。したがって、制限アミノ酸が存在しない場合は100で表され、存在する場合は100を下回る数値になります。体蛋白質を合成するために、必須アミノ酸がすべて充足することが重要です。食品たんぱく質のアミノ酸スコアの一例を表2[1]に示します。

アミノ酸を食品で補充するときのポイント

たんぱく質を含む多くの食材を摂取する

アミノ酸必要量と比較して不足しているアミノ酸を、ほかの食品で補充することができれば、アミノ酸スコアを高めることが可能です。たとえば、小麦たんぱく質のグルテンにリシン、とうもろこしたんぱく質のツェインにリシンとトリプトファンを補足すれば、たんぱく質栄養価を改善することができます。単にアミノ酸を補充するのではなく、食材同士で補うことが可能になります。たとえば、パンにチーズを加えたり、じゃがいもに牛乳を組み合わせたりすることで、不足したアミノ酸を補うことができ、良質なたんぱく質摂取につながります。したがって、偏った食材ばかりを選択した献立は不適切であり、たんぱく質を含む多くの食材（種類）を摂取することが理想です。

毎食アミノ酸スコアを考慮した献立にする

体内で蛋白質合成を行う際、アミノ酸がすべて揃った状態でないと効果が得られません。そのため、アミノ酸の補足効果は、不足なく十分なアミノ酸を同時に摂取することが必要であり、1日のうちで満たすという考えではなく、毎食アミノ酸スコアを考慮して摂取することが理想です。生体は余分なアミノ酸やたんぱく質を体内に貯蔵する機構を備えていないことや、透析で失われるアミノ酸を考慮すると、毎食のアミノ酸スコアを考慮した献立を検討する必要があります。

引用・参考文献

1) 中村丁次ほか. "アミノ酸スコア". 栄養学. 第11版. 東京, 医学書院, 2010, 26, （系統看護学講座専門基礎分野, 人体の構造と機能, 3）.

静岡県立大学食品栄養科学部臨床栄養管理学研究室教授　**新井英一**　あらい・ひでかず
同助教　**川上由香**　かわかみ・ゆか

Q24 たんぱく質の豊富な食品はリンも多いって本当？

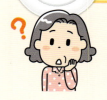

A リンには、たんぱく質をはじめとした有機物と結合している有機リンと、食品添加物として加工食品のなかに含まれている無機リンがあります。有機リンはたんぱく質の多い動物性の食品群である肉類や魚介類、乳類に多く、植物性の食品群では比較的たんぱく質含有率の高い豆類や穀類に含まれています。しかし、動物性たんぱく質由来のリンと植物性たんぱく質由来のリンでは、機能的な違いがあるため、吸収効率が異なります。

● たんぱく質とリン含有量の相関関係

有機リンはすべての食品に含まれていますが、比較的たんぱく質の豊富な食材に多く含まれています。また、たんぱく質量とリン量とのあいだには正の相関関係があることが報告されています（図）[1]。そのため、透析患者に対してリン管理を必要とする場合、摂取するたんぱく質やその摂取量にも注意が必要です。一般的な動物性および植物性食品に含まれるたんぱく質量およびリン量の目安を表[2]に示します。

● 動物性食品のリン含有量

肉類は全般にリンが多く含まれる食品群であり、部位による差はありますが、食品100g当たり約200mgのリンを含みます。リンを多く含有している部位は肝臓（レバー）ですが、1回に摂取する量が少なければ、ほかの部位を摂取するのと大きく変わりません。一方、肉類の加工食品であるロースハム（340mg/100g）やビーフジャーキー（420mg/100g）などにもリンは多く含まれますが、1回に摂取する量が少量（35g程度）であれば、リンの摂取を150mg程度に抑えられます。

鶏卵は1個当たり約90mgのリンを含みますが、そのほとんどが卵黄の部分に含まれ、卵白の部分には少量しか含まれていません。魚介類もリンを多く含む食品群であり、1回に摂取する魚類のリンの平均値は150〜300mgです。また、いわしの田作りやするめ（加工品）などはリン含有量が高いだけでなく、1回に摂取する量も多くなりがち

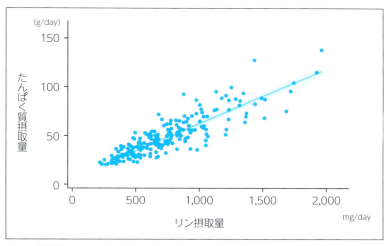

図 たんぱく質摂取量とリン摂取量との関係（文献1より改変）

表 食品中に含まれる平均的なたんぱく質およびリン量（100g当たり）（文献2より作成）

食品名	たんぱく質量（g）	リン量（mg）	リン／たんぱく質比
肉類（牛肉、ぶた肉、鶏肉）	20	120〜250	6〜12.5
魚介類（たい、さばなど）	20	200〜280	10〜14
鶏　卵	12.3	180	14.6
牛　乳	3.3	93	28.2
プロセスチーズ	22.7	730	32.2
木綿豆腐	6.6	110	16.7
納　豆	16.5	190	11.5
いか、まだこ、えび	15〜22	120〜250	5.5〜16.7
精白米	2.5	34	13.6
小麦（薄力粉）	8	70	8.8
とうもろこし	3.6	100	27.8
じゃがいも	1.6	40	25
食パン	9.3	83	8.9

※あくまで目安量です。部位などによる差はあります。

もたんぱく質を比較的多く含む食品は、リン含有量も多いです。たとえば、玄米や小麦胚芽は、精白米や精製度の高い小麦と比較して、胚芽を有し、その部分に多くのフィチン酸を含んでいるため、リン含有率が高いとされています。しかしながら、植物性食品中に含まれるリンの多くはフィチ

なため、注意が必要です。牛乳と豆乳では200mL当たりそれぞれリン含有量は186mg、98mgであり、動物性由来の牛乳に多く含まれています。

植物性食品のリン含有量

穀類やだいず製品および野菜類のなかで

酸の構成成分として存在し、ヒトはフィチン酸からリンを分解する酵素（フィターゼ）をもっていないため、リンの吸収効率が低いとされています。

⬤リン／たんぱく質比

リン管理に重点を置きすぎると、たんぱく質の摂取不足を示し、たんぱく質・エネルギー消耗状態（protein-energy wasting；PEW）に陥る危険性があります。そのため、食品中にたんぱく質とリンがどれくらい含まれるかを把握することが重要です。一つの指標として、リン／たんぱく質比があります。リン／たんぱく質比は自然界の食品においておよそ15となり、高値を示すほどたんぱく質当たりのリン含有量が多いことを意味します。この指標は、食品中のたんぱく質含有量やサービングサイズが異なる食品を比較できることや、腎臓病患者の食事管理において重要なリンとたんぱく質の両方に注目することができるなどの利点があります。

引用・参考文献

1) Noori, N. et al. Association of dietary phosphorus intake and phosphorus to protein ratio with mortality in hemodialysis patients. Clin. J. Am. Soc. Nephrol. 5（4），2010, 683-92.
2) 医歯薬出版編．日本食品成分表2015年版（七訂）本表編．東京，医歯薬出版，2016，288p.

静岡県立大学食品栄養科学部臨床栄養管理学研究室教授　**新井英一**　あらい・ひでかず
同助教　**川上由香**　かわかみ・ゆか

Q25 透析患者はなぜ食塩の制限が必要なの?

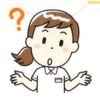

一般的な日本人の食塩（NaCl）1日摂取目標量は成人男性8.0g未満、女性7.0g未満[1]ですが、実際には、男性は10.8g、女性は9.1gの食塩を摂取しています[2]。腎不全になると尿中に十分なナトリウムイオン（Na^+）を排泄できなくなるため、過剰に摂取したNa^+は血漿浸透圧を上昇させて喉の渇きをひき起こします[3]。その結果、飲水行動につながり、体液量が増えて高血圧や心不全を来すため、血液透析患者は6g/day未満の食塩制限が必要です。

食塩摂取が飲水行動をひき起こす仕組み

腎臓は、水・電解質の調整や酸塩基平衡の調整、蛋白質代謝産物の排出、ホルモンの分泌といったはたらきをしており、尿を生成し体に不要なものを排泄することで、浸透圧を調整しています[4]。Na^+は細胞外液中の陽イオンの90％を占めており、体液量と細胞外液の浸透圧を決定しています。食塩を摂取すると、細胞外液の浸透圧が増加し、細胞内液から細胞外液へ水が移動するため、細胞外液量が増加します。一方で、血漿浸透圧が上昇すると口渇中枢を刺激し、視床下部が感知し、脳下垂体から水の再吸収を促進する（尿量を減少させる）バゾプレッシンを分泌させるとともに、喉の渇きを生じさせ、飲水行動をひき起こします。飲水により体液が増加することで、血漿浸透圧が正常化します[3]。

食塩制限が必要な理由

腎不全の透析患者は無尿もしくは尿量が減少しており、摂取した食塩と水分は排出できずに体に溜まるため、細胞外液量が増加して体重が増加します。

食塩の分子量は、Naの原子量が23.0、クロール（Cl）の原子量が35.5なので、23.0 + 35.5 = 58.5です。食塩1gは1,000mgなので、1,000mg ÷ 58.5 ≒ 17mEqに相当します。血清Na^+濃度はおよそ140mEq/Lで維持されているため、140mEq ÷ 17mEq ≒ 8.2gの食塩を摂取すると、その浸透圧を下げるために1Lの水分が必要ということになり、透析間の1kgの体重増加は計算上、食塩をお

よそ8.2g摂取したことになります。透析患者の場合、体重増加は細胞外液量の増加を意味しており、細胞外液量の増加は循環血漿量を増加させ、高血圧や浮腫、心不全の原因になります。1回の透析で除去できる水分量には限界があります。透析間体重増加量を抑えるには、食事内の水分量と飲水量を制限する必要があるため、食塩制限が必要です。

透析前ナトリウム濃度と生命予後の関係

『図説 わが国の慢性透析療法の現況（2009年12月31日現在)』[5]では、透析前Na濃度と生命予後の関係が示されています。基礎的因子に透析量と栄養関連因子による補正を行った結果では、透析前Na濃度137mEq/L以上140mEq/L未満群を死亡リスク1とした場合、134mEq/L未満群で1.5倍、134mEq/L以上137mEq/L未満群で1.3倍、146mEq/L以上群で1.0倍と、透析前Na濃度が低いほど高い死亡リスクを認めており、低い透析前Na濃度は、溢水や不良な栄養状態を介して死亡リスクを高くする可能性が考えられると報告されています[5]。

食塩の摂取基準

食塩の摂取基準は、血液透析患者は6g/day未満、腹膜透析（peritoneal dialysis；PD）患者は［PD除水量（L）×7.5＋尿量（L）×5］g/dayとされています。ただし、透析によりNaが除去され、みずからの調節能がない無尿の透析患者では、体格や生活環境によっては食塩6g未満という上限が低栄養の原因になる可能性があるため、個々の症例で調節する必要があります[6, 7]。

患者の透析間体重増加量や栄養状態を確認し、溢水による希釈が起こっていないか、食事摂取量の低下を起こしていないかを見きわめ、体格が大きい患者や食事摂取量が低下しがちな高齢者は、状況に応じて食塩摂取量を調整することも大切です。

引用・参考文献 -

1) 厚生労働省. "ミネラル（多量ミネラル)". 「日本人の食事摂取基準（2015年版）策定検討会」報告書, (https://www.mhlw.go.jp/file/05-Shingikai-10901000-Kenkoukyoku-Soumuka/0000114400.pdf).

2) 厚生労働省. "食塩摂取量の状況". 平成29年国民健康・栄養調査結果の概要. 2018, (https://www.mhlw.go.jp/content/10904750/000351576.pdf).

3) 武田英二編. "水と電解質". 臨床病態栄養学. 第3版. 東京, 文光堂, 2013, 66-9.

4) 坂井建雄ほか編. "人体の中の腎臓". 腎・泌尿器. 改訂第3版. 東京, 日本医事新報社, 2017, 2-4, (カラー図解人体の正常構造と機能, 5).

5) 日本透析医学会統計調査委員会. "透析処方関連指標と生命予後". 図説 わが国の慢性透析療法の現況（2009年12月31日現在). 東京, 日本透析医学会, 2010, 66-89.

6) 日本腎臓学会編. 慢性腎臓病に対する食事療法基準2014年版. 東京, 東京医学社, 2014, 48p.

7) 日本透析医学会. 慢性透析患者の食事療法基準. 日本透析医学会雑誌. 47（5), 2014, 287-91.

原泌尿器科病院栄養科主任管理栄養士　**桝田裕子**　ますだ・ゆうこ
同腎臓内科部長　**吉矢邦彦**　よしや・くにひこ

Q26 食塩を多く含む食品、無意識に食塩摂取量が多くなる食品はどのようなもの？

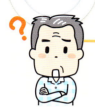

ザーサイやいかの塩辛、漬物類、塩ざけ、魚の干物、ハムやかまぼこ・焼き竹輪・さつま揚げといった加工食品などは食塩を多く含みます。「甘口」や「うす味」「うす塩味」とうたっている食品も、意外に食塩量が多いため、無意識に食塩摂取量が多くなりやすい食品です。味の素®やだし類など、旨味を強調した調味料にも食塩が含まれているため、注意が必要です。主食ではパン類やすし、丼物、麺類も食塩が多くなります。

食塩摂取過多になりやすい食品を知ろう

　一般的な日本人は、1日に食塩を男性10.8g、女性9.1g、平均9.9g摂取しています[1]。そのうち、しょうゆから1.73g、塩から1.25g、みそから1.24g、そのほかの調味料から2.35gと、調味料類から全体の66.4％を摂取しています。減塩には調味料の使用量を減らすことが原則ですが、じつは、調味料に次いで食塩の供給源となっているものは、パン類や漬物類、魚の塩漬け・干物類、ハム・ソーセージ類、魚介練り製品などの食品です[2]（表）[3,4]。これらは無意識に食塩摂取量が多くなりやすい食品です。

　主食では、ごはんとパンを比べてみると、ごはん1膳（150g）では食塩相当量（食塩量）は0gですが、食パン5枚切1枚（80g）

表 可食部100g当たりの食塩が多い食品
（文献3、4より作成）

食品名	食塩（g）
ザーサイ	13.7
いかの塩辛	6.9
たかな漬	5.8
生ハム（長期熟成）	5.6
いかなご（つくだ煮）	5.6
からしめんたいこ	5.6
きゅうり（ぬかみそ漬）	5.3
ボンレスハム	2.8
プロセスチーズ	2.8
焼き抜きかまぼこ	2.4
さつま揚げ	1.9
塩ざけ	1.8
まあじ（開き干し、生）	1.7
食パン	1.2

では1.0gの食塩量があります。パンは製造時に食塩を使用するため、サンドイッチなどの軽めの食事でも、意外と食塩量が多くなります。

　いかの塩辛や漬物類は食塩が多いと認識しやすいのですが、魚の干物は、たとえばまあじの開き干し1尾100gでは食塩量は1.7gです。しかし、生のあじ100gをうす味で調理すれば1.0g程度です。魚の干物は味つけの調整ができないため、自然と食塩量が多くなります。また、塩ざけは「甘口なら食塩量が少ないだろうから大丈夫」と認識している患者がいます。しかし「食塩何gが甘口」という明確な定義はなく、基準は業者ごとに異なるため、表示されている食塩相当量を確認することが必要です。魚介練り製品のなかでも、さつま揚げは100g当たりの食塩量は1.9gもあります。しかし、甘味が強く塩気を感じにくいため、食塩を摂取している自覚がない場合があります。

🍱 減塩の落とし穴

■ナトリウムが含まれている調味料

　減塩を行うには、旨味を活かすことは大切ですが、旨味調味料にはナトリウム（Na）が含まれています。たとえば、味の素®にはグルタミン酸Na、イノシン酸Na、グアニル酸Naが含まれており、70g瓶5ふり（0.5g）当たり0.15gの食塩量になります[5]。旨味調味料は、Naが含まれていると認識せずに使用している患者もいるため、無意識に食塩摂取量が多くなる場合があります。また、一般的な粉末のだしの素やだしパックを利用している場合も、「化学調味料・保存料無添加」と記載されていても食塩無添加ではないため、食塩が添加されていることがあり、無意識に食塩摂取量が増える可能性があります。どのような成分が含まれているか、表示されている食塩相当量を確認する必要があります。Na表記の場合は、Na（mg）×2.54÷1,000という計算式で食塩相当量（g）を算出することができます。

■意外と食塩を多く含む料理

　料理別では、すしは、使用するしょうゆの量を減らしても、すし飯自体に食塩が含まれているため、食塩量が多い料理です。すし飯は甘酸っぱいため、食塩が含まれているという自覚が乏しい場合があります。とくにいなり寿司は油揚げを甘辛く煮ているため、意外に食塩量が多い料理なので注意が必要です。丼ものは味つけが濃いものが多く、ごはんにタレが染み込んでしまうため、食塩量は約3〜6gあります。麺類も食塩量が多く、約3〜7g前後あります[6]。血液透析患者は1日当たりの食塩摂取基準が6g未満[7]とされているので、1食で1日の半分から1日分の食塩を摂取することになります。また、麺類では「汁を飲まなければ大丈夫」というわけではありません。筆者らがいっさい汁を飲まずに、麺だけ食べる実験をしたところ、うどん1玉（200g）の素うどんを食べた後、汁は50mL減少しており、食塩に換算すると0.7gで、麺と合わせると合計1.3g摂取していることになりました。食塩の多い食品や料理を控えることが大切です。

引用・参考文献

1) 厚生労働省. "食塩摂取量の状況". 平成29年国民健康・栄養調査結果の概要. 2018, 20, (https://www.mhlw.go.jp/content/10904750/000351576.pdf).

2) 厚生労働省. "第9表 食品群別栄養素等摂取量－食品群, 栄養素別, 摂取量－総数, 20歳以上". 平成29年国民健康・栄養調査報告. 2018, 86-9, (https://www.mhlw.go.jp/content/000451755.pdf).

3) 文部科学省科学技術・学術審議会資源調査分科会報告. 日本食品標準成分表2015年版（七訂）. 東京, 全国官報販売協同組合, 2015, 589p.

4) 文部科学省科学技術・学術審議会資源調査分科会報告. 日本食品標準成分表2015年版（七訂）追補2017年. 東京, 全国官報販売協同組合, 2017, 306p.

5) 味の素株式会社. 味の素（株）商品情報サイト～Eat Well, Live Well.～AJINOMOTO, (https://www.ajinomoto.co.jp/).

6) 竹内冨貴子ほか. "外食編". 外食・コンビニ・惣菜のカロリーガイド：よく食べる食品740品の栄養価がひと目でわかる！ 香川明夫監修. 東京, 女子栄養大学出版部, 2017, 26-47.

7) 日本透析医学会. 慢性透析患者の食事療法基準. 日本透析医学会雑誌. 47 (5), 2014, 287-91.

原泌尿器科病院栄養科主任管理栄養士　**桝田裕子**　ますだ・ゆうこ
同腎臓内科部長　**吉矢邦彦**　よしや・くにひこ

Q27 透析患者はなぜ水分の制限が必要なの？

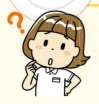

透析患者は無尿もしくは尿量が減少しており、摂取した水分と食塩（NaCl）は排出できずに体に溜まるため、細胞外液量が増加して体重が増加します。体重増加が多い患者は透析での除水量が多くなるため、透析中に血圧が下がり、しっかりと除水ができなくなり、過剰な水分を体内に残さざるをえなくなります。この状態がくり返されると心臓に負担がかかり、心筋梗塞・心不全・脳卒中をひき起こすため、水分制限が必要です。

1日当たりの水分の出納

発汗がない状態で体重60kgの人が生活して、1日で平均的に食物に含まれる水分（食事内水分）が900mL、栄養素が体内で代謝されるときに発生する水（代謝水）が300mL、仮に飲料水1,500mLを摂取したとすると、1日の水分摂取量は2,700mLです。一方、呼吸や皮膚表面からの蒸発（不感蒸泄）で900mL、便から100mL、残り1,700mLは尿から排泄されるとすると、合計2,700mLが体外へ出ていくので、腎機能が正常にはたらいていれば、体内に入る水分量と出ていく水分量が等しく、体内の水分量は一定に保たれます（表）[1]。つまり、飲水量と尿量の差が体内の水分量を決定しています。しかし、腎不全の透析患者は無尿もしくは尿量が減少しており、摂取した水分と食塩は排出できずに体に溜まるため、細胞外液量

表 体重60kgの人の1日の水分の出納 （文献1より作成）

体内に入る水分(mL)		出ていく水分（mL）	
食物中の水分（食事内水分）※1	900	不感蒸泄（皮膚・呼気）※3	900
代謝水※2	300	便	100
飲水（食事外水分）	1,500	尿	1,700
合　計	2,700	合　計	2,700

※1　通常食では800～1,000mL程度　※2　5mL×体重（kg）　※3　15mL×体重（kg）

が増加して体重が増加します。

透析患者の水分摂取基準

血液透析患者の水分摂取基準は「できるだけ少なく」で、腹膜透析（peritoneal dialysis；PD）患者では「PD除水量（L）＋尿量（L）」とされています[2, 3]。『図説 わが国の慢性透析療法の現況（2009年12月31日現在）』に透析間体重増加率と生命予後の関係が示されています[4]。この調査結果によると、透析間体重増加率4〜5％の患者の死亡リスクと比較した場合、体重増加率が多くても少なくても死亡リスクが増大しています。体重増加率の少ない患者は、栄養摂取不足により死亡リスクが高くなり、体重増加率の多い患者の高い死亡リスクは溢水による心不全が関連している可能性が考えられると報告されています[4]。

透析患者に水分制限が必要な理由

体重増加が多い患者は、循環血漿量が増加するため血圧が高くなり、心臓への負担が大きくなります。そして、透析での除水量も多くなります。すると透析中に血圧が下がり、しっかり除水ができなくなり過剰な水分を体内に残さざるをえなくなります。

この状態がくり返されると心臓に負担がかかり、心筋梗塞・心不全・脳卒中をひき起こします。

透析間体重増加率を適正範囲に収めるには、低栄養を起こさないよう食事をきちんと摂取しつつ、食事内の水分量と飲水量（食事外水分）を制限する必要があります。一般的に透析間体重増加率は中1日でドライウエイトの3％、中2日で5％程度に収めることが望ましいとされています。ドライウエイトが60kgの患者の場合、中1日で1.8kg、中2日で3.0kgとなり、1日当たりは中1日で0.9kg、中2日で1.0kgとなります。水1mLは1gです。したがって、尿量を0mLと仮定した場合、［食事内水分900mL＋代謝水300mL＋飲水（食事外水分）XmL］－［不感蒸泄900mL＋便中水分100mL］＝900〜1,000mLとなるため、1日当たりに許容される飲水（食事外水分）量Xは700〜800mLとなり、一般的に腎機能が正常な人の飲水量1.5〜2.1L（簡易式：現体重〈kg〉×25mL/kg/day〈66歳以上〉、現体重〈kg〉×30mL/kg/day〈56〜65歳〉、現体重〈kg〉×35mL/kg/day〈25〜55歳〉）に比べて、透析患者は飲水量を制限する必要があります。

引用・参考文献

1) 日本病態栄養学会編. "水分". 病態栄養専門管理栄養士のための病態栄養ガイドブック. 改訂第6版. 東京, 南江堂, 2019, 59.
2) 日本腎臓学会編. 慢性腎臓病に対する食事療法基準2014年版. 東京, 東京医学社, 2014, 48p.
3) 日本透析医学会. 慢性透析患者の食事療法基準. 日本透析医学会雑誌. 47 (5), 2014, 287-91.
4) 日本透析医学会統計調査委員会. 図説 わが国の慢性透析療法の現況（2009年12月31日現在）. 東京, 日本透析医学会, 2010, 76.

原泌尿器科病院栄養科主任管理栄養士　桝田裕子　ますだ・ゆうこ
同腎臓内科部長　吉矢邦彦　よしや・くにひこ

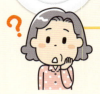

Q28 無意識に水分摂取量が多くなる食品はどのようなもの？

粥、茹でうどん・茹でそば、絹ごし豆腐、果実類、ゼリーやアイスクリームなどは、食品自体に水分が多く含まれています。また、汁うどん・汁そば・ラーメン、鍋物、おでんなどの煮炊きする料理や、カレーライス、シチューなどは水分が多い料理なので注意が必要です。砂糖・油脂以外のほとんどの食品にはかならず水分が含まれています。水分が少ない食品を選択することで、食事内水分の摂取量を減らすことが可能です。

穀類

おもな食品に含まれる水分量を表1[1, 2]に示します。主食となる穀類では、全粥1人前300gには、249gの水分が含まれています。また、茹でうどんや茹でそばも水分が多く、だし汁を加えるとさらに水分量は増加します。筆者らが、いっさい汁を飲まずにうどんだけ食べる実験をしたところ、うどん1玉（200g）の素うどんを食べた後、汁は50mL減少していました。実際には、いっさい汁を飲まずに食べることはむずかしいため、麺類では、麺のみを食べているつもりでも、無意識に水分摂取量が多くなります。

豆類

豆類では、絹ごし豆腐100g当たりに88.5gの水分が含まれます。しかし、厚揚げ（生揚げ）は一度揚げているため、水分は75.9gに減少しています。冷奴ではなく、焼き厚揚げにすることで食事内水分量を減らすことができます。

果実類

果実類には、全般的に水分が多く含まれています。摂取量の80〜90％は水分のため、摂取量に注意が必要です。

菓子類

菓子類のなかでも、ゼリーは水分をゼラチンで固め、水ようかんはこしあんと水を寒天で固めており、水分が多い食品です。そして、アイスクリームなどの溶けると液体に戻る食品にも水分が多く含まれており、

表1 おもな食品に含まれる水分量 （文献1、2より作成）

分類	食品名	100g当たり水分量（g）	100gのおおよその目安と備考	1人前当たり	1人前当たりの水分量（g）
穀類	全粥	83.0		300g	249.0
	茹でうどん	75.0	半玉（だし含まず）	200g（1玉）	150.0
	茹でそば	68.0	3分の2玉（だし含まず）	160g（1玉）	109.0
	米飯	60.0	コンビニおにぎり1個	160g	96.0
	もち	44.5	角もち2個	100g（角もち約2個）	44.5
	食パン	38.8	4枚切り1枚強	80g（5枚切り1枚）	31.0
豆類	絹ごし豆腐	88.5	3分の1丁		
	焼き豆腐	84.8	3分の1丁		
	生揚げ	75.9			
果実類	すいか	89.6	3cm角カット3個		
	オレンジ	88.7	中サイズ3分の2		
	もも	88.7	中サイズ半分		
	なし	88.0	中サイズ3分の1個		
	パインアップル	85.2	5分の1個		
	りんご	84.1	皮むき中サイズ半分		
	ぶどう	83.5	巨峰7粒		
藻類	もずく（塩蔵・塩抜き）	97.7	（調味料含まず）	30g	29.3
菓子類	コーヒーゼリー	87.8	1個	100g（1個）	87.8
	水ようかん	57.0	1個強	90g（1個）	51.3
	ういろう	54.5	2.5切れ	40g（1切れ）	21.8
	練りようかん	26.0	2切れ	50g（1切れ）	13.0

注意が必要です。また、水を飲むよりは水分を減らすことができると考えて氷を食べる患者がいますが、一般的な製氷皿の氷は1個当たり15〜20g、冷蔵庫の自動製氷機の氷は1個当たり10gあります。意識せずに何個も食べると意味がありません。これらは食事外水分としてカウントしましょう。

調理法別の水分含有量

「茹でる・煮る」「焼く・炒める」「揚げる」など、調理法によって水分含有量は違います（表2）[1]。寒い時期は、湯豆腐や鍋物、おでんなど、煮炊きする料理が増加しますが、「茹でる・煮る」調理法は水分が多くなります。カレーライスやシチューなども水分が多いため注意が必要です。一方、

透析ケア 2019 冬季増刊 **81**

表2 調理方法の違いによる水分量の変化（100g当たり）（文献1より作成）

	生	茹で／水煮	焼 き	油炒め	揚げ物
チンゲンサイ	96.0	95.3	※	92.6	※
な す	93.2	94.0	※	85.8	71.9（天ぷら）
キャベツ	92.7	93.9	※	85.7	※
ほうれんそう	92.4	91.5	※	82.0	※
しいたけ	90.3	91.5	※	84.7	※
にんじん	89.7	90.0	※	79.1	80.6（素揚げ）
まあじ	75.1	70.3	65.3	※	52.3（フライ）
若鶏肉 （もも、皮つき）	68.5	62.9	58.4	※	41.2（から揚げ）
ぶた （ロース、脂身つき）	60.4	51.0	49.1	※	31.2（とんかつ）

※データなし

「焼く・炒める」「揚げる」調理法は水分が少ない調理法です。麺類が食べたいときは焼きうどんにする、カレーライスではなくドライカレーにする、煮魚ではなくフライにするなど、水分が多い料理ばかりにならないよう、料理の組み合わせにも注意が必要です。

引用・参考文献

1) 文部科学省科学技術・学術審議会資源調査分科会報告. 日本食品標準成分表2015年版（七訂）. 東京, 全国官報販売協同組合, 2015, 589p.
2) 文部科学省科学技術・学術審議会資源調査分科会報告. 日本食品標準成分表2015年版（七訂）追補2017年. 東京, 全国官報販売協同組合, 2017, 306p.

原泌尿器科病院栄養科主任管理栄養士　桝田裕子　ますだ・ゆうこ
同腎臓内科部長　吉矢邦彦　よしや・くにひこ

Q29 脂質の質って何?

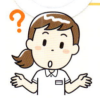

脂質には脂肪酸や中性脂肪、リン脂質、糖脂質、コレステロールなどの種類があり[1]、それぞれに役割があります。なかでも脂肪酸（図）[1]に分類される飽和脂肪酸は、血液中の中性脂肪やコレステロールを増加させ、不飽和脂肪酸はそれらを減少させるはたらきがあります。生活習慣病を予防する観点からいうと、植物油や魚油などに含まれる不飽和脂肪酸は「よい脂質」で、動物性脂肪に多く含まれる飽和脂肪酸は「悪い脂質」といわれていますが、よし悪しについては、一概にはいえません。

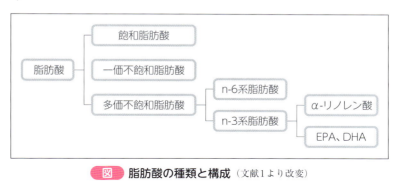

図　脂肪酸の種類と構成（文献1より改変）

脂質の役割と摂取基準

　今回は、脂質の分類のなかでも比較的認知度が高い、動物性脂肪に多く含まれる飽和脂肪酸と植物油や魚油に多く含まれる不飽和脂肪酸を中心に説明します。

　脂質は体のエネルギー源やホルモン、胆汁の材料となるほか、ビタミンA、D、Eなどを円滑に吸収するためにも不可欠な栄養素です。このように、脂質は体内で重要な役割を果たしており、必要エネルギーのうち一定の割合を脂質でとることが勧められています[1]。必要エネルギーを低脂質、高炭水化物で摂取すると、食後高血糖や血液中の中性脂肪を増加させてしまい、血中の

HDLコレステロールを減少させてしまうため、最低でも摂取エネルギーの20％を脂質から摂取することが望ましいとされています。ちなみに、脂肪酸は体内でもつくられますが、体内でつくることができず、食物からとらなければならないものを必須脂肪酸といいます。透析患者における食事中の脂質エネルギー比が示されているものはありませんが、日本人の食事摂取基準を参考にすると、成人で20～30％程度が目安です[1]。

飽和脂肪酸は「悪い脂質」か？

生活習慣病予防のためには、動物性脂肪に多く含まれる飽和脂肪酸を控え、植物油や魚油などに含まれる不飽和脂肪酸を摂取するように勧められていますが、動物性食品に含まれる飽和脂肪酸も、少なすぎると脳出血罹患率が増加するとの報告があります[2]。また、動物性脂肪を控えることで、動物性たんぱく質摂取量の減少につながることもあります。飽和脂肪酸、一価不飽和脂肪酸、多価不飽和脂肪酸の比率は、3：4：3が望ましいとされています。日常的に脂質内の比率を計算しながら食事をとることはむずかしいので、①1日に1回は肉や乳製品を摂取する、②サラダ油やオリーブ油など植物性の油を1日に1回は料理に使う、③魚は干物ではなくなるべく生のものか加工していないものを選ぶ、という3点を意識するとよいでしょう。

どんな油も高エネルギーであることに変わりはない

オリーブ油は一価不飽和脂肪酸であるオレイン酸を多く含んでおり、代謝マーカーを改善させるという報告もありますが[1]、過剰摂取は肥満の増加につながります。つまり、体によい効果があるといっても、高エネルギーの油であることに変わりはありません。一方で、オリーブ油は低体重でエネルギーアップしたい患者にとっては、気軽にサラダなどにかけて使えるので、揚げ物や炒め物が苦手な人には便利な油です。

多価不飽和脂肪酸のα-リノレン酸、エイコサペンタエン酸（eicosapentaenoic acid；EPA）、ドコサヘキサエン酸（docosahexaenoic acid；DHA）などは、動脈硬化抑制効果などが期待されていますが、過剰摂取にも注意が必要です。これらの脂肪酸は、過酸化物質、フリーラジカル産生、抗酸化物質のビタミンEの消費量を増加させるとも報告されています[3]。

最近では、トランス脂肪酸が冠動脈疾患のリスクになると報告されています[4]。トランス脂肪酸は、マーガリンやファットスプレッドなどに多く含まれ、これらを使用したドーナッツやパン、ケーキにも多く含まれています。

表は、各脂肪酸がどのような食品に多く含まれているかを示していますが、1つの食品にはいろいろな脂肪酸が含まれています。

食事摂取量が低下している患者は食べられるものを食べよう

脂質にはいろいろな種類があり、それぞれに役割があります。透析患者が高齢化するなかで、たんぱく質および脂質、エネル

表 脂肪酸別食品含有量

脂質名	多く含まれているもの	
飽和脂肪酸	肉の脂や乳製品など	
一価不飽和脂肪酸	オリーブ油、肉、卵黄、ナッツ類など	
多価不飽和脂肪酸	n-6	だいず油、コーン油、サフラワー油
	n-3	魚油、しそ油、えごま油など

ギーを摂取するためには、飽和脂肪酸が多少多くなっても構わないので、動物性脂肪が少ないけれど加熱すると硬くなりやすく食べにくい赤身の肉よりも、動物性脂肪が多いけれど硬くなりにくくて食べやすいぶたや牛のばら肉、ひき肉、鶏のもも肉など

を積極的に摂取してもらうことを考える必要がありそうです。つまり、食事摂取量が減少している高齢または低栄養の透析患者では、脂質の内容にこだわるよりも、食べられるものを食べるほうが大切だと考えます。

引用・参考文献

1) 厚生労働省.「日本人の食事摂取基準（2015 年版）策定検討会」報告書. 2014,（https://www.mhlw.go.jp/stf/shingi/0000041824.html）.

2) Iso, H. et al. Fat and protein intakes and risk of intraparenchymal hemorrhage among middle-aged Japanese. Am. J. Epidemiol. 157（1）, 2003, 32-9.

3) Saito, M. et al. An assessment of docosahexaenoic acid intake from the viewpoint of safety and physiological efficacy in matured rats. Ann. Nutr. Metab. 46（5）, 2002, 176-81.

4) Mozaffarian, D. et al. Trans fatty acids and cardiovascular disease. N. Engl. J. Med. 354（15）, 2006, 1601-13.

5) Food and Nutrition Board INSTITUTE OF MEDICINE OF THE NATIONAL ACADEMIES. Dietary Reference Intakes for Energy, Carbohydrate, Fiber, Fat, Fatty Acids, Cholesterol, Protein, and Amino Acids. Washington D.C. THE NATIONAL ACADEMIES PRESS, 2005, 1332p.

6) Mensink, RP. et al. Effects of dietary fatty acids and carbohydrates on the ratio of serum total to HDL cholesterol and on serum lipids and apolipoproteins；a meta-analysis of 60 controlled trials. Am. J. Clin. Nutr. 77（5）, 2003, 1146-55.

腎愛会だてクリニック栄養科栄養科長 **大里寿江** おおさと・としえ

Q30 透析患者が低栄養になりやすいのはどうして？

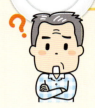

透析患者は、食事摂取量の不足や慢性炎症、蛋白異化亢進状態、代謝性アシドーシスなどの合併症が原因で、低栄養になりやすくなっています。なかでも食事摂取量の不足は、患者の高齢化や身体活動の低下だけが原因ではなく、薬剤や便秘、口腔・歯の状態、精神面、胃腸障害などの問題も影響していると報告されています[1]。

低栄養とは

まず、低栄養について確認しておきましょう。たんぱく質・エネルギーがともに不足している低栄養の状態をprotein-energy wasting（PEW）といいます[2]。診断基準の項目には、アルブミンやbody mass index（BMI）、筋肉量の減少、たんぱく質やエネルギー摂取量の減少などがあります。つまり、低栄養状態にあるときは、肉・魚・卵・豆腐などのたんぱく質、ごはんや油、砂糖などのエネルギー源となるものの両方が不足しており、さらに活動量も低下している状態といえます。食事摂取量の不足と活動量の不足による低栄養が、サルコペニアをひき起こす原因になります。

食事摂取量が不足する原因

慢性炎症や蛋白異化亢進、代謝性アシドーシスなどは透析条件にも影響されますが、本稿では食事摂取量が不足する原因について考えてみましょう。

■薬剤

薬剤のなかには、副作用に消化器症状が現れるものがあります。

■便秘

透析患者は腎機能正常者に比べて便秘の頻度が高く[3]、便秘による腹部症状により食欲不振になりやすいです。さらに、下剤を服用することで下痢を生じるなどの排便コントロール不良も、食欲低下の一因となります。

■口腔内・歯の問題

透析患者の歯周病罹患率は多いと報告されています[4]。う歯、義歯不適合、歯周病など、口腔内の衛生状況と栄養状態には関係があるという報告があります[5]。

■**精神面**

うつ病は食欲不振や食事摂取量が低下する一因となります。

■**胃腸障害**

透析患者の消化管の特徴は、粘膜は貧血・出血しやすく、消化吸収能は低下しているという報告があります[6]。服薬などによってコントロールされていますが、基本的に消化管が弱っている状態といえます。

■**間違った食事管理**

透析間体重をコントロールするために、食塩を調整するのではなく、食事量を減らすなどの間違った食事管理をしている場合があります。

■**透析時間と食事時間**

透析時間が昼食時間にかかることで、欠食したり、昼食時間が遅くなって夕食の食事摂取量が減少したりして、1日の食事摂取量が減少する場合があります。

■**生活リズム**

近年、「時間栄養学」が話題になっています。これまで、体のリズムは光によって調整されているといわれていましたが、最近では、食事が体内リズムの調整に大きくかかわっていると報告されています[7]。透析日と非透析日の食事時間のずれを少なくすることも、体調管理に大切である可能性があります。

まとめ

透析患者には、低栄養を発症するリスクが多くあります。食事量が少ない高齢透析患者には、血液検査データなどをよく見て、必要以上に食事制限をしないように指導しましょう。

引用・参考文献

1) 小岩文彦. 透析患者の栄養と食事療法. 昭和医学会雑誌. 70 (2), 2010, 121-5.

2) Fouque, D. et al. A proposed nomenclature and diagnostic criteria for protein-energy wasting in acute and chronic kidney disease. Kidney Int. 73 (4), 2008, 391-8.

3) Yasuda, G. et al. Prevalence of constipation in continuous ambulatory peritoneal dialysis patients and comparison with hemodialysis patients. Am. J. Kidney Dis. 39 (6), 2002, 1292-9.

4) 大場堂信ほか. 人工透析患者の歯周病罹患度に関する疫学的研究. 日本歯周病学会会誌. 42 (4), 2000, 307-13.

5) 脇川健ほか. 透析患者の口腔内衛生状況についての調査と残存歯数からみた栄養状態に関わる臨床検査値との関連性についての評価. 日本透析医学会雑誌. 46 (6), 2013, 535-43.

6) 小澤潔. 維持透析患者における腸管機能の特異性 overview：粘膜貧血・易出血性・吸収能・便通・便秘など. 日本透析医会雑誌. 21 (1), 2006, 3-10.

7) 青山晋也. 体内時計を意識した食事の時間と配分の重要性. 日本栄養士会雑誌. 16 (8), 2019, 8-11.

腎愛会だてクリニック栄養科栄養科長　**大里寿江**　おおさと・としえ

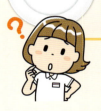

Q31 「フレイル」「サルコペニア」って何？ 食事とどう関係するの？

フレイルとは加齢に伴う身体的、精神心理的、社会的な要因から支援や介護が必要になりつつある状態を表しています。サルコペニアは筋肉量の減少に伴い、筋力や身体機能が低下している状態を表し、フレイルの身体的要因の一つとされます。いずれもバランスのよい食事の継続を含めた適切な介入により、改善や予防が期待できます。

● フレイル・サルコペニアとは

　フレイルとは、加齢による機能変化や予備能力の低下により、日常生活に支障のない健康な状態から、支援や介護が必要となる状態へと移行しつつある状態を表します。フレイルの要因には身体的、精神心理的、社会的側面が関与し、身体的フレイルの原因としてサルコペニアが関与しています[1]。

　サルコペニアとは、もともとは加齢に伴う筋肉減少（原発性サルコペニア）を意味しましたが、現在では慢性疾患をはじめ、栄養障害や不活による筋肉減少（二次性サルコペニア）も含まれます。

　透析患者におけるフレイル合併の割合は非常に高く、透析患者全体で36.8％、70歳以上に限定すると64.8％との報告があります[2]。しかし、フレイルには何らかの介入によって改善が期待できるという考えかたがあり、バランスのよい食事の継続が重要なポイントの一つです。

● フレイル・サルコペニアの発症と食事との関係

■透析患者がフレイル・サルコペニアになりやすい原因

　フレイル・サルコペニアの発症には、食事（栄養）摂取量と身体活動量が強くかかわっています。食事においてはとくにエネルギーおよびたんぱく質の摂取不足が要因[3]とされていますが、透析患者においては、尿毒症による蛋白質異化亢進や食欲不振、透析療法によるアミノ酸の喪失などにより、エネルギーおよびたんぱく質の摂取不足に陥りやすくなります。また、透析日には非透析日と比較して、エネルギーおよびたんぱく質の摂取量が約2割少なくなっている

との報告があります[4]。まずは、食事内容を確認して、必要なエネルギーおよびたんぱく質が摂取できているかどうかを確認することが重要です。

■必要なエネルギー量

日本腎臓学会の『慢性腎臓病に対する食事療法基準』[5] において、透析患者に必要なエネルギー摂取量は30～35kcal/kgBW/dayとされています。十分なエネルギー摂取ができない場合、摂取したたんぱく質（アミノ酸）がエネルギー源として使われるばかりか、骨格筋を構成する蛋白質も分解され（蛋白質異化亢進）、エネルギー源として使用されるため、筋肉量の減少につながります。

■必要なたんぱく質の量と質

たんぱく質は20種類のアミノ酸で構成され、そのなかには体内で合成できない必須アミノ酸があり、おもに動物性たんぱく質に多く含まれています。必須アミノ酸のうち、バリン、ロイシン、イソロイシンは分岐鎖アミノ酸（branched-chain amino acids；BCAA）とよばれ、筋肉の合成促進に必要

な成分とされています。『慢性腎臓病に対する食事療法基準』において、透析患者に推奨されるたんぱく質摂取量は0.9～1.2g/kgBW/day[5] とされています。たんぱく質摂取量が不足しないようにするのに加えて、たんぱく質の質に配慮することも必要です。

● フレイル・サルコペニアを改善・予防する食事

エネルギーおよびたんぱく質摂取量が不足しないように、また、エネルギーの代謝や筋肉の合成を効率よく行うために必要なビタミンやミネラルが不足しないためにも、主食、主菜、副菜のそろったバランスのよい食事を継続することが重要です。また、食欲不振などによる食事摂取量の低下がみられる場合は、十分な栄養アセスメントに基づいて、中鎖脂肪酸（medium chain triglycerides；MCT）オイルなどを含む治療用特殊食品や経腸栄養剤、BCAAなどのサプリメントによって不足を補うことを検討しましょう。

引用・参考文献

1) 荒井秀典. フレイルの意義. 日本老年医学会雑誌. 51（6）, 2014, 497-501.

2) Johansen, KL. et al. Significance of frailty among dialysis patients. J. Am. Soc. Nephrol. 18（11）, 2007, 2960-7.

3) Bartali, B. et al. Low nutrient intake is an essential component of frailty in older persons. J. Gerontol. A. Biol. Sci. Med. Sci. 61（6）, 2006, 589-93.

4) Martins, AM. et al. Food intake assessment of elderly patients on hemodialysis. J. Ren. Nutr. 25（3）, 2015, 321-6.

5) 日本腎臓学会編. "慢性腎臓病に対する食事療法基準（成人）". 慢性腎臓病に対する食事療法基準2014年版. 東京, 東京医学社, 2014, 1-13.

浜松医科大学医学部附属病院栄養部副部長　**渡邉潤**　わたなべ・じゅん

Q32 運動と食事はどう関係するの？

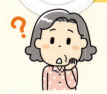

運動は筋力維持・増強のために必要です。運動によるエネルギー消費の補塡や喪失した筋蛋白質を合成するためには、生命維持に必要な栄養に加えて、運動によって消費されたエネルギーと、筋蛋白質合成のための良質なたんぱく質を食事から補う必要があります。

運動に期待される効果

透析患者の身体活動量は、とくに透析日に低下します。透析中はベッド上安静のため動けず、透析後は疲労感が強くて動けないことなどが要因になっていると考えられます。そのため、高齢透析患者の運動機能は、透析をしていない地域在住者と比べて約半分であると報告されています[1]。一方、運動療法の実施が透析患者の良好な予後と関連する可能性があるという報告があり[2]、透析患者の予後や身体機能維持、日常生活動作（activities of daily living；ADL）、生活の質（quality of life；QOL）の改善を目的とした、運動療法の効果が期待されています[3]。

運動と食事との関係

たんぱく質・エネルギー消耗状態（protein-energy wasting；PEW）を有する透析患者において、運動療法と食事療法を併せて実施した場合、食事療法のみの実施と比較して身体機能やQOLが有意に改善したという報告があります[4]。また、運動後にたんぱく質を摂取することにより運動効果が向上したという報告からも、運動と食事は密接に関係していることがうかがえます。

食事中のたんぱく質が筋蛋白質の合成に効率よく利用されるためには、たんぱく質の摂取と同時に十分なエネルギー（炭水化物、脂質）を摂取することが必要です。エネルギーが不足した状態で摂取したたんぱく質（アミノ酸）は、体内でエネルギー基質として優先的に利用されてしまうため、筋蛋白質の合成が促進されません。一方、たんぱく質と同時にエネルギー（炭水化物、脂質）を摂取した場合、インスリンの分泌により炭水化物が優先的にエネルギー基質として利用されるため、アミノ酸は効率よ

く筋蛋白質の合成に利用されます（図）。運動療法の効果を向上させるためには、たんぱく質と同時にエネルギーを摂取することが重要です。

運動の効果を向上させるための適正な栄養量

若年男性を対象とした調査では、1食当たり20gのたんぱく質で筋蛋白質合成速度は最大となり、それ以上のたんぱく質を摂取しても合成速度は横ばいとなりました[5]。また、糖尿病を合併していない日本人の血液透析患者を対象とした食事調査では、たんぱく質摂取量が0.9～1.2g/kgBW/dayの範囲において、35kcal/kgBW/dayのエネルギーを摂取していれば、筋肉量や体脂肪率に変化がなかったという報告があります[6]。

日本腎臓学会の『慢性腎臓病に対する食事療法基準』[7]において、透析患者に推奨されるたんぱく質摂取量は0.9～1.2g/kgBW/day、エネルギー摂取量は30～35kcal/kgBW/

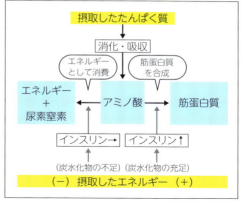

図　エネルギー摂取量によるたんぱく質（アミノ酸）の動向

dayとされています。したがって、運動療法の効果を向上させるための食事療法としては、たんぱく質は摂取基準の範囲内、エネルギーは摂取基準の上限を一つの目安にするとよいでしょう。また、必要エネルギー量は患者個々の基礎代謝量や運動の強度、継続時間などによって異なります。ドライウエイトなどの継続的なモニタリングにより、適宜調整することが必要です。

引用・参考文献

1) Sterky, E. et al. Elderly patients on haemodialysis have 50% less functional capacity than gender- and age-matched healthy subjects. Scand. J. Urol. Nephrol. 39 (5), 2005, 423-30.
2) Tentori, F. et al. Physical exercise among participants in the Dialysis Outcomes and Practice Patterns Study (DOPPS)：correlates and associated outcomes. Nephrol. Dial. Transplant. 25 (9), 2010, 3050-62.
3) 日本腎臓リハビリテーション学会編．"血液透析患者に対する腎臓リハビリテーション"．腎臓リハビリテーションガイドライン．東京，南江堂，2018，63-71．
4) Hristea, D. et al. Combining intra-dialytic exercise and nutritional supplementation in malnourished older haemodialysis patients：Towards better quality of life and autonomy. Nephrology (Carlton). 21 (9), 2016, 785-90.
5) Moore, DR. et al. Ingested protein dose response of muscle and albumin protein synthesis after resistance exercise in young men. Am. J. Clin. Nutr. 89 (1), 2009, 161-8.
6) Ichikawa, Y. et al. Effect of protein and energy intakes on body composition in non-diabetic maintenance-hemodialysis patients. J. Nutr. Sci. Vitaminol (Tokyo). 53 (5), 2007, 410-8.
7) 日本腎臓学会編．"慢性腎臓病に対する食事療法基準（成人）"．慢性腎臓病に対する食事療法基準2014年版．東京，東京医学社，2014，1-13．

浜松医科大学医学部附属病院栄養部副部長　渡邉潤　わたなべ・じゅん

Q33 MIA症候群って何？ 食事とどう関係するの？

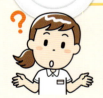

MIA症候群とは、栄養障害と慢性炎症、動脈硬化の3つの因子が形成する症候群で、末期慢性腎不全患者、とくに維持透析患者に発症します。各因子はそれぞれに悪化しますが、それと同時に相互に影響し合って悪循環を形成して、予後を不良にします。透析患者によくみられる食欲不振などによる食事摂取量の低下は、栄養障害の引き金となります。

◉ MIA症候群とは

MIA症候群とは、末期慢性腎不全患者、とくに維持透析患者に発症することが知られており、栄養障害（malnutrition）、慢性炎症（inflammation）、動脈硬化（atherosclerosis）の3つの因子からなる症候群で、それぞれの頭文字をとってMIA症候群とよびます[1]。各因子は相互に影響し合って悪循環を形成し、透析患者の予後を不良にさせることがあきらかになっています。

MIA症候群の一因子である動脈硬化の病態は、炎症性サイトカインなどによる血管の慢性炎症が中心的役割を果たしていると考えられています。栄養障害は免疫能を低下させて感染症をひき起こしやすくするため、慢性炎症の原因となります。また、慢性炎症は蛋白異化亢進をひき起こすため、栄養障害の原因となります。このように、慢性炎症と栄養障害は密接に関連しています。

透析患者では、さまざまな原因で栄養障害と慢性炎症を来すことが知られています。栄養障害は、尿毒症による食欲低下、過度な食事制限、透析による栄養素の喪失などが原因となります。また、慢性炎症では、感染症や尿毒症による炎症性サイトカインの蓄積、透析液のエンドトキシンなどが関与します。

MIA症候群では、栄養障害と慢性炎症が互いに影響し合い、動脈硬化を促進させることにより、虚血性心疾患や脳血管障害などの脳・心血管病をひき起こします。

◉ 透析患者に特徴的な栄養障害

透析患者においては、尿毒症性物質の蓄積による食欲低下や、代謝性アシドーシスによるアルブミン合成障害などが関連して、

表 透析患者におけるPEW（protein-energy wasting）の診断基準 （文献2より作成）

評価分類	評価項目
生化学的検査	血清アルブミン＜3.8g/dL（bromocresol green〈BCG〉法） 血清プレアルブミン（トランスサイレチン）＜30mg/dL 血清コレステロール＜100mg/dL
体格検査	BMI＜23kg/m² 意図しない体重減少：3ヵ月で5％、6ヵ月で10％ 体脂肪率＜10％
筋肉量	筋肉量の減少：3ヵ月で5％、6ヵ月で10％ 上腕周囲径の減少：50％範囲内において10％ クレアチニン産生量
食事摂取量	たんぱく質摂取量の低下：0.8g/kg/day未満が少なくとも2ヵ月以上 エネルギー摂取量の低下：25kcal/kg/dayが少なくとも2ヵ月以上

上記4分類中、1項目でも該当する分類が3つ以上ある場合にPEWと診断する。

蛋白合成能の低下と異化作用による骨格筋減少がひき起こされます。また、食事摂取量（エネルギー摂取量）の不足と慢性炎症による消耗などにより、体脂肪も減少します。このように、血清蛋白成分や骨格筋の減少と体脂肪の減少を伴う透析患者に特徴的な栄養障害を、たんぱく質・エネルギー消耗状態（protein-energy wasting；PEW）とよびます。表[2]にPEWの診断基準を示します。

MIA症候群の予防と治療

MIA症候群の予防と治療のためには、PEWに着目した栄養管理が必要です。血清アルブミンやトランスサイレチンなどの生化学検査、体重や体脂肪測定などの体格検査、身体計測による筋肉量の継続的なモニタリングを行います。食事摂取量については、たんぱく質やエネルギー摂取量をはじめとする栄養摂取量を細かくモニタリングして、過不足などを評価したうえで栄養指導などを実施します。たんぱく質のみ不足がみられる場合は、分岐鎖アミノ酸（branched-chain amino acids；BCAA）のサプリメントを、エネルギーのみ不足がみられる場合は中鎖脂肪酸（medium chain triglycerides；MCT）オイルなどのエネルギー強化食品を、全体的な食事摂取量低下がみられる場合は不足栄養素に見合った経腸栄養剤を提案するというように、患者個々の栄養評価に基づいて介入します。

引用・参考文献

1) Stenvinkel, P. et al. Are there two types of malnutrition in chronic renal failure? Evidence for relationships between malnutrition, inflammation and atherosclerosis（MIA syndrome）. Nephrol. Dial. Transplant. 15（7）, 2000, 953-60.

2) Fouque, D. et al. A proposed nomenclature and diagnostic criteria for protein-energy wasting in acute and chronic kidney disease. Kidney. Int. 73（4）, 2008, 391-8.

浜松医科大学医学部附属病院栄養部副部長　**渡邉潤** わたなべ・じゅん

Q34 薬の作用に影響する食事があるって本当？

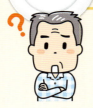

 薬と食事・飲み物（食物）には、食べ合わせや飲み合わせの悪いものがあります。食物が薬の作用や副作用に影響を及ぼし、薬の効力や副作用を増強したり、減弱したりする場合があります。一方で、薬が食物摂取や栄養素に影響を及ぼす可能性もあります。そのため、多くの薬を服用している透析患者では、食物と薬の相互作用に注意を払う必要があります。

🔴 薬の吸収による効果と副作用の発現

　薬の吸収による効果と副作用の発現は、食事との時間的な関係や食事内容に影響を受けます。食事により吸収が十分に行われない薬は、原則として食前または食間に服用しますが、それ以外の薬については、一般的には食後に服用することが多いです。服用のタイミングは、効果や副作用を考慮して決められているので、指示された服薬時間を守って飲むよう伝えましょう。本稿では、食物と薬の相互作用を起こす例として代表的なものを紹介します。

🔴 食品成分や食事が薬剤の吸収に影響する場合[1)]

■タンニンを多く含む食品との相互作用

　お茶（日本茶、紅茶）やコーヒーに含まれるタンニンは、鉄剤（クエン酸第一鉄ナトリウムなど）と結合して不溶性の沈殿物をつくるため、鉄剤をお茶で服用すると、吸収が阻害される可能性があります。

■鉄分を多く含む食品との相互作用

　甲状腺ホルモン製剤や抗菌薬、止瀉薬、ニューキノロン系抗菌薬、骨粗鬆症治療薬などは、食品（食物）中に含まれる鉄分と薬が難治性のキレートを形成し、薬剤の吸収が阻害される場合があります。

■牛乳・乳製品やミネラル分を多く含む食品との相互作用

　テトラサイクリン系抗菌薬、ニューキノロン系抗菌薬、骨粗鬆症治療薬などは、食品中のカルシウムやマグネシウムなどの金属イオンと難治性のキレートを形成し、薬剤の吸収が阻害される可能性があります。

食物の成分が、薬の作用を増強あるいは減弱させる場合

■フラノクマリンを含む食品との相互作用

　グレープフルーツやスウィーティー、ぶんたんなどに含まれるフラノクマリンが、薬物代謝を阻害することにより、薬物の血中濃度を上昇させて効果を増強させ、血圧低下や頭痛、めまいなどの症状を起こすことがあります。相互作用が出やすいおもな薬剤は、カルシウム拮抗薬、抗血栓薬、脂質異常症治療薬、片頭痛治療薬、抗精神病薬などです。フラノクマリンは、前述したくだものの内皮の渋みがある部分に多く含まれています。グレープフルーツジュースなどでは、製造の際に内皮が含まれるものもあるので、副作用を起こしやすくなります。ジュース250mLでくだもの2分の1〜1個分のフラノクマリンが含まれているので、注意が必要です。また、フラノクマリンが含まれるくだものを一度に半分以上食べることは控えましょう。ただし、同じかんきつ類でも、オレンジやレモン、みかんでは相互作用の可能性は低くなります。

■ビタミンKを含む食品との相互作用

　抗血栓薬の一種であるワルファリンカリウムは、肝臓でビタミンK依存性の血液凝固因子を阻害することで、抗凝血作用や血栓形成を予防する作用があります。ワルファリンカリウムはビタミンKと拮抗して作用を発現するため、ビタミンKを多く含む食品を摂取すると、その作用が減弱する（血液凝固が起こりやすくなる）ので、ワルファリンカリウム使用時はビタミンKを多く含む食品をとらないように指導します。

　ビタミンKを多く含む食品は、納豆（納豆を製造するときに用いられる納豆菌に多量のビタミンKが含まれている）、クロレラ、100％野菜ジュース、青汁、緑黄色野菜、キャベツ、レタスなどです。緑黄色野菜は通常の食事でとる量であれば問題ありませんが、1度に多量に摂取することは控えるほうがよいでしょう。

■チラミンを多く含む食品との相互作用

　チラミンは、発酵が進んだチーズやワイン、にしん、レバー、サラミ、バナナ、そらまめ、ビールなどに多く含まれています。モノアミン酸化酵素（MAO）阻害薬が、昇圧アミンであるチラミンの代謝を阻害して、アドレナリン作動神経終末に蓄積され、カテコールアミンの遊離を促進します。その結果、血圧上昇や動悸、ほてり、頭痛などの症状が発現します。チラミンとの相互作用が出やすいおもな薬剤には、消化性潰瘍治療薬、抗結核薬、三環系抗うつ薬があります。

引用・参考文献

1) 佐藤和人ほか. "食物と薬剤の相互作用". エッセンシャル臨床栄養学. 第8版. 東京, 医歯薬出版, 2016, 441-7.

至学館大学健康科学部栄養科学科教授　**井上啓子**　いのうえ・けいこ

第1章 透析患者の食事管理のキホンQ&A

Q35 CKD-MBDの治療ではどんな服薬管理・食事管理を行えばいいの？

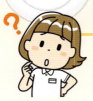

 慢性腎臓病に伴う骨・ミネラル代謝異常（CKD-MBD）とは、慢性腎臓病による腎機能低下の進行とともにみられる高リン血症や低カルシウム血症、活性型ビタミンD_3の産生低下、副甲状腺ホルモンの分泌亢進（二次性副甲状腺機能亢進症）などの骨・ミネラル代謝異常が生じて、骨病変や血管石灰化をひき起こす、全身性疾患のことをいいます。CKD-MBDの治療には、薬物療法、食事療法、透析療法が必要となります。薬物療法では、処方された薬を服用方法に従い、正しく飲むよう指導することが大切です。

慢性腎臓病に伴う骨・ミネラル代謝異常とは

慢性腎臓病に伴う骨・ミネラル代謝異常（chronic kidney disease-mineral and bone disorder；CKD-MBD）は、検査値の異常や骨病変だけでなく血管石灰化もひき起こし、心血管疾患により生命予後を悪化させます。血清カルシウム、血清リン、副甲状腺ホルモンの値を適切に管理すると、骨折や心血管疾患を減らし生命予後を改善することができます[1,2]。本稿では、CKD-MBDの治療薬に重要なリン吸着薬と食事管理について説明します。

リン吸着薬

リン吸着薬は、食物中に含まれるリンと結合して、便といっしょに排泄することで血清リン濃度を低下させます。そのため、リン吸着薬は食事（間食・飲料を含めた食物）と混ざり合う必要があるので、食事をとるタイミングで服用することが大切です。食直前か食直後に服用できているか、食事や間食のとりかたと服用のタイミングがずれていないかどうかをていねいに確認しましょう。

CKD-MBDの治療における食事管理としては、リン摂取量を制限することが必要です。リンはたんぱく質1g当たりに約15mg含まれているので[3]、リン摂取量はたんぱく質の摂取量と併せて調整することが重要です。

リンを多く含む食品

リンを多く含む食品には、牛乳やチーズ、ヨーグルト、卵黄、しらす干しなどの小魚、レバー、インスタント食品・練り製品などの加工食品があります。食品中のリンは、有機リンと無機リンに分けられます。

有機リンは植物や動物のたんぱく質由来のリンで、その吸収率は植物性食品で約20〜40％、動物性食品で約40〜60％です[4]。リンはたんぱく質の多い食品に含まれる傾向があるため、肉類はぶたばら肉や皮つきの鶏肉など、脂身の多い食品[5]を選ぶようにしましょう。また、間食する食品のうち、卵や乳製品が原材料として多く含まれている洋菓子にはリンが多く含まれているので、注意する必要があります。

無機リンは、食品添加物由来のリンです。ウインナーソーセージや清涼飲料水などにリン酸として含まれていたり、中華麺には原料のかんすいに含まれていたりします。無機リンの吸収率は、90％以上といわれています[4]。リンは栄養成分表示の義務が定められておらず、さらに無機リンと有機リンを区別した含有量を知ることはできません。とくに無機リンの吸収率は高いため、加工食品の過剰摂取には注意が必要です。

食事管理においては、よく動いてしっかり食べることも重要な視点なので、リン値やカリウム値を気にしすぎて食事量が減っていないかどうかについても注意します。食事量が低下すれば、栄養障害が進んで活動性が低下します。こうした悪循環に陥らせないためにも、必要十分な食事を摂取し、服用法に従い薬を適切に飲んで、十分な透析治療（尿毒素をしっかり除去する）を行うことが大切だと考えます。

引用・参考文献

1) 日本透析医学会. 慢性腎臓病に伴う骨・ミネラル代謝異常の診療ガイドライン. 日本透析医学会雑誌. 45 (4), 2012, 301-56.

2) Shinaberger, CS. et al. Is controlling phosphorus by decreasing dietary protein intake beneficial or harmful in persons with chronic kidney disease? Am. J. Clin. Nutr. 88 (6), 2008, 1511-8.

3) 日本腎臓学会編. 慢性腎臓病に対する食事療法基準2014年版. 東京, 東京医学社, 2014, 48p.

4) Noori, N. et al, Organic and inorganic dietary phosphorus and its management in chronic kidney disease. Iran. J. Kidney Dis. 4 (2), 2010, 89-100.

5) 文部科学省科学技術・学術審議会資源調査分科会. 日本食品標準成分表2015年版 (七訂) 追補2018年. (http://www.mext.go.jp/a_menu/syokuhinseibun/1411589.htm).

至学館大学健康科学部栄養科学科教授　井上啓子　いのうえ・けいこ

Q36 食事をきちんととらないと、薬を飲んでも意味がないの？

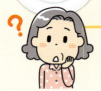

食事の回数・内容を確認すると同時に、服薬アドヒアランスを確認して食事管理を行いましょう。透析患者は食事のタイミングに合わせて服用する薬も多く、そのなかでもリン吸着薬は食事中に含まれるリンと結合し、便といっしょに排泄することで血清リンを低下させます。そのため、食事をとらないときにリン吸着薬を服用しても効果がありません。

食事と服薬のタイミング

透析患者は多くの種類の薬を服用することが多く、薬の種類によって服用のタイミングが異なります。食事のタイミングに合わせて服用する薬は、透析日に食事回数が減って服薬できなかったり、外食時に飲み忘れたりすることもあります。一方、間食を含め食事回数が多くなっている場合もあるので、間食や補食をとった場合は、そのタイミングで薬を服用するように指導します。この場合、食事回数が変動していることを医師や薬剤師に報告・連絡し、服用の回数とタイミングを決めてもらいましょう。

薬の種類別の注意点

■リン吸着薬

消化管からのリンの吸収を抑え、血液中のリン濃度を下げる薬なので、原則、食直後（一部の薬は食直前）に飲みます。飲み忘れた場合は、食後30分以上を過ぎていれば、1回とばして次の服用時間に飲みます。食後30分以内であれば、すぐに服用します。食事を食べなかったときは服用しません。外食や間食時にも服用するように指導しましょう。

■カリウム抑制薬

腸内に存在するカリウムを便中に排泄させ、カリウムが体内に蓄積することを防ぎ、血清カリウムの上昇を抑制する薬です。カリウム抑制薬は、内服しただけではカリウム値が低下しません。排便が起こらないと効果が出ないので、医師の指示どおりのタイミングで服用することが大切です。飲み忘れた場合は、すぐに1回分を飲みます。次の服用時間が近い場合は、その回は飲まずに、次の服用時間に1回分を飲むようにします。

おもな副作用として、便秘や腹部膨満感、嘔気などがあります。便秘予防には食物繊維を補給することが大切なので、カリウム摂取量の管理と合わせて、食物繊維の不足にも注意を払いましょう。

■経口血糖降下薬

透析患者に投与されるおもな経口血糖降下薬には、速効型インスリン分泌促進（グリニド）薬やαグリコシダーゼ阻害薬、インクレチン関連薬のDPP-4阻害薬があります。

●速効型インスリン分泌促進（グリニド）薬

グリニド薬は、膵臓を刺激してインスリン分泌を促し、血糖値を下げる薬です。作用は早く現れますが、持続時間は短いです。1日3回、食直前（5〜10分前）に服用します。食事の20〜30分前に服用すると、低血糖を起こす可能性もあります。また、食後に服用すると吸収が遅れ、効果が弱くなります。飲み忘れた場合は、次の回から食直前に服用し、2回分を一度に飲まないように指導します。食事がとれなかったときは、服用も中止させます。食事量が減少し、通常の半分程度であれば、服用量も半量に減らします。食事の摂取量を把握し、服用量を確認するようにしましょう。

●αグリコシダーゼ阻害薬

αグリコシダーゼ阻害薬は、糖を分解する酵素のはたらきを抑えて糖の消化・吸収を遅らせ、食後の血糖値の上昇を抑える薬です。この薬は、食物と混ざることで効果を発揮するため、1日3回、食直前に服用します。食事を食べる直前に薬を飲んでから食べはじめるように指導します。飲み忘れた場合は、食事中または食後にすぐに服用し、それ以降に気がついたときは服用を1回とばし、次回から食直前に服用します。飲み忘れても2回分を一度に飲まず、食事がとれないときは服用しないように説明します。

●DPP-4阻害薬

DPP-4阻害薬は、インスリン分泌を促すホルモン（インクレチン）を分解する酵素を抑え、インスリンのはたらきを強めます。また、血糖依存的にインスリンの分泌を促し、グルカゴンの分泌も抑制します。服用回数は、1日1〜2回です。食事の影響を受けず、食前・食後のいずれのタイミングでも服用できるので、ほかの薬に合わせて用法を調整することも可能です。飲み忘れた場合は、気づいたときに服用します。食事量が通常の半分以下になってしまったときは、服用を中止するように伝えます。

引用・参考文献

1）岡山ミサ子ほか編.「セルフケアができる！」を支える 透析室の患者指導ポイントブック：明日から活かせるアイデアが満載！ 透析ケア2014年冬季増刊. 大阪, メディカ出版, 2014, 296p.

至学館大学健康科学部栄養科学科教授　井上啓子　いのうえ・けいこ

memo

食事に関する患者のギモンQ&A　第2章

Q37 栄養不良にならないためには、たくさん食べればいい?

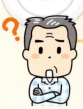

A 透析患者にとって、栄養不良を避ける食生活は大切です。しかし、何も考えずにたくさん食べたり、特定のものだけを食べたりすることは、エネルギーおよび栄養素の過剰摂取または摂取不足となり、栄養不良を防ぐことにはつながりません。栄養不良にならないためには、適切な量のエネルギーや各栄養素を過不足なく、バランスよく摂取することが大切です。

栄養不良にならないための食事とは

たとえば、図1のような食生活であった場合でも、エネルギーは2,000kcal前後摂取できます。しかし、食塩やリンなどのコントロールはできていません。また、たんぱく質は、質への配慮も必要です。たんぱく質には、動物性たんぱく質（肉や魚、卵類、乳類など）と植物性たんぱく質（穀類、豆類、野菜類など）の2つのタイプがあり、動物性たんぱく質には必須アミノ酸が豊富に含まれています（68ページ第1章Q23参照）。必須アミノ酸は、体内では合成できないアミノ酸のため、食品から摂取する必要があります。

さらに、ビタミンB群は、エネルギーやたんぱく質の代謝を円滑にするはたらきがあります。そのほかのビタミンやミネラルも、身体機能の良好な維持に重要な栄養素です（図2）。

栄養不良といっても、たんぱく質・エネルギー消耗状態（protein-energy wasting；PEW）やフレイル、サルコペニア、MIA症候群など、各要因で栄養不良の背景が違います。それぞれ栄養不良の発症を防ぐためには、エネルギーやたんぱく質の摂取量がただ満たされた食事をすればよいわけではありません。食事の内容（質）と栄養素のバランスに配慮した食生活を継続することで、栄養不良を防ぎ、食事療法の効果が発揮されます。

患者の背景を踏まえた注意点

透析患者によっては、透析日の食事回数や食事量の減少（透析後の昼食がとれなかったり、昼食と夕食の間が短く夕食量が少

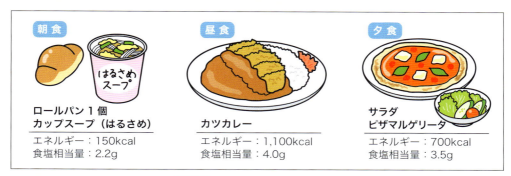

図1 約2,000kcalの食事の例

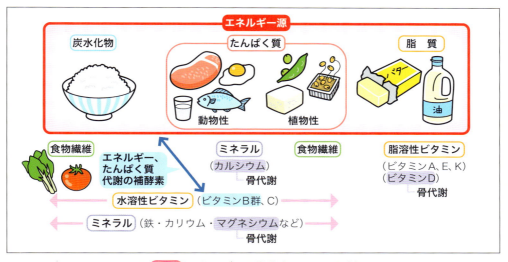

図2 エネルギーや栄養素のおもな関係

なくなったりする）、透析前の食事摂取量調整など、透析日と非透析日の食事量・摂取栄養素量が異なる場合があります。食事内容の確認は、透析日と非透析日の両日に行い、透析日のエネルギーやたんぱく質、そのほかの栄養素の摂取が極端に少なくないか評価することも大切です。非透析日に比べて透析日の食事が少ない、または欠食がある場合は、おにぎりやゼリー、栄養剤な

どを利用すると簡単にエネルギーなどが補給できます。

また、高齢透析患者は、活動量の低下や認知機能低下など身体機能の状態が食事摂取量や食欲に影響します。栄養不良にならないためには、食事摂取量や食欲が低下してきている患者を早期に見つけ、その患者に必要な介入をすることが大切です。

東京医療保健大学医療保健学部医療栄養学科准教授　北島幸枝　きたじま・ゆきえ

Q38 一般的に健康食品といわれるものは、透析患者にも効果があるの？

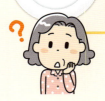

健康食品で宣伝されるさまざまな効果・効能には、科学的根拠のないものも多くあります。したがって、透析患者に限らず健常人でも、提示されている効果・効能が十分に得られるかは疑問です。さらに、ナトリウム（食塩相当量）やカリウム、リンなどの過剰摂取に注意しなければならない透析患者にとっては、ハイリスクな食品もあり、安易な利用は危険です。

健康食品とは

　健康食品は、各マスメディアやインターネットなどから多く発信されるようになり、たいへん身近なものとなりました。これらは、スーパーやコンビニでも簡単に購入することができます。健康食品とは、健康の保持・増進に役立つ食品として販売・利用されるものの総称であり、医薬品ではなく食品です。それらのなかには、食品の機能性や安全性の基準を満たしている食品もあれば、そうでない食品もあります（図）[1]。

　保健機能食品は、各エビデンスにより特定保健用食品、栄養機能食品、機能性表示食品に分類され、機能性や安全性の規定に従って認定されています。それ以外の「いわゆる健康食品」は、その効果・効能に科学的根拠がなく、副作用など安全面に対しての保証はありません。

透析患者での利用の注意点

　筆者が透析患者の健康食品やサプリメントの利用状況を調査した結果では、健康食品の利用経験がある、もしくは現在利用中であると回答した人が40％以上でした。また、その利用目的は、体調の維持や健康の増進がほとんどで、機能性を重視した利用でした[2]。しかし、透析患者での安易な利用は、カリウムやリンなどの過剰摂取とそれに伴う合併症の発生につながる危険性があります。

　健康食品は、前述したように医薬品ではなく食品であり、基本的に健常人を販売対象としています。さらに、「いわゆる健康食品」には品質保証はないため、腎機能が廃絶している透析患者の利用に対する安全性の保証はなく、安易な利用は危険です。保健機能食品に関しても同様です。

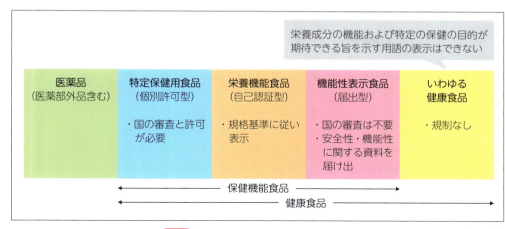

図 健康食品の分類（文献1より作成）

安全に利用するために

透析患者が、いずれかの健康食品の摂取によって何らかの効果・効能が得られたというようなエビデンスはありません。しかし、現在、患者はたくさんの情報を得ることができ、健康食品への興味や関心、利用を頭から否定することはむずかしいでしょう。患者が健康食品を利用しはじめる前に、医師や透析スタッフに相談できる環境づくりと、私たちスタッフからの正しい情報提供が大切です。

健康食品の利用を希望する患者がいた場合、利用理由と該当商品の栄養成分を確認しましょう。とくに、ナトリウム（食塩相当量）やカリウム、リン含有量に問題がないこと、過剰症の危険性がないこと、服用している薬物との相互作用がないこと、価格的に無理がないこと（高額なものが多い）など、患者にとって適正・適切な利用ができるか否かを確認します。必要に応じて、販売会社もしくは製造会社へ問い合わせをする必要もあります。

また、商品の利用に問題がない場合でも、表示されている目安量を摂取するのではなく、2分の1や3分の1などに減らした量から開始し、各種データを観察しながら摂取量を調整するとよいでしょう。

健康食品の情報は、国立研究開発法人医薬基盤・健康・栄養研究所の『「健康食品」の安全性・有効性情報』[1]から得ることができます。

引用・参考文献

1) 国立研究開発法人医薬基盤・健康・栄養研究所．「健康食品」の安全性・有効性情報．（https://hfnet.nibiohn.go.jp/）．
2) 森山幸枝ほか．慢性維持血液透析患者における健康食品への意識調査と利用状況．日本透析医学会雑誌．38（2），2005，131-8．

東京医療保健大学医療保健学部医療栄養学科准教授　**北島幸枝**　きたじま・ゆきえ

Q39 トクホ（特定保健用食品）は透析患者にもいいの？

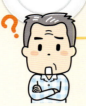

A トクホを含めた健康食品の対象は、健常人です。したがって、トクホが透析患者にもよいかどうかは不明です。トクホの効果は、バランスのとれた食生活と継続した利用によって得られるため、透析患者でも、栄養成分と摂取量を確認することで安全に利用できるトクホもあります。日々の食生活のなかに上手に取り入れてもらいたいものです。

トクホ（特定保健用食品）とは

トクホ（特定保健用食品）は、国による有効性と安全性の審査を受け、許可を得て各食品の機能を表示しているものです（表）[1]。特定保健用食品には、マーク（図1）がついています。

トクホには、その成分が疾病リスクを低減する旨の表示が認められた食品（疾病リスク低減表示）や科学的根拠の蓄積により規格基準の審査がされた食品（規格基準型）、科学的根拠として有効性レベルには値しないが、一定の有効性の確認により限定的な科学的根拠である旨の表示をすることを条件に許可された食品（条件つき特定保健用食品）があります。しかし、有効性や安全性が認められた食品だからといって、過剰に摂取すれば効果がより得られるものでもありません。過剰な摂取による健康障害の発生も問題になっています。トクホを利用していれば健康になるというものではありません。

トクホは、健常人がふだんの食生活にプラスして健康の維持や向上を図る目的のものであり、治療・予防を目的としたものではありません。また、医薬品ではなく「食品」であるため、数回利用した程度では期待される効果を得ることはできません。各食品の特徴や効果的な利用方法を理解し、日々の食生活のなかで継続利用することで効果が得られるものです。

透析患者では、食事療法の妨げにならないか、薬剤との相互作用はないかなどを考慮して、安全性が確認できたトクホを食生活のなかに取り入れると効果が得られるかもしれません。

表 特定保健用食品の表示許可とおもな関与成分 （文献1より作成）

1. お腹の調子を整える食品
   オリゴ糖類（フラクトオリゴ糖、ガラクトオリゴ糖、ラクチュロースなど）、乳酸菌・ビフィズス菌類、食物繊維（難消化性デキストリンなど）
2. コレステロールが高めの人に適する食品
   だいずたんぱく質、キトサン、サイリウム種皮食物繊維、植物ステロールなど
3. 食後の血糖値の上昇を緩やかにする食品
   難消化性デキストリン、グァバ茶ポリフェノール、小麦アルブミンなど
4. 血圧が高めの人に適する食品
   杜仲葉配糖体（ゲニポシド酸）、ラクトトリペプチド、γ-アミノ酪酸（ギャバ）、酢酸など
5. 歯の健康維持に役立つ食品
   CPP-ACP（乳たんぱく分解物）、POs-Ca（リン酸化オリゴ糖カルシウム）、カルシウムなど
6. 食後の中性脂肪が上昇しにくい食品、身体に脂肪がつきにくい食品
   EPA（エイコサペンタエン酸）、DHA（ドコサヘキサエン酸）、難消化性デキストリン、ウーロン茶重合ポリフェノール（ウーロンホモビスフラバンBとして）、中鎖脂肪酸、茶カテキン、コーヒー豆マンノオリゴ糖など
7. カルシウムの体内への吸収を促進する食品
   ポリグルタミン酸
8. 骨の健康維持に役立つ食品
   ビタミンK、だいずイソフラボン、MBP（乳塩基性たんぱく質）、ポリグルタミン酸など
9. 鉄を補給する食品
   ＊現在、登録食品なし
10. 肌の水分を逃しにくくする食品
    グルコシルセラミド

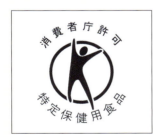

図1 特定保健用食品のマーク

透析患者が利用しやすいトクホ

体重やカリウムの管理を行う必要があるため、水分や野菜類の摂取量が少なく、便秘に悩む透析患者は多くいます。トクホのなかでも「お腹の調子を整える食品」は、透析患者の食生活のなかに上手に取り入れることができる可能性があります。「お腹の調子を整える食品」の関与成分の特徴から、多くがヨーグルトなど乳製品として販売されています。

透析患者では、リンやカリウム管理の点から、牛乳の代わりにヨーグルトなどの乳製品を1日1回、食事時の摂取を基本にすることで、継続した利用が望めます。ただし、お腹が緩くなりすぎる、血清リン値が高くなるなど、弊害がみられた場合にはすぐに中止します。

健康食品の品質の確認

すべての健康食品において、品質や安全性の確保は、事業者の責任となっています。事業者の義務ではありませんが、安全に一定の品質を保つための製造工程管理基準に基づいて製造されたものには、適正製造規範（good manufacturing practice；GMP）マークがついています（図2）。たくさんの健康食品のなかから、GMPマークを参考にして選ぶことができます。ただし、あくまでも品質確保に関する基準であり、効果・効能の保証ではありません。

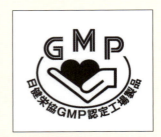

図2 適正製造規範（GMP）マーク

引用・参考文献
1) 国立研究開発法人医薬基盤・健康・栄養研究所．「健康食品」の安全性・有効性情報．(https://hfnet.nibiohn.go.jp/).

東京医療保健大学医療保健学部医療栄養学科准教授　北島幸枝　きたじま・ゆきえ

Q40 食事の代わりにサプリメントで栄養を補えば、それで大丈夫?

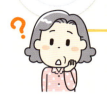

A サプリメントは「食事を補う」ものです。私たちは、食事をとることで各臓器を活動させ、生命維持に必要なエネルギーや栄養素を得ています。サプリメントだけでは、円滑な代謝や必要な栄養摂取は望めません。また、栄養素の過剰や不足の可能性もあります。栄養状態の維持や改善には、毎日の食事と食事内容のバランスが基本となります。

食事とサプリメント

　サプリメントは、「食事を補う」食品です。食事をすることは、ただ栄養をとるだけではなく、摂取（咀嚼）→消化→吸収→代謝→排泄をとおして各臓器を活動させています。この流れが円滑に行われ、必要なエネルギーや栄養素が供給できてこそ、良好な栄養状態が得られます。そのため、毎日の食生活の結果が栄養状態に反映されるわけです。したがって、食事の代わりにサプリメントで栄養を補えばよいというものではありません。

　しかし、年齢や身体状態、合併症などの背景が個々で異なる透析患者のなかで、必要な栄養素をバランスよくとれていない人もいます。また、栄養状態や身体状態の維持や改善を目的に栄養素の補給・強化をすべき人もいます。食事を基本に、不足する栄養素をサプリメントで補うことも、選択肢として考える場合もあるでしょう。

透析患者のサプリメントの利用

　たんぱく質を構成するアミノ酸のうち、体内で合成することができない必須アミノ酸は、動物性たんぱく質に多く含まれます。そのなかでも、筋蛋白質の約40％を構成する分岐鎖アミノ酸（branched-chain amino acids；BCAA）は、骨格筋蛋白質の合成促進や分解抑制に重要な栄養素です。透析患者にとってリン管理は重要ですが、リン摂取を気にするあまり動物性たんぱく質の摂取が不足したり、たんぱく質食品自体の摂取を制限したりしている場合、サルコペニアの発症や栄養状態の低下につながります。

　透析による体蛋白構成アミノ酸の喪失も考慮しなければなりません。低アルブミン

表 耐容上限量が策定されている栄養素（50〜69歳）（文献2より作成）

栄養素			耐容上限量	推奨量	目安量
ビタミン	脂溶性	ビタミンA（μgRAE/日）	2,700	男850、女700	−
		ビタミンD（μg/日）	100	−	5.5
		ビタミンE（mg/日）	男850、女700	−	男6.5、女6.0
	水溶性	ナイアシン（mgNE/日）	男350、女250	男14、女11	−
		ビタミンB6（mg/日）	男55、女45	男1.4、女1.2	−
		葉酸（μg/日）	1,000*1	240	−
ミネラル	多量	カルシウム（mg/日）	2,500	男700、女650	−
		マグネシウム（mg/日）	350*2	男350、女290	−
		リン（mg/日）	3,000	−	男1,000、女800
	微量	鉄（mg/日）	男50、女40	男7.5、女10.5*3	−
		亜鉛（mg/日）	男45、女35	男10、女8	−
		銅（mg/日）	10	男0.9、女0.8	−
		マンガン（mg/日）	11	−	男4.0、女3.5
		ヨウ素（μg/日）	3,000	130	−
		セレン（μg/日）	男440、女350	男30、女25	−
		モリブデン（μg/日）	男550、女450	25	−

＊1：サプリメントや強化食品に含まれるプテロイルモノグルタミン酸の量。
＊2：通常の食品以外からの摂取量。
＊3：月経あり。

血症は、生命予後のリスク因子です。食欲低下や身体状態の悪化などにより食事摂取量が不十分な患者では、食事に並行してBCAAやβ-ヒドロキシ-β-メチル酪酸、カルニチン、中鎖脂肪酸などのサプリメントを利用することで、サルコペニアの発症予防や改善につながる可能性があります[1]。

これらを利用する際には、十分なエネルギーを摂取することも忘れないようにします。また、食物繊維や乳酸菌類などのサプリメントの利用は、排便効果が期待できるかもしれません。いずれにしても、透析患者における適切な摂取量に関するエビデンスはないため、後述する注意点や**第2章Q38**（104ページ）、**第2章Q39**（106ページ）を参考に、サプリメントの利用については十分に確認するようにしましょう。

透析患者がサプリメントを利用する際の注意点

サプリメントを含めた健康食品は、疾病をもたない健康な人の利用を対象に考えています。サプリメントの形状はさまざまですが、特定の栄養素を強化したものの利用は、過剰摂取の危険性があります。とくに、蓄積性のあるビタミンやミネラルの過剰摂取は、健常人を対象とした『日本人の食事摂取基準（2015年版）』[2]においても、「耐容上限量（健康障害をもたらすリスクがないとみなされる習慣的な摂取量の上限を与える量）」として策定されています（表）[2]。

腎機能が低下・廃絶している透析患者で

は、とくに耐容上限量が策定されている栄養素やその他の栄養素も過剰摂取に注意する必要があります。

また、透析患者は複数の薬物を服用しているため、栄養素と薬剤との相互作用にも注意します。

引用・参考文献

1) 北島幸枝. サルコペニア・フレイルを改善・予防するためには、どのような食事をとるといいの？ 透析ケア. 24 (12), 2018, 1106-7.
2) 厚生労働省. 「日本人の食事摂取基準（2015年版）」策定検討会報告書. (https://www.mhlw.go.jp/file/05-Shingikai-10901000-Kenkoukyoku-Soumuka/0000114399.pdf).

東京医療保健大学医療保健学部医療栄養学科准教授 **北島幸枝** きたじま・ゆきえ

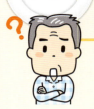

Q41 「バランスのよい食事」って、具体的にどうすればいいの？

バランスのよい食事とは、特定の食品に偏らず、必要な栄養素がまんべんなく揃った食事です。①主食（ごはん、パン、麺など）、②主菜（肉類、魚類、卵、だいず製品など）、③副菜（野菜類、いも類、きのこ類、藻類など）を揃え、食事を抜かずに、朝食・昼食・夕食の3食とることを心がけましょう。

主食、主菜、副菜を揃える

バランスのよい食事内容とするには、主食、主菜、副菜を揃えた献立を基本とします。

■主　食

主食は、ごはん、パン、麺などです。炭水化物がおもな栄養素で、重要なエネルギー源となります。透析患者は栄養障害を起こしやすく、その原因の一つはエネルギー摂取量の不足といわれています。エネルギー不足にならないようにするには、主食をしっかりとることが大切で、目安としては1日に必要なエネルギーの半分を主食からとります。

ドライウエイトが減ることはエネルギー不足のサインです。そのようなときには主食の量が足りないのかもしれません。

■主　菜

主菜とはメインのおかずのことで、肉類、魚類、卵、だいず製品を使った、とんかつ、焼き魚、卵焼、揚げ出し豆腐などの料理です。おもな栄養素はたんぱく質で、臓器や筋肉など私たちの体を構成する材料となります。

たんぱく質とリンの摂取量は比例することから、血清リン値が高くなることを心配した過度なたんぱく質制限、また保存期の低たんぱく質食事療法からの切り替えができないことなどにより、たんぱく質の摂取量が不足している透析患者をたびたび見かけます。たんぱく質の不足は筋肉量を減少させ、サルコペニアを進行させる要因となります。

■副　菜

副菜とは野菜類、いも類、きのこ類、藻類などが主材料のおかずで、サラダ、お浸し、きんぴら、野菜炒めなどの料理です。おもな栄養素はビタミン・ミネラル・食物繊維で、栄養素の吸収や代謝をよくしたり、体の機能を正常に保つなど、体の調子を整

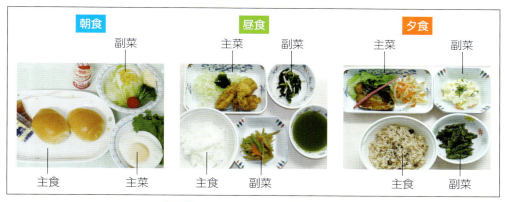

図 バランスのよい透析食の一例

えるはたらきがあります。また、野菜を食べることは透析患者の予後によいことも報告されています[1]。ただし、これらの食材はカリウム含有量が多いため、茹でこぼしや水さらしでカリウムを減らしてから調理しましょう。

図はバランスのよい透析食の一例（当院の入院食）です。毎食、主食、主菜、副菜が揃っています。

料理の組み合わせでバランスをとる

みなさんのなかには、「毎日こんなに作れない」と感じた人もいるのではないでしょうか。品数が少なくても、次のように考えて料理を組み合わせればバランスのよい食事となります。

①肉野菜炒めには主菜に相当する肉と、副菜に相当するキャベツやにんじん、ピーマンなどの野菜が含まれます。これにごはんを組み合わせれば、主食・主菜・副菜が揃います。

②うな重には主食のごはん、主菜のうなぎが含まれます。不足しているのは副菜なので、お浸しや酢の物などの野菜料理を1品組み合わせます。

③中華丼には主食であるごはん、主菜の肉やえび、副菜のはくさい・たけのこ・きくらげなどの野菜類やきのこ類が含まれ、1品で主食・主菜・副菜が揃っています[2]。

＊　＊　＊

「ごはんとおかず、どちらを優先して食べたらよいか」という質問をたびたび受けますが、答えは両方とることが重要です。

引用・参考文献

1) Saglimbene, V. et al. Fruit and Vegetable Intake and Mortality in Adults undergoing Maintenance Hemodialysis. Clin. J. Soc. Am. Nephrol. 14（2），2019，250-60.
2) "食事構成について"．ヘルシーダイアリー2019年度版．東京，日本栄養士会，2019，12-3.

慶寿会さいたまつきの森クリニック栄養部部長　小林恵　こばやし・めぐみ

Q42 食品に含まれる栄養素量を簡単に知る方法ってあるの？

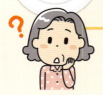

A 加工食品には一部を除いて、エネルギー（熱量）・たんぱく質・脂質・炭水化物・ナトリウム（食塩相当量で表示）の5項目の栄養成分を表示することが義務づけられています。パッケージの裏側や側面などに表示されているので、注意して見てみましょう。一方、生鮮食品（肉、魚、野菜など）には表示義務はありません。これらの栄養素は、食品成分表を使って調べることができます。

栄養成分表示とは

2015年4月から、加工食品に含まれる栄養成分を表示することが法律で義務化され、私たち消費者は多くの加工食品の栄養素を知ることができるようになりました。

食品を購入するときに栄養成分を見ることで自分に合った食品を選び、食事管理に役立てましょう（図1）[1]。

栄養成分表示の活用例として、たとえば弁当を購入する際には栄養成分表示を確認して、食塩相当量が少ないものを選んだり、エネルギー量が少ない食品を選んだ場合は、エネルギー不足にならないようにもう一品追加したりするなどの調整を行います（図2、3）[1,2]。

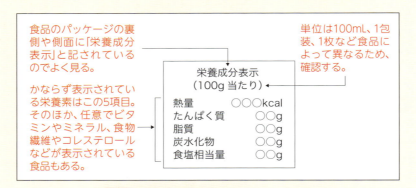

図1 栄養成分表示の見方 （文献1より改変）

```
A弁当                          B弁当

   栄養成分表示                    栄養成分表示
   （1 食当たり）                   （1 食当たり）

 熱量         980kcal         熱量         898kcal
 たんぱく質      23.6g          たんぱく質      25.0g
 脂質         39.4g          脂質         24.0g
 炭水化物      121.9g          炭水化物      139.2g
 食塩相当量      3.8g          食塩相当量      2.5g

1食当たりの食塩相当量は、A弁当では3.8g、B弁当では2.5gであ
るため、B弁当を選ぶとよい。
```

図2 弁当に含まれる食塩相当量の比較 （文献1、2より改変）

```
                サンドイッチ

            栄養成分表示
           （1 パック当たり）

          熱量         300kcal
          たんぱく質      9.3g
          脂質         17.5g
          炭水化物      31.3g
          食塩相当量      1.8g

昼食に選んだサンドイッチのエネルギーは300kcal。ふだん600kcal
くらい食べている場合、エネルギー摂取量が不足するため、あんパン
を追加するなど、十分なエネルギー量を確保できるよう考える。
```

図3 サンドイッチのエネルギー量 （文献1、2より改変）

栄養成分表示の注意点

■「塩分控えめ」「うす塩」「食塩無添加」などの表示

ときどき「塩分控えめ」「うす塩」「食塩無添加」などのキャッチフレーズがパッケージに目立つように書かれた食品がありますが、減塩食品であることを示しているわけではありません。その食品にどの程度の食塩が実際に含まれているのか、栄養成分表示を見て確認することが大切です。

■リン・カリウムの表示

リンやカリウムを表示している加工食品もときどき見かけますが、これらの栄養素は表示が義務化されていません。表示がないからといって、リンやカリウムが含まれていないわけではありません。

■ナトリウム量と食塩相当量

栄養成分の表示が完全に整う2020年4月までは、コンビニエンスストアで販売されている弁当など一部の食品には食塩相当量の表示がなく、「Na（ナトリウム）」だけを表示しているものがあります。Naと食塩相当量は同一ではありません。以下の式でNaを食塩相当量に換算して食品を選ぶときに役立てましょう。

$$Na（mg）× 2.54 ÷ 1,000 ＝ 食塩相当量（g）$$

表 食品成分表の一例 （文献3より作成）

魚介類 食品名	廃棄率 %	エネルギー kcal	水分 g	たんぱく質 g	脂質 g	炭水化物 g	灰分 g	食塩相当量 g	無機質 ナトリウム mg	カリウム mg	カルシウム mg	マグネシウム mg	リン mg
さんま													
皮つき、生	0	318	55.6	18.1	25.6	0.1	1.0	0.4	140	200	28	28	180

各栄養価は可食部100g当たりで示されている。
食べた量の栄養価は「成分表の数値×食べた量（g）÷100」で計算できる。
よく食べる食品を計算して書き出しておくと便利。

おおまかに「Na 400mg（または0.4g）は約1gの食塩量に相当する」と覚えておくと、簡単に換算ができて便利です。

■栄養成分の表示義務がないもの

栄養成分を表示できる面積がきわめて小さい食品、栄養源としては微々たる食品、刺身や惣菜、パンや和菓子など店内で作って販売するものなどには表示義務がないため、栄養成分を調べることができないものもあります。

●生鮮食品の栄養素と食品成分表

肉や魚、野菜などの生鮮食品には栄養成分が表示されていません。これらの栄養素は食品成分表（表）[3]を使って調べることができます。食品成分表には食品100g当たりの栄養価が収載されているため、食べた量当たりで計算することが必要です。

引用・参考文献

1) 消費者庁食品表示企画課. "エネルギーとたんぱく質、脂質、炭水化物のバランスについて". 栄養成分表示を活用しよう. 2016, 2, (https://www.caa.go.jp/policies/policy/food_labeling/health_promotion/pdf/foods_161004_0003.pdf).
2) 消費者庁食品表示企画課. "栄養成分表示をどのように活用したらいいの？". 前掲書1), 3.
3) 医歯薬出版編. 日本食品成分表2019 七訂. 東京, 医歯薬出版, 2019, 330p.

慶寿会さいたまつきの森クリニック栄養部部長　**小林恵**　こばやし・めぐみ

Q43 外食や惣菜は避けたほうがいいの？

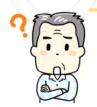

 外食は気分転換になり、家族や友人とのコミュニケーションの場でもあります。また、スーパーなどで販売されている惣菜は調理ができないときや帰宅時間が遅くなったとき、一人暮らしや高齢者世帯の人にたいへん便利です。

 しかし、外食、惣菜ともに塩分が多く、またこれらを頻回に食べていると、栄養に偏りが生じやすくなります。そこで、外食や惣菜を食生活に上手に取り入れていくため、いくつかのポイントを覚えましょう。

外食時の工夫点

■丼物より定食を選ぶ

かつ丼や天丼などの丼物は、たれや煮汁で味つけされ、ごはんまで味がしみ込んでおり、自分で味つけを調整することができません。それに対し、とんかつや天ぷらならソースや天つゆの量を自分で調整して抑えることができます。

さらに定食についているみそ汁や漬物を残すことで約2.5gの食塩を減らすことができます。お浸しやサラダなど、野菜料理の小鉢がついた定食では、栄養のバランスもよくなります（図）。

■麺類が食べたいときは

ラーメンやかけそば、煮込みうどんなど、スープやつゆの量が多い麺類は食塩を多く含みます（表1）。スープやつゆを残すことで食塩量は半分くらいに抑えることができますが、頻繁に食べることは避けましょう。ざるそばなどの「つけ麺」では、麺全体につゆをつけずに先端にだけつけることで、少ないつゆで食べることができるため、食塩量を2g以下に抑えることができます。

ただし、麺だけではエネルギー摂取量が不足するため、天ぷらなどを組み合わせて補いましょう。麺類は食塩量とともに水分量も多い料理です。食べる日を透析と透析の間が1日の日（中1日）にするなどの工夫も必要です。

■栄養成分表示を参考にする

チェーン店を中心に、エネルギーや食塩量を表示している店が増えています。ふだんから栄養成分表示を見る習慣をつけ、外食でメニューを選ぶときにも役立てましょう。

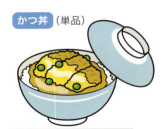
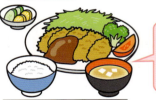

図 かつ丼ととんかつ定食の比較

表1 麺類の比較

	エネルギー（kcal）	たんぱく質（g）	食塩相当量（g）
しょうゆラーメン	487	21.6	5.8
とんこつラーメン	661	36.6	6.3
鍋焼きうどん	498	23.8	5.8
たぬきそば	399	12.8	4.7
冷やし中華	478	20.3	4.8
ざるそば	284	10	2.7

■ **なじみの店をつくる**

　なじみの店をつくり、うす味で作ってもらうようにお願いしてみましょう。ドレッシングやソースは、料理にかけずに別添えにしてもらうことをお願いするのも一案です。自分で加減しながら使うことができるので減塩につながります。

■ **リン吸着薬を忘れない**

　外食するときにリン吸着薬を持ち忘れたり、飲み遅れたりすることはありませんか。外食時はリンの摂取量がふだんより多くなりやすく、外食するときこそリン吸着薬を服用することが必要です。リン吸着薬は飲むタイミングが肝心です。後から飲んでも効果はありません。

● **惣菜の利用方法**

　スーパーやコンビニの惣菜は種類も豊富で便利ですが、食塩量は多めです。これらを1品だけ取り入れ、手軽に手早く作れるレパートリーを増やしましょう（表2）。

表2 総菜を使った献立例

惣菜「さばのみそ煮60g」を使った献立例

	エネルギー (kcal)	たんぱく質 (g)	カリウム (mg)	食塩相当量 (g)
ごはん200g	336	5.0	58	0
惣菜「さばのみそ煮」	188	13.4	234	1.1
ごまマヨネーズ和え 　もやし70g 　にんじん15g 　きゅうり20g 　すりごま小さじ1杯 　マヨネーズ大さじ1杯	134	1.8	95	0.3
りんご100g	57	0.1	120	0
合　計	715	20.3	507	1.4

惣菜「ポテトサラダ100g」を使った献立例

	エネルギー (kcal)	たんぱく質 (g)	カリウム (mg)	食塩相当量 (g)
ごはん200g	336	5.0	58	0
ぶた肉のしょうが焼き 　ぶた肉80g 　減塩しょうゆ 　　大さじ1/2杯 　砂糖小さじ1杯 　みりん大さじ1/2杯 　しょうが適量 　キャベツ40g 　ミニトマト10g	192	17.6	378	0.8
惣菜「ポテトサラダ」	149	1.4	313	0.9
合　計	677	24.0	749	1.7

引用・参考文献

1) 最上美女江. "外食時の注意点". 透析患者の食事指導：栄養の知識をしっかり！ 食事管理のコツをたっぷり！ 透析ケア2007年冬季増刊. 田村智子編. 大阪, メディカ出版, 2007, 150-3.
2) 宮本佳代子. 中食の栄養と問題点. 臨床透析. 16（13）, 2000, 2007-13.
3) 香川明夫監修. 外食・コンビニ・惣菜のカロリーガイド：よく食べる食品740品の栄養価がひと目でわかる！ 東京, 女子栄養大学出版部, 2017, 128p.

慶寿会さいたまつきの森クリニック栄養部部長　**小林恵**　こばやし・めぐみ

Q44 朝食・昼食・夕食以外の間食は気にせずとっていい?

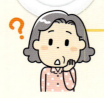

A 間食も重要なエネルギー源なので、積極的にとることをお勧めします。ただし、だらだら食べたり、1日に何回もとったりすることは好ましくありません。そのつど水分がほしくなりますし、朝・昼・夕の食事がおいしく食べられなくなる原因となります。間食はある程度時間を決めて規則的にとることが大切です。ただし、食欲がないときは食べることが何より優先です。そのようなときには気にせず、食べられるときにいつでもとりましょう。

間食は食事以外のエネルギー源

　間食は朝、昼、夕の3度の食事以外にエネルギー源となる食べ物です。透析患者は栄養障害を起こしやすく、エネルギー摂取量の不足はその大きな原因となります。間食は食事だけではまかないきれないエネルギーを補うものであり、透析患者にとって重要なエネルギー源となります。また、間食は単にエネルギーを補うだけでなく、楽しみでもあり、生活にうるおいをもたらす効果もあります。

　ただし、いつでも自由気ままに食べてよいわけではありません。テレビを見ながらだらだらと食べたり、1日に何度も間食をとると、そのつどお茶や水がほしくなるため、透析間の体重管理が不良になる原因となります。1日のなかで間食をとる時間をある程度決めて、食べる回数は1日に1〜2回までとしましょう。

　また、菓子などの間食が多いと食事がおいしく食べられなくなり、かえって栄養摂取量が減ることになりかねず、栄養バランスにも偏りが生じる危険性があります。1日にとる間食は、菓子や菓子パン、おにぎりなどの穀物から200kcal程度が一つの目安といわれます。

間食の選びかた

　それでは具体的に何を食べたらよいのでしょうか。市販の菓子には栄養成分が表示されているものも多いので、エネルギー・たんぱく質・食塩相当量を確認して選びましょう（表）。

　菓子のなかにはカリウムやリンを多く含

表 エネルギー別市販食品の例

エネルギー	食品例
300kcal	あんパン、クリームパン、ショートケーキ
200kcal	大福もち、どら焼、シュークリーム、カップアイスクリーム、コンビニおにぎり
100kcall	みたらし団子、ゼリー（中）、カスタードプリン（小）
50kcal	ビスケット2枚、しょうゆせんべい1枚、あめ玉3個

むものもありますが、これらの含有量についての表示はほとんどありません。卵や牛乳などを材料に使うカスタードプリンやシュークリームなどの洋菓子やアイスクリームなどにはリンを多く含むものがあるので、血清リン値がふだんから高めの人は注意が必要です。主治医に間食時に服用するリン吸着薬について相談してみるのも一案です。

ポテトチップスや芋かりんとう、干しもなどはカリウムを多く含むため、食べる量には注意が必要です。また黒蜜やきな粉はカリウムを多く含むため、くずもちを食べるときなどは加減して使いましょう。

🍊 食欲がないとき

食欲低下が続くときや、少量食べるとすぐに満腹になるときなどは、栄養障害をひき起こすシグナルです。そのようなときには、できるだけ効率よく栄養をとることが大切です。そこで役立つ間食は濃厚流動食品です。濃厚流動食品は低栄養の入院患者の栄養改善を目的として使用されることも多く、飲みやすい味に改良されており、最近ではドラッグストアや調剤薬局で販売されている商品もあります。

腎疾患用に調整されたものもあり、種類も豊富です。利用する前には主治医や管理栄養士に相談して、現状に適したものを選びましょう。

引用・参考文献

1) 日本栄養士会監修. "「食事バランスガイド」の目的と策定の背景、基本的な考え方". 「食事バランスガイド」を活用した栄養教育・食育実践マニュアル. 武見ゆかりほか編. 東京, 第一出版, 2006, 5-19.
2) 医歯薬出版編. 日本食品成分表2019 七訂. 東京, 医歯薬出版, 2019, 330p.

慶寿会さいたまつきの森クリニック栄養部部長　**小林恵** こばやし・めぐみ

Q45 茹でこぼす代わりに電子レンジで野菜を温めてもカリウムは減るの？
食材は細かく切り刻んで調理したほうがカリウムを減らせるって本当？

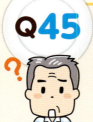

A 電子レンジで野菜を温めてもカリウムは減りません。カリウムは水に溶けやすいので、細かく刻んで水にさらすことにより減らすことが可能です。また、根菜類は茹でこぼすことにより、カリウムを減らすことができます。

🥗 水にさらしたり茹でこぼしたりすることでカリウムを減らす

　カリウムは、野菜、くだもの、いも類に多く含まれています。また、それ以外の肉類、魚介類、卵類、豆類などにも含まれています。食品中のカリウムはおもに細胞の中に存在しています。カリウムは、水に溶けやすい性質をもっています。細胞内に存在するカリウムは、水にさらしたり、茹でこぼしたりすることで30〜50％減らすことが可能です[1]。

　電子レンジで野菜を温めてもカリウムが分解されるわけではなく、残ったままとなるので、カリウムを減らすことはできません[2]。電子レンジで野菜を温める場合は、そのままではなく、水につけた状態で温めるか、水さらしをした後で温めるとよいでしょう。その際も、茹で汁にカリウムが流出しているので、茹で汁は摂取しないようにしましょう。

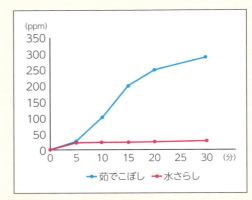

図1 じゃがいもの水さらしと茹でこぼしによるカリウム溶出量の変化（和洋女子大学多賀研究室調べ）

🥗 細かく刻んで水にさらすことでカリウムを減らす

　図1は、1cm角に切ったじゃがいもを水さらしと茹でこぼした場合での、溶液中へのカリウムの流出量を測定したものです。じゃがいもなどのいも類は、水さらしより

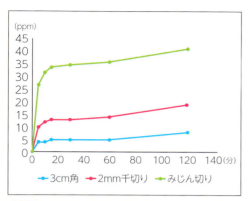

図2 キャベツの切りかたの違いによるカリウム溶出量の変化（和洋女子大学多賀研究室調べ）

も15～20分茹でこぼしたほうが、多くのカリウムを減らすことができます。

また、図2は、キャベツを3cm角、2mmの千切り、みじん切りにし、水さらしをして、溶液中へのカリウムの流出量を測定したものです。水さらしは最低でも10分程度は必要です。カリウムは細胞内に存在しているので、細かく刻んで水にさらしたり、茹でこぼすことにより減らすことができます（図3）。とうもろこし、グリンピースなど、茹でこぼしてもほとんどカリウムが減らない食材もあります。カリウムを減らす工夫を十分に理解して、食事からカリウムを過剰にとらないようにしましょう。

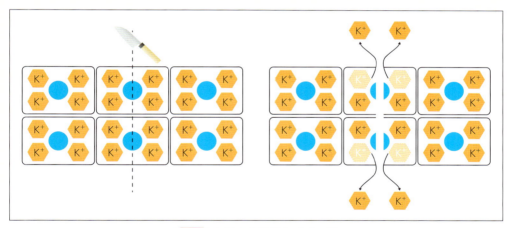

図3 カリウム流出のイメージ

引用・参考文献

1) 坂本杏子. 透析患者のカリウム摂取の基本. Nutrition Care. 8 (1), 2015, 41-4.
2) 井上和子. 食品中カリウム含有量の調理操作による変化. 栄養学雑誌. 30 (5), 1972, 191-7.

和洋女子大学家政学部健康栄養学科准教授　**多賀昌樹**　たが・まさき

Q46 カリウム制限を気にして野菜を控えていたら便秘になりました。どうすればいい?

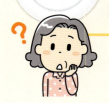

A 野菜には食物繊維が含まれていますが、透析患者ではカリウム制限のため野菜を控える場合が多いです。便秘の際には、こんにゃく、藻類、切干しだいこんのような食物繊維を多く含み、カリウムの少ない食材を食べるように心がけましょう。

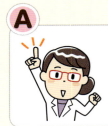

カリウム含有量が少なく食物繊維を多く含む食材を摂取する

　カリウムを気にして野菜やくだものの摂取を控えていると、食物繊維が不足して自然な排便ができなくなります。便秘を予防、改善するためには、食物繊維の摂取が重要なポイントとなります。食物繊維には、水溶性食物繊維と不溶性食物繊維の2種類があり、なかでも野菜類や豆類、いも類に含まれる不溶性食物繊維には、腸の蠕動運動を盛んにして、消化管における通過時間を短縮し、消化管内で水分を抱え込んで容積を増加させ、糞便量を増加させて便の排泄を促すなどの作用があります。

　一方、藻類、こんにゃく、くだものに含まれる水溶性食物繊維は、便を軟らかくしたり、腸の善玉菌を増やして腸内環境を整えたりする役割があります。したがって、カリウム含有量が少なく、食物繊維を多く含む食材を選んで摂取しましょう（表1、2）。カリウム含有量が少なく食物繊維の多い食材としては、藻類（めかぶなど）、こんにゃく、切干しだいこん、豆製品などがあります。

規則正しい食生活で正しい排便を促す

　便秘の対策には、規則正しい食生活をし、とくに朝食の摂取を心がけ、正しい排便を促すようにすること、香辛料を使った料理で腸に刺激を与えるなど調味料にも配慮してみましょう。カリウムを控えるため野菜の摂取が少なくなり、食事量が不足して便秘になることもあります。食物繊維をとるために雑穀米にする場合もあるかもしれませんが、玄米や雑穀米は精白米よりもカリウムを多く含むので注意が必要となります。

表1 食物繊維の多い野菜類（文献1より作成）

	水溶性 食物繊維(g)	不溶性 食物繊維(g)	食物 繊維総量(g)	カリウム (mg)	カリウム／ 食物繊維比
らっきょう	18.6	2.1	20.7	230	0.011
エシャレット	9.1	2.3	11.4	290	0.025
やまごぼう　みそ漬	3.1	3.9	7.0	200	0.029
グリンピース　水煮缶詰	0.8	6.1	6.9	37	0.005
ごぼう　根　茹で	2.7	3.4	6.1	210	0.034
オクラ　果実　生	1.4	3.6	5.0	260	0.052※
茎にんにく　花茎　茹で	1.0	2.8	3.8	160	0.042
切干しだいこん　茹で	0.6	3.2	3.7	62	0.017
かぶ　葉　茹で	0.5	3.2	3.7	180	0.049
ブロッコリー　茹で	0.8	2.9	3.7	180	0.049
トウミョウ　芽ばえ　茹で	0.5	3	3.5	73	0.021
モロヘイヤ　茎葉　茹で	0.8	2.7	3.5	160	0.046

100g中カリウム300mg以下かつカリウム／食物繊維比0.050以下のもの。
※オクラはカリウム／食物繊維比が0.052だが掲載した。

表2 食物繊維の多い食品（文献1より作成）

	水溶性 食物繊維(g)	不溶性 食物繊維(g)	食物 繊維総量(g)	カリウム (mg)	カリウム／ 食物繊維比
あらげきくらげ　茹で	1.3	15.0	16.3	75	0.005
凍みこんにゃく　茹で	0.2	15.3	15.5	210	0.014
そらまめ　しょうゆ豆	0.8	9.3	10.1	280	0.028
えんどうまめ　茹で	0.5	7.2	7.7	260	0.034
しいたけ　乾しいたけ　茹で	0.3	7.2	7.5	220	0.029
あずき　あん　こしあん	0.3	6.5	6.8	60	0.009
だいず　水煮缶詰　黄大豆	0.4	6.4	6.8	250	0.037
しろきくらげ　茹で	1.2	5.2	6.4	79	0.012
そらまめ　おたふく豆	1.4	4.5	5.9	110	0.019
いんげんまめ　うずら豆	1.3	4.6	5.9	230	0.039
えんどうまめ　うぐいす豆	0.7	4.6	5.3	100	0.019
しいたけ　生しいたけ　茹で	0.2	4.6	4.8	170	0.035

100g中カリウム300mg以下かつカリウム／食物繊維比0.050以下のもの。

引用・参考文献

1) 文部科学省. 日本食品標準成分表2015年版（七訂）追補2017年.（http://www.mext.go.jp/a_menu/syokuhinseibun/1399514.htm）.

2) 金澤良枝ほか. 透析患者における食物繊維摂取―臨床的, 食品学的検討―. 日本透析療法学会雑誌. 22（4）, 1989, 369-74.

和洋女子大学家政学部健康栄養学科准教授　**多賀昌樹**　たが・まさき

Q47 食後にどうしてもくだものを食べたい場合は、どのくだものならいい?

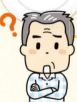

A くだものにはカリウムを多く含むものがあり、注意が必要です。とくに、アボカド、バナナ、メロン、キウイフルーツにはカリウムが多く含まれています。一方、ブルーベリー、りんご、すいかはカリウム含有量が比較的少ないです。くだものの缶詰はカリウム含有量が少ないですが、糖質の過剰になるので食べるときは注意が必要です。

生のくだものはカリウム含有量が多い

くだものには多くのカリウムが含まれているので、生のくだものの摂取には十分な注意が必要です。とくに、アボカド、バナナ、キウイフルーツには多くのカリウムが含まれています。一方、ブルーベリー、りんご、すいかは比較的カリウム含有量が少ないです（表1)[1]。くだものの缶詰は、生で食べるよりも50〜75％カリウム含有量が少なくなっています。しかし、シロップにはカリウムが流出しているので、シロップは飲まないようにしましょう。また、果汁ジュースには、パインアップルジュースのように生で食べるよりもカリウム含有量が多くなっているものもあります（表2)[1]。果汁飲料やくだものの缶詰は糖類も多く含むので、過剰摂取には注意が必要です。

ドライフルーツや嗜好飲料にも注意する

ドライフルーツにも注意が必要です。ドライフルーツは、素材をそのまま乾燥させ水分量を減らしているので、カリウムは残ったままになっています。たとえば、ぶどう100g当たりのカリウム量は、生では130mgですが、干しぶどうでは740mgとなっています。フルーツグラノーラやぶどうパンにも注意が必要です。

嗜好飲料にも意外に多くカリウムが含まれています。果汁飲料や野菜ジュースなどもカリウム含有量が多いので、どうしてもくだものを食べたいときには、栄養表示を確認するなどしてカリウム量に気をつけて摂取することが大切です。

表1 おもなくだもののカリウム含有量（100g当たり）(文献1より作成)

食品名	カリウム(mg)
アボカド	720
バナナ	360
メロン	350
キウイフルーツ	300
さくらんぼ	260
いよかん	190
もも	180
いちご	170
いちじく	170
甘がき	170
マンゴー	170
ライチー	170
パインアップル	150
バレンシアオレンジ	140
グレープフルーツ	140
日本なし	140
うんしゅうみかん	130
ぶどう	130
すいか	120
りんご	120

表2 パインアップル製品のカリウム含有量（100g当たり）(文献1より作成)

品名	カリウム(mg)
果実飲料 ストレートジュース	210
果実飲料 濃縮還元ジュース	190
生	150
缶詰	120
果実飲料 50％果汁入り飲料	95
砂糖漬	23
果実飲料 10％果汁入り飲料	18

引用・参考文献

1) 文部科学省．日本食品標準成分表2015年版（七訂）追補2017年．(http://www.mext.go.jp/a_menu/syokuhinseibun/1399514.htm)．
2) 坂本杏子．透析患者のカリウム摂取の基本．Nutrition Care．8 (1)，2015，41-4．

和洋女子大学家政学部健康栄養学科准教授　多賀昌樹　たが・まさき

Q48 カップ麺よりインスタント麺のほうがリンを減らせるって本当？

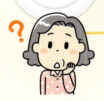

A 本当です。食品中に含まれるリンやカリウムなどの無機質は、茹でることにより湯の中に溶け出します。麺に含まれるリンは茹でることで、湯の中に溶け出し、麺の中のリンを減らすことができます。そのため、溶け出した汁もいっしょに飲んでしまうカップ麺より、麺の茹で汁を捨て、新しい湯でスープを作ることができるインスタント麺のほうが、リンを減らすことができます。

茹でることでリンを減らす

インスタント麺やカップ麺を茹でることによる正確なリンの減少率はわかりませんが、乾麺の場合、茹でることで約15％リンを減少させることができます[1,2]。

本稿では、麺と別にスープが個包装になっている袋入りのものをインスタント麺、麺とスープが一体になっており、蓋を開け、湯を注ぐだけでできるものをカップ麺としていますが、実際、カップ麺にも麺と別にスープが個包装になっている製品もあります。その場合は、麺に湯を注ぎ、決められた時間をおいて湯を捨て、新しい湯を入れてからスープを入れることで、多少、麺に含まれるリンを減らすことができると思われます。

食品成分表上のカップ麺、インスタント麺のリン含有量は表のとおりです[3]。現在、

表 カップ麺、インスタント麺のリン含有量（文献3より作成）

	100g中リン含有量	茹で
干しうどん	70mg	24mg
そうめん	70mg	24mg
干し中華めん	120mg	39mg
干しそば	230mg	72mg
インスタント麺	110mg	
カップ麺	110～230mg	

日本で発売されているカップ麺の種類は数百種類以上にも及びますが、リン含有量が記載されているものはほとんどありません。

カップ麺やインスタント麺には、食品添加物としてJAS規格で認められているものだけでも、麺質改良剤、増粘安定剤、乳化製剤、酸化防止剤、着色料、強化剤、かんすいなどがあり、いろいろな形でリンが含

まれています。

透析食として、カップ麺、インスタント麺は、お勧めの食品とはいえませんが、日本人が1年間に食べるカップ麺を含むインスタントラーメンは1人平均45.2食、そのうちカップ麺が69.2％[4]となっており、今や日本の食生活の一部となっています。さらに、高齢者、一人暮らしの男性などインスタント麺を禁止しにくい状況の患者もいるのではないでしょうか。

食べるときの注意点

カップ麺、インスタント麺を食べるときの注意点を以下に挙げます。

①麺を茹でた湯を捨てて、再度湯を入れ、スープを入れます。

②マグネシウムはリンの血中濃度上昇によるリスクを軽減すると報告されています[5]。1日のなかで、豆腐や油揚げなどのだいず製品、野菜などマグネシウムの多い食品をとるようにします。

③スープにもリンが含まれているので、スープは残します。麺の茹でこぼしより、むしろスープを残すほうが、リンを減らすためには大切です。

④簡単な食事ですが、リン吸着薬は忘れず服薬します。

⑤1食としてはエネルギー、たんぱく質が少ないので、ほかの食事時の肉や魚を多めにします。リンとたんぱく質の関係において、透析患者にもっとも悪いことは、たんぱく質摂取が少ないのにリン摂取が多いというパターンです。

食品添加物としてのリン酸は、亜鉛のキレート作用があり、透析患者の低亜鉛血症を助長する可能性もあります。カップ麺、インスタント麺でも塩分、リン含有量が少なく、成分含有量が明記されている治療用特殊食品もあるので、上手に利用しましょう。

まとめ

茹でることで、リンを減らすことができますが、茹で汁には溶け出したリンが入っていることに注意しましょう。

引用・参考文献

1) 渡邊智子ほか. 調理による成分変化を考慮した栄養価計算のための成分表. 日本栄養・食糧学会誌. 55（3）, 2002, 165-76.

2) 中尾俊之編. 腎臓病食品交換表：治療食の基準. 第8版. 黒川清監修. 東京, 医歯薬出版, 2008, 166p.

3) 香川明夫監修. 七訂食品成分表2019. 東京, 女子栄養大学出版部, 2019, 808p.

4) 日本即席食品工業協会. "インスタントラーメンデータ". (http://www.instantramen.or.jp/data/d_01.html).

5) Sakaguti, Y, et al. Magnesium modifies the cardiovascular mortality risk associated with hyperphosphatemia in patients undergoing hemodialysis：a cohort sutudy. PLoS One. 9（12）, 2014, e116273.

腎愛会だてクリニック栄養科栄養科長　**大里寿江**　おおさと・としえ

Q49 リン吸着薬やカリウム抑制薬をきちんと飲んでいれば、何でも気にせずに食べてOK？

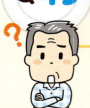

A 残念ながらNoです。透析時間や血流量などの透析効率、服薬の種類や量により自由度はかなり幅がありますが、「何でも気にせずに食べる」ことはむずかしいといえます。しかし、リン吸着薬の服薬タイミング（食前、食直後、食後など）を守り、服薬忘れに注意することで、食べることができる食品の種類や量を増やすことはできます。カリウム抑制薬も同様に、決められたとおり服薬することで、カリウム含有量の多い食品や摂取量をある程度増やすことは可能です。

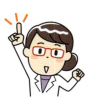

● カリウムの多い食品を摂取するときの注意点

カリウムは、野菜やくだもの、いも類のほかに、肉や魚、乳製品などたんぱく質が多い食品にも多く含まれています。カリウムをとりすぎると、不整脈、心停止など危険な状態になる可能性があり、カリウムの多い食品の食べすぎには注意が必要です。

食品の選びかたによっても異なりますが、1日の透析食の食品別カリウム含有量の割合は図のとおりです。

透析患者の食事療法基準[1]では、血液透析患者の場合、カリウム摂取量は1日2,000mg以下となっています。カリウムといえば、野菜やくだものを思い浮かべがちですが、約半分は、肉や魚などたんぱく質が多い食品からとっています。

今回はくだもの中のカリウム含有量を100mg（りんご半個）として計算しています。もうすこしカリウムの多いくだものを食べるには、次のことに気をつけてみましょう。
① 肉や魚などのたんぱく質をとりすぎない（体格により適量が違うので確認する）。
② 野菜やいも類はしっかり茹でこぼし・水さらしをし、すこし量を控える。

毎日続けると食事のバランスが悪くなってしまいますが、どうしても食べたいときはこのように工夫することもできます。

● リンの多い食品を摂取するときの注意点

リンは肉や魚、卵、乳製品などのたんぱ

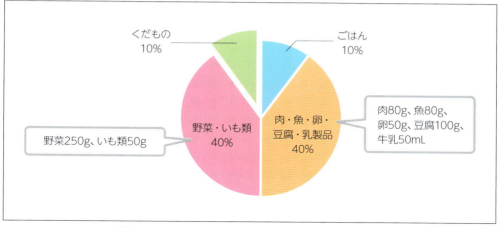

図　1日の摂取食品中でのカリウム含有量のバランス
（エネルギー1,800kcal、たんぱく質60〜70g）

表　リン含有量の多い食品を摂取する際の注意点

食品	注意点
チーズ、ヨーグルトなど乳製品	20gのチーズ1個またはヨーグルト100g程度ならOK。
たらこ、すじこなど魚卵	塩分も多いので、少量にする。
ハム、ソーセージなど加工食品	魚卵と同様に塩分も多いので、ソーセージなら2〜3本にする。茹でるとリンがすこし減る。
清涼飲料水、インスタント食品	リンの吸収率が高い食品。食事時のリン吸着薬服薬のタイミングと摂取時間がずれないようにする。

く質に含まれる有機リンと、加工食品や清涼飲料水などに食品添加物して含まれる無機リンがあります。有機リンの吸収率は40〜60％、無機リンの吸収率は90％以上と報告されています[2]。つまり、リンを考える場合、食品成分表のリン含有量だけでなく、吸収率にも配慮する必要があります。

リンはカリウムと異なり、含有量が多い食品を食べすぎてもすぐに危険な状態になるわけではありません。しかし、過剰摂取による高リン血症が死亡のリスクであることは多数報告されています[3]。

「何でも気にせずに食べる」ことで、リンの過剰摂取だけではなく、たんぱく質の過剰摂取につながり、たんぱく質の代謝産物の増加が尿毒症の原因となったり、食品に含まれる水分、塩分の過剰摂取にもつながってしまいます。

「何でも気にせずに食べる」はすこしむずかしいですが、量の制限はあるとしても「好きなものを食べる」はできそうです。リンを気にせずに食べるとしたら、何を食べますか？　答えはいろいろだと思います。食品別に考えてみましょう（リン吸着薬はしっかり服薬していることを前提とする。表）。

まとめ

「何でも気にせずに食べる」に近づくためには、まず、食事のタイミングに合わせてしっかり服薬することが大切ですが、透析時間を延ばすことがもっとも有効です。

引用・参考文献

1) 日本透析医学会. 慢性透析患者の食事療法基準. 日本透析医学会雑誌. 47 (5), 2014, 287-91.
2) Kalantar-Zadeh, K. et al. Understanding sources of dietary phosphorus in the treatment of patients with chronic kidney disease. Clin J Am Soc Nephrol. 5 (3), 2010, 519-30.
3) 中井滋ほか. わが国の慢性透析療法の現況 (2007年12月31日現在). 日本透析医学会雑誌. 42 (1), 2009, 1-45.

腎愛会だてクリニック栄養科栄養科長　**大里寿江**　おおさと・としえ

Q50 透析患者にお勧めの飲み物は？

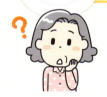

A カリウムやリンを多く含まないせん茶、麦茶、玄米茶、ウーロン茶、紅茶などのお茶がお勧めです。スポーツドリンクは塩分や糖分が含まれるため、運動や重労働などで大量の発汗を伴う場合は適量の摂取であればよいですが、透析患者や糖尿病合併症がある患者は栄養成分表示を確認し、飲む量に注意が必要です。また、アルコールは体重増加につながりやすいため、飲む頻度や量を1日の飲水量に収まる範囲内にすることが大切です。

第2章　食事に関する患者のギモンQ&A

カリウムやリンの含有量が少ない飲料

正常な腎臓では、カリウムは尿中に排泄されますが、透析患者ではカリウムが排泄されず、高カリウム血症が起こります[1]。また、リンの排泄も低下するため、透析で除去できる範囲内で摂取することが必要となります。食事からだけでなく、飲料からもカリウムやリンを減らすことが大切です。

せん茶、麦茶、玄米茶、ウーロン茶、紅茶はカリウム含有量が少ないため、飲料としてお勧めです（図1）[2]。カリウムを多く含む飲料は野菜ジュース、100％果汁ジュース（濃縮還元・ストレート）、お茶類では玉露や濃いコーヒーです。果汁ジュースは果汁が何％入っているかでカリウム含有量が異なります。％の低いほうがカリウムも少なくなります。

リンを多く含む飲料は牛乳、乳製品、ヨーグルトドリンクで、カフェオレ、ミルクコーヒー、フルーツ乳飲料、ミルクティーなども乳製品が含まれているため、リンを含む飲料になります（図2）[2]。

成分を確認して摂取する

リンには、動物性食品や植物性食品に含まれる有機リンと、食品添加物に含まれる無機リンがあります。無機リンは腸管からの吸収がよいため、控えることが必要です。

乳酸菌飲料は、酸味料としてリン酸が加えられている製品もあるので、成分を確認します。また、コーラに入っているリンは無機リンであり、吸収がよいのでとくに注意が必要です。かならず成分を確認しまし

透析ケア　2019 冬季増刊　**133**

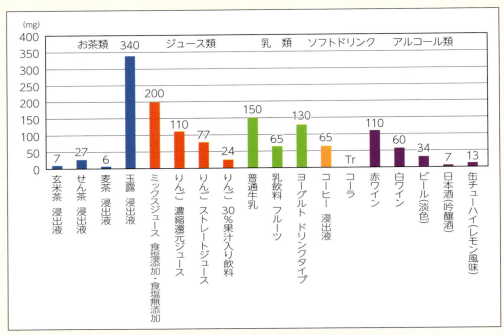

図1 飲み物100g（mL）中のカリウム含有量（文献2より作成）

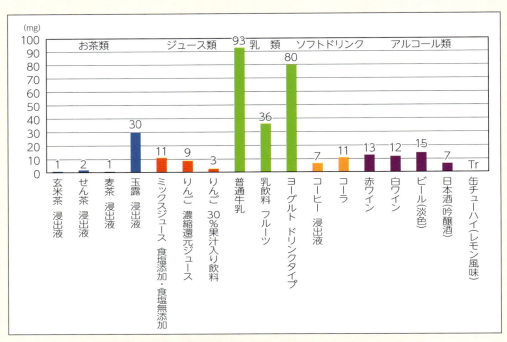

図2 飲み物100g（mL）中のリン含有量（文献2より作成）

メディカ出版のおススメ！

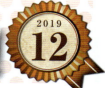

2019 12

新刊 ICU・CCU

オールカラー

ICUに配属ですか？！
すごく大事なことだけギュッとまとめて教えます！

ICU患者の呼吸・循環管理、疾患・病態・薬剤の最重要ポイントを「そこからですか？」というレベルから話し言葉でやさしく解説！

■市場 晋吾 監修

ICU看護のはじめの一歩を丁寧にサポート

●定価(本体2,400円＋税) ●B5判 ●128頁 ●ISBN978-4-8404-6929-6 web 302170220

新刊 透析

オールカラー

カラービジュアルで見てわかる！
改訂2版 はじめての透析看護

好評書がオンラインHDFなど最新情報を加えて改訂！
基本はもちろん、コツや先輩直伝のワザなども盛り込んだ現場で使える入門書！

■小澤 潔 監修
　萩原 千鶴子 編集

透析看護の基本手技と知識がわかる

●定価(本体2,600円＋税) ●B5判 ●148頁 ●ISBN978-4-8404-6926-5 web 302220451

新刊 看護技術

臨床ナースのための
看護力検定®実践問題集

事例問題と一問一答であなたの"看護力"をチェック！のべ16,000人が受検した「看護力検定®」の受検対策にも活用できる！

知識の再確認に、ジェネラルな力の習得に！

■看護力検定®委員会 編集

●定価(本体1,500円＋税) ●A5判 ●128頁 ●ISBN978-4-8404-7180-0 web 301020640

※消費税はお申し込み・ご購入時点での税率が適用となります。 web メディカ出版WEBサイト専用検索番号

アセスメント&指導に役立つイチオシ書籍！

看護技術

メディカのセミナー濃縮ライブシリーズ
Dr.上田の もうダマされない身体診察
バイタルサインのみかたとフィジカルアセスメント

オールカラー

何をなぜ、どのようにみて、どう解釈するのか。「これはおかしい！」を身体所見から見抜く方法が話し言葉ですっと理解できる！

日常臨床でよく出会う症状・所見をAR動画でチェック！

■上田 剛士 著
●定価（本体2,800円＋税）●A5判 ●240頁 ●ISBN978-4-8404-6927-2 web 301020620

看護技術

アセスメントに自信がつく 臨床推論入門
看護の臨床判断能力を高める推論トレーニング

オールカラー

病態や疾患などの"知識"と目の前の患者の"症状"を結び付ける思考プロセス「臨床推論技術」の基礎が身近な事例を通して学べる！

トレーニング事例集のダウンロードつき

■小澤 知子 編著
●定価（本体2,500円＋税）●B5判 ●112頁 ●ISBN978-4-8404-6872-5 web 301020550

看護管理

医療安全BOOKS8
看護師・医療従事者のだれもが陥るワナを解く
臨床事例で学ぶ コミュニケーションエラーの"心理学的"対処法

多職種連携でよく起こる事例の背景にある心理を14のパターンで分析。対人スキルが身につく！

伝達ミスを防ぐ多職種連携の必須スキル！

■日本医療マネジメント学会／坂本 すが 監修 松尾 太加志／末永 由理 編著
●定価（本体2,500円＋税）●A5判 ●154頁 ●ISBN978-4-8404-6912-8 web 301050450

看護技術

CandY Link Books
伝わる・身につく ナースのための教える技術

今まで誰も教えてくれなかった、新人や後輩指導などに役立つ「上手な教え方のコツ」をライブセミナー形式でわかりやすく解説！

指導経験豊富なナースが伝授する

■杉浦 真由美 著
●定価（本体2,500円＋税）●A5判 ●192頁 ●ISBN978-4-8404-6846-6 web 301020570

好評書籍 おかげさまで、増刷出来!!

Dr.力丸の史上最高にわかる血ガス本!

呼吸器/呼吸器一般

ナース・研修医のための
世界でいちばん簡単に血ガスがわかる、使いこなせる本

- 古川 力丸 著
- 定価(本体2,000円+税) ●A5判 ●128頁
- ISBN978-4-8404-5438-4 web 302010410

イラスト・写真で見てわかる手術看護入門書

手術・麻酔 　　　　　　　　　　　　　　　オールカラー

カラービジュアルで見てわかる!
はじめての手術看護

- 倉橋 順子/近藤 葉子 著
- 定価(本体2,600円+税) ●B5判 ●120頁
- ISBN978-4-8404-2894-1 web 302160160

道具や薬の使い分けや注意点が一目瞭然!

消化器 　　　　　　　　　　　　　　　　オールカラー

消化器内視鏡技師・ナースのための
内視鏡室の器械・器具・薬

- 山本 夏代/小林 智明 編
- 定価(本体4,000円+税) ●B5判 ●260頁
- ISBN978-4-8404-5825-2 web 302160320

脳神経疾患別看護マニュアルの完全版!

脳・神経 　　　　　　　　　　　　　　　オールカラー

ブレインナーシング2017年春季増刊
入院から退院までの治療・看護をぜんぶ見える化!
疾患別 脳神経看護早わかりフローチャート

- 日坂 ゆかり 監修
- 定価(本体4,000円+税) ●B5判 ●256頁
- ISBN978-4-8404-5870-2 web 130021750

患者の行動変容を促すコツがわかる

糖尿病

患者指導が劇的に変わる!
糖尿病・腎臓病・透析患者のやる気を引き出すコーチング

- 坂井 敦子 著
- 定価(本体2,800円+税) ●A5判 ●224頁
- ISBN978-4-8404-6529-8 web 302210200

すぐに使えるケアのポイントミニブックつき

がん看護・ターミナルケア 　　　　　　　オールカラー

YORi-SOU がんナーシング別冊
がん化学療法の薬
-抗がん剤・ホルモン剤・分子標的薬・免疫チェックポイント阻害薬・支持療法薬-
はや調べノート2019・2020年版

- 古瀬 純司 編著
- 定価(本体4,000円+税) ●B5判 ●316頁
- ISBN978-4-8404-6849-7 web 302180152

苦手意識を克服!新生児呼吸管理の入門書!

小児看護 　　　　　　　　　　　　　　　オールカラー

ネオネイタルケア2016年秋季増刊
ここからはじめる!
新生児の呼吸管理ビジュアルガイド
モニターの見方&アラーム対応
ポケットカード付き

- 長 和俊 編著
- 定価(本体4,000円+税) ●B5判 ●248頁
- ISBN978-4-8404-5528-2 web 130041651

カラー図解で具体的な手技がわかる!

助産 　　　　　　　　　　　　　　　　　オールカラー

ペリネイタルケア2017年夏季増刊
乳房ケア・母乳育児支援のすべて

- ペリネイタルケア編集委員会 編著
- 定価(本体4,000円+税) ●B5判 ●264頁
- ISBN978-4-8404-5857-3 web 130011751

新刊 看護管理

ナーシングビジネス2019年秋季増刊
人が育つ！組織が変わる！クリニカルラダー&マネジメントラダー
ラダー作成・運用・評価「最強」マニュアル
ラダー作成・見直しの思考プロセスや、運用・評価のつまずきやすい点とポイントを紹介！この一冊でラダーを活用した能力開発ができる！

■加藤 由美 編著

実効性のあるラダーを構築・展開する！

●定価(本体2,800円＋税) ●B5判 176頁 ●ISBN978-4-8404-6790-2 web 130211952

新刊 循環器　　　　　　　　　　　　　　　　オールカラー

ハートナーシング2019年秋季増刊
循環器ナースだからこそ知っておきたい
わかる！読める！ケアにつながる！
モニター&12誘導心電図
電極の位置から、波形の意味、異常波形の読み取り方、不整脈の心電図を見てどう動くかまで解説！着実にステップアップできる！

■山下 武志 編集

波形を読んでアセスメントできるようになる

●定価(本体4,000円＋税) ●B5判 232頁 ●ISBN978-4-8404-6658-5 web 130051951

新刊 整形　　　　　　　　　　　　　　　　　オールカラー

整形外科看護2019年秋季増刊
あらゆる疾患・治療・ケアを完全網羅！
THE 整形外科ナーステキスト 上肢・脊椎
上肢・脊椎の37疾患の病態・症状・診断、治療、手術を中心に、22治療の概要・適応・手順・リハなどを実践的に網羅した永久保存版！

■金山 雅弘 監修

上肢・脊椎の解剖が3Dイラストで学べるARつき

●定価(本体4,000円＋税) ●B5判 220頁 ●ISBN978-4-8404-6740-7 web 130131951

患者がみえる新しい「病気の教科書」**かんテキ**　難しい医学用語・表現なし／図解・イラスト1,200点超！

ご注文方法
●全国の看護・医学書取扱書店または小社へ直接ご注文ください。
●小社へは下記ホームページもしくはお客様センターへのお電話・ファックス・郵便のいずれかの方法でお申し込みください。

株式会社 メディカ出版　お客様センター
〒532-8588　大阪市淀川区宮原3-4-30　ニッセイ新大阪ビル16F
☎ 0120-276-591 または 06-6398-5051　　FAX 06-6398-5081
⚠ FAX番号のおかけ間違いにご注意ください　　メディカ出版　検索

すべての医療従事者を応援します

表 スポーツドリンク100mLの成分比較（各商品ホームページより）

	OS-1®	明治 アクアサポート®	ポカリスエット	アクエリアス®	GREEN DA・KA・RA
エネルギー（kcal）	10	9	25	19	18
炭水化物（g）	2.5	2.3	6.2	4.7	4.4
カリウム（mg）	78	78	20	8	10
リン（mg）	6.2	13	—	—	1mg未満
食塩相当量（g）	0.29	0.29	0.12	0.10	0.10

ょう。

　アルコールも種類によりカリウムやリンの含有量は異なります。また、アルコールは食欲を増進させる作用があるので、おつまみのとりすぎにならない程度で1日の飲水量の範囲内に抑えることが大切です。

　最近はいろいろな種類のスポーツドリンクが市販されていますが、カリウム・リンのみならず塩分や糖分が含まれているため（表）、成分を確認して飲むことをお勧めします。透析患者や糖尿病合併症のある患者は、血糖値の上昇により口渇につながって水分がほしくなり、体重増加の原因になりかねません。飲む量に注意が必要です。

引用・参考文献

1) 新生会第一病院在宅透析教育センター編．"カリウムのとり方"．透析ハンドブック．第5版．小川洋史ほか監修．東京，医学書院，2018，75．
2) 香川明夫監修．七訂 食品成分表2019．東京，女子栄養大学出版部，2019，808p．
3) 井上啓子．"菓子類・飲み物"．目安量が写真でパッとみてわかる 透析患者の食事指導 最重要ポイントBOOK．井上啓子編．大阪，メディカ出版，2016，28．

ときわ会常磐病院診療支援部栄養課課長　**日置清子**　へき・きよこ

Q51 喉が渇くけれど水分は多くとれないし……どうすればいい？

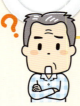

A 水分をとる代わりに氷を舐めたり、うがいをして口の中を潤すとよいでしょう。冷たい飲料は飲みすぎになりがちなので、温かい飲料をゆっくり飲むようにしてみましょう。最近は冷凍のカットレモンが市販されているので、口に含むのもよいです。

ペパーミント水で口をすすいだり、ミント系のあめ玉、ガム、タブレット、口腔内スプレーなどを活用するのもお勧めです。また、塩分の多いものや甘いものを食べた後には喉が渇きやすいので、食塩や間食のとりかたにも注意が必要です。

🟢 水分制限以外の方法を工夫する

体外から体内に取り込まれる水分は、飲み水と食事に含まれる水分です。慢性腎臓病（chronic kidney disease；CKD）ステージによる食事療法基準では、水分は血液透析の場合は「できるだけ少なく」、腹膜透析の場合は「腹膜透析除水量＋尿量」となっています[1]。

血液透析患者の1日の飲水量の目安は、以下のとおりです。

15（mL）×ドライウエイト（kg）＋1日の尿量
（尿量がなければ尿量は加えない）

水分管理に関して、目に見えて摂取量を管理しやすい飲水制限のみで管理することはむずかしく、うまくいかないことが多々あります。水分制限以外の方法として工夫できることを、表1に示します。

🟢 塩分のとりすぎは水分管理の最大の敵

食塩として口から入った塩分は吸収され、血液の中に入ることにより、血液中の塩分濃度は高くなります。しかし、血液中の塩分濃度を一定に保つ必要があるため、血液中に水分が移動します。そのため、喉が渇いて多く飲水することにより、血液の塩分濃度を正常にしています。健常者であれば、余分にとった水分や塩分は腎臓から排出されますが、透析患者では腎臓による水分調節能力がほとんどないため、体内の水分は溜まる一方になってしまいます。

表1 水分コントロールの工夫

- 水分をとる代わりに氷を舐めて口の中を潤す（ただし、氷1個は水分20mL）
- うがいを取り入れる（ただし、1回当たり10mLの水分が入る）
- 歯磨きをして口内をすっきりさせる
- ミント系のあめ玉、ガム、タブレット、口腔内スプレーなどを活用する
- 冷たい飲料は通過速度が速いため避け、温かい飲料をゆっくり飲むようにする
- いつも使うコップの容量を知り、意識してそれより小さいコップに換える
- 1日の水分量を決めている場合は、細いストローを使用する（少量ずつの飲水が可能となり、満足感が得られやすくなる）

表2 減塩にするための工夫

- しょうゆやソースは「かける」よりも「つける」ようにする
- 麺類や汁物の汁は少なくする
- 酢や酸味、香辛料、うま味、香味野菜を上手に利用する
- 減塩・低塩調味料を上手に使う（調味料は計量して塩分量を把握することも大切）
- 焼き物などの香ばしさを利用する
- 味つけにメリハリをつける
- 調理の下処理にできるだけ塩を使わない（下味に塩を使わない。麺を茹でるときに塩を加えない）

喉が渇いて水を飲んでしまう、つまり、塩分のとりすぎは水分管理の最大の敵といえます。血液透析患者は1日6g未満の食塩量が目安です。また、甘い菓子類の摂取も喉の渇きを招き、飲水量が増えてしまいます。口渇を招きやすい食品の摂取を減らすことも大切です。

🔴 水分コントロールには食塩コントロールが必須

食塩のコントロールとしては、食品に含まれる食塩相当量を確認し、食塩の多い食品は控えるようにし、食べかたや調理にも工夫が必要です（表2）。水分コントロールには食塩コントロールが必須です。

外食は食塩が多い料理がほとんどです。外食するときには、前後の食事で1日の食塩量を上手に調節するようにしましょう。また、コンビニなどで市販されている麺類は保存性を考慮しているため、塩分が高めになっている点にも注意が必要です。

引用・参考文献

1) 日本腎臓学会編．"慢性腎臓病に対する食事療法基準（成人）"．慢性腎臓病に対する食事療法基準2014年版．東京，東京医学社，2014，2．

ときわ会常磐病院診療支援部栄養課課長　日置清子　へき・きよこ

Q52 飲み物にさえ気をつけていれば、水分管理は大丈夫？

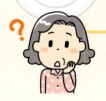

 飲料からとる水分だけでなく、水分の多い食品や料理のとりすぎも体重増加の原因になります。ふだん水分として意識しない、くだものやデザートも水分が多いので注意が必要です。また、塩分と水分の関係から、水分管理だけでなく、塩分管理も必要になってきます。塩分摂取を制限すれば、喉が渇いたという感覚は少なくなるため[1]、水分を必要以上にとらなくても済むようになります。

水分制限には調理や食べるときの工夫も必要

まず、1日の飲水量の目安（15〈mL〉×ドライウエイト〈kg〉+1日の尿量）に気をつけることはもちろん、食品や料理には水分の多いものがあるので、それらに含まれる水分を考慮してコントロールすることが必要になります。とくに無尿の場合は、飲水量がそのまま体重増加となるため、水分の多い食品や料理をとりすぎていないかどうかを確認することが必要です。

水分を制限するためには、調理するときや食べるときの工夫も必要になります。水分の多い主食を水分の少ないものに変更したり、食べるタイミングも考慮したりしなければなりません（表）。

カレーライスやシチュー、スープなど水分の多い料理は、次回の透析まで2日空きのときは食べずに1日空きのときに食べるようにしたり、水分の多い料理が重複しないように献立をたてることも必要です。野菜の煮物料理は、野菜が吸収する水分にも注意が必要です。

くだものやデザートの水分にも注意

くだものやデザートも水分が多いです。飲料をたくさん飲んだという心当たりがなくても、くだものやデザートを摂取して体重が増加したということもあります。水分の多いくだものやデザートを重複して食べないようにしましょう（図）[2]。そして、水分管理と同時に塩分管理を実践することが、とても大切になります。

最後に、体重増加量が許容量を超えると、欠食をしてでも体重増加を抑えようとする

表 水分の多い料理に対する工夫

水分の多い料理	献立をたてるときの注意点、食べるときの工夫
鍋物	具材に汁がついてくるので、取り分けるときに汁を入れすぎないようにする
麺類	汁を残す。つけ麺にすると水分が少なくて済む
豆腐料理	豆腐の85％は水分。必要以上に使用しない
汁物、スープ	カリウムを考慮しながら具だくさんにし、汁を少なめにする
おかゆ、雑炊	ごはんに比べて水分が多いので毎食食べない。水分の少ない主食に替える
カレーライス、シチュー	水分の多いところにルウを入れて作るので、食べるときに具といっしょに水分も入ることになる。食べる量をお玉の容量で決めておく
茶わん蒸し	小さめの器に作る
八宝菜	野菜は水分が多いので、作りすぎないようにする

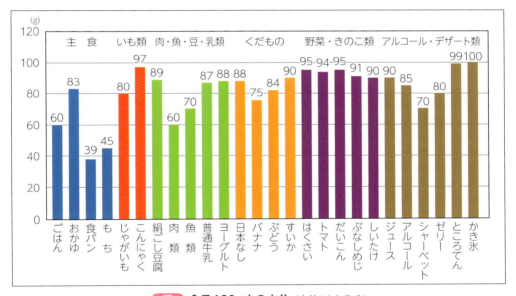

図 食品100g中の水分 （文献2より作成）

患者がいますが、栄養不足が続くことになります。その結果、栄養障害を発生してしまうことにもなりかねません。水分が少ない食事を1日3回とるようにしましょう[3]。

引用・参考文献

1) 勝谷昌平．塩分・水分摂取と体重増加：体重管理は減塩から．透析ケア．17（10），2011，944-9．
2) 香川明夫監修．七訂 食品成分表2019．東京，女子栄養大学出版部，2019，808p．
3) 高橋恵理香ほか．"水分コントロールの方法"．スタッフから患者さんに伝えたい 慢性腎臓病CKD 食事指導のポイント．飯田喜俊ほか編．東京，医歯薬出版，2016，76．

ときわ会常磐病院診療支援部栄養課課長　日置清子　へき・きよこ

Q53 体重を増やさないようにするには、食べる量を減らせばいいの？

答えは当然 No です。制限中心の食事療法では、必要な栄養量が確保できないばかりか、栄養障害を惹起する可能性があります。食塩や水分の蓄積による体重増加量をできるだけ少なくしつつ、エネルギー・たんぱく質は十分に確保できるよう食事を工夫することが必要です。

制限中心の食事療法は栄養障害を惹起する

血液透析患者のなかに、「体重を増やさないように、透析前の食事を抜いてきた」、または「食べなければいいんでしょう？」などと話す人はいませんか？ スタッフに「体重を増やさないようにしましょう」と言われたり、患者が自身でも予想以上の体重増加量だったりすると、なかには食事を減らして透析に来る人がいます。

しかし、このような制限中心の食事療法では、必要な栄養量が確保できないばかりか、栄養障害を惹起する可能性があります。実際、体重減少率（透析間の体重増加率にほぼ等しいと考える）の多い患者では死亡リスクが高いですが、体重減少率の少ない患者でも透析不足や栄養摂取不足を介して死亡リスクが高くなる可能性が考えられます（図）[1]。栄養状態を良好に維持しながら適切な体重増加量にするため、下記の違いを理解しましょう。

体重増加の2つの種類
■水太りによる体重増加

無尿の透析患者に特有の塩と水が溜まる体重増加です。透析間の中2日で5kg以上増える人もいます。透析前にスタッフが患者に「今日は体重が増えてきましたね」と話す場合は、この体重増加を指します。

透析間の体重増加量が多いほど透析で除水する量も増えるため、著しい血圧低下や筋肉痙攣などが起こりやすくなります。

■脂肪や筋肉による体重増加

摂取エネルギー量が消費エネルギー量を上回ると、余分なエネルギーは脂肪となって蓄積されます。活動量の多い人では筋肉がつくこともあります。これは健常人でも起こる、週・月・年単位で徐々に増える体

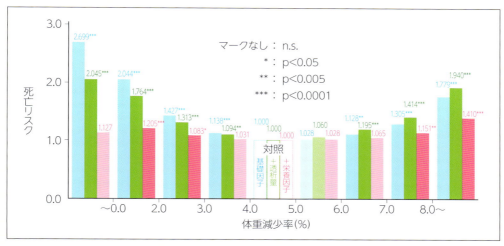

図 体重減少率と生命予後（文献1より）

重（ドライウエイト）の増加で、適正体重を目安にして問題ありません。

適正体重は一般的に体格指数（body mass index；BMI）から計算されます。たとえば、身長165cmの人の適正体重は、（身長〈m〉）^{2}×22＝（1.65）^{2}×22≒59.9kg、つまり約60kgになります。わが国の透析患者でBMI 22kg/m^{2}となる体重を適正体重としてよいかどうかは結論が出ていませんが、現状ではこれを目安に考えてよいでしょう。

一方、摂取エネルギーが消費エネルギーを下回ると、徐々に体重は減少する、つまり痩せてきます。透析患者ではドライウエイトを目安に除水を行うため、痩せてきたかどうかの判断は、食事摂取量調査や血圧、浮腫の有無、胸部エックス線写真、心臓超音波検査などで評価します。

体重増加の違いを理解して栄養摂取量を確保する

透析前の食事を減らす患者の心理は十分に理解できます。患者には、食塩・水分をとって増える体重増加と、エネルギー・たんぱく質をとって増える体重増加の違いを理解してもらい、必要な栄養摂取量が確保できるようにしましょう。

また、患者の体重増加量が多い際には、「何を食べてきたのですか？」というより、「どこで塩分をとってきたのですか？」と聞くほうがよいでしょう。

引用・参考文献

1）日本透析医学会統計調査委員会．"体重減少率"．図説 わが国の慢性透析療法の現況（2009年12月31日現在）．東京，日本透析医学会，2010，76．

清永会矢吹病院健康栄養科科長　中嶌美佳　なかじま・みか

Q54 水分制限を守れば、体重増加は防げるの？

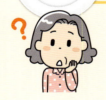

透析患者の適正な体重管理には水分制限よりも、第一に食塩制限が必要です。食塩の過剰摂取は血漿ナトリウム濃度を上昇させ、喉の渇きを生じます。そうすると、人は水を飲まずにはいられなくなるのです。「水は喉が渇いたら飲んでください」と指導しますが、喉が渇くいちばんの原因である食塩の過剰摂取をいかに減らせるかがポイントになります。

体重管理には食塩制限を行う

透析患者の適正な体重管理には水分制限よりも、第一に食塩制限が必要です。

血液中の血漿ナトリウムは血漿浸透圧を規定するもっとも重要な因子で、通常は140mEq/L前後に調整されています。口から漬物や煮物など、何らかの食塩が入ると血漿ナトリウム濃度が上昇します。すると脳の口渇中枢が刺激されて喉が渇き、水を飲まずにはいられなくなるのです。つまり、食塩制限をせずに水分制限だけをするのは不可能で、水分制限よりも第一に食塩制限が重要となります。

「水分は口渇があればとってください」と説明しましょう。また、糖尿病の透析患者でも無尿の場合には浸透圧利尿は起こりにくく、かならずしも高血糖が口渇の原因にはならないため、食塩摂取などそれ以外の原因を考慮します。食塩制限の必要性についての詳細は、第1章Q25（73ページ）を参照してください。

食塩制限はその必要性を説明することが基本ですが、それだけでは食事制限が中心の指導となるため、患者は食べられる食品が減り、食欲や生活の質（quality of life；QOL）が低下する可能性が考えられます。したがって、食塩制限の指導は必要性と併せて個々の食習慣に合わせた具体的な方法を紹介することが重要です。

調味料や加工食品の食塩量を紹介する

食塩摂取量は調味料と食品に含まれるものから構成されます。調味料や加工食品にどのくらいの食塩が含まれているかを知ることで、患者は自分に合った食品を選択す

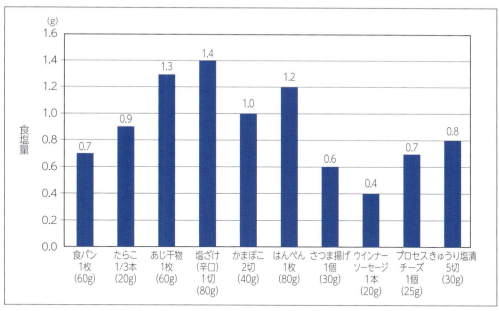

図 加工食品に含まれる食塩量

る力を養うことができます。調味料による食塩量の違いは、第2章Q57（148ページ）を参照してください。加工食品の食塩量を図に示します。

また、調味料は味つけした後に料理から取り出すことはできないので、使用する際は目分量ではなく、スプーンや計量秤などを用いて計量するように指導します。調理者の場合は味見による食塩過剰摂取も考えられるので、味見の量や回数を確認することも大切です。

減塩から適塩へ

透析患者においては、「減塩」というより

も、その人に合った塩分という意味で「適塩」というべきかもしれません。適塩のコツは「うす味に慣れる」ことがいちばんですが、食べ慣れた食材や味つけを変えるには時間がかかります。だからこそ患者には「自分は減塩が必要だ」とつねに意識してもらうことが大切です。1食だけ、あるいはときどき減塩してみるだけで身につくものではありません。

減塩してもおいしく食べられる工夫を患者と調理者にくり返し指導し、調理実習や透析食の実体験をとおして患者を忍耐強く支えることが大切です。

清永会矢吹病院健康栄養科科長　中嶌美佳　なかじま・みか

Q55 透析患者では粥やリゾットは控えたほうがいいの?

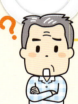

 粥は胃腸が弱っているときや歯の悪い人の主食としても欠かせません。しかし、ごはんに比べて水分量が多く栄養量が少ない、さらに味のついた具材や調味料が加われば、食塩が多くなるという特徴があります。透析患者では、透析間の体重増加量が多くなることや必要な栄養量が確保しにくいことが懸念されるため、患者の症状や状況に合わせて摂取するよう指導します。

粥の特徴

入院食では、粥というと、うるち米を多めの水でやわらかく煮た白粥が一般的です。米と水の分量比により呼称が異なり、全粥や七分粥（粥7、重湯3）、五分粥（粥5、重湯5）、三分粥（粥3、重湯7）があります。そのほかには、別の具材や塩などの調味料を加えたいも粥やあずき粥、卵粥、さけ粥、中華粥、七草粥などもあります。

粥は消化がよく、体も温まることから胃や腸が弱っているときや乳児の離乳食、歯の悪い人の主食としても欠かせません。また、米からじっくり作る粥は、シンプルだからこそ米がもつ本来の旨味を存分に味わえます。そのため、ごはんより粥が好みという人もいるでしょう。

一方で、粥はごはんに比べて水分量が多く栄養量が少ない（表1）、さらに味のつい

表1 ごはんと粥の栄養量の比較（100g当たり）

	白飯	全粥	五分粥
エネルギー（kcal）	168	71	36
たんぱく質（g）	2.5	1.1	0.5
カリウム（mg）	29	12	6
リン（mg）	34	14	7
食塩相当量（g）	0	0	0
水分量（g）	60	83	92

た具材や調味料が加われば、食塩が多くなるという特徴もあります。したがって透析患者では、透析間の体重増加量が多くなることや必要な栄養量が確保しにくいことが懸念されます。

また、粥といっても種類が多いため、全粥より水分量が多くてサラサラと食べられる七分粥を好む人もいますし、粥にはかならず梅干しや塩などを添えて食べている人

表2 市販されている粥やリゾットの例

	白がゆ	白がゆ	白がゆ	梅がゆ	玉子がゆ	玉子がゆ
メーカー	味の素	キユーピー	アマノフーズ	味の素	味の素	キユーピー
容器	レトルト パウチ	レトルト パウチ	フリーズ ドライ	レトルト パウチ	レトルト パウチ	レトルト パウチ
容量（g）	250	250	16	250	250	250
エネルギー（kcal）	85	83	61	93	100	90
たんぱく質（g）	1.5	1.5	1.0	2.0	4.3	3.3
脂質（g）	0.25	0	0.2	0.25	2.5	2.3
炭水化物（g）	19	19.2	13.8	21	15	14.3
食塩相当量（g）	0	0	0.8	1.4	1.5	1.3

もいます。

筆者の経験では、介護保険施設から外来で透析に通う患者の透析間体重増加量が中2日で5kg以上と多く、施設の職員に施設で提供する食事の食塩量や水分量を確認したところ、提供している粥が全粥ではなく七分粥だった、という粥の認識が相互間でずれていた事例もありました。

以上より、粥は患者の嗜好だけでなく症状や状況に合わせて摂取してもらい、粥を食べている患者であれば、どのような粥なのかを具体的に聞き取り確認することが重要となります。また、食塩を含まない粥が理想ですが、食欲不振の際には患者の病態を優先します。

🔴 リゾットの特徴

リゾットは、生米（米は洗わない）をオリーブ油やバターで炒め、スープや魚介類、きのこ、チーズなどの具材を加えて炊いた料理です。イタリアの代表的な米料理で、芯が残るアルデンテになるように調理するのがコツです。さまざまな具材が入るため栄養価も上がりますが、ごはんに比べると水分や食塩も多くなるので、粥と同様に食べかたを確認する必要があります。

🔴 市販品の特徴

最近はスーパーやコンビニエンスストア、通信販売でも粥やリゾットが販売されています。形態としては、缶に入っているものやトレー容器、レトルトパウチ、フリーズドライなどさまざまです。温めずにそのまま食べられ、常温で保存できるため、災害食としても活用できます。

表2に、市販されている粥やリゾットの一例を紹介します。これらの商品は比較的安価で便利ですが、ごはんに比べると全体的な栄養量は低く、ものによっては食塩も多いため、患者に合わせて使いかたを指導しましょう。

清永会矢吹病院健康栄養科科長　**中嶌美佳**　なかじま・みか

Q56 「うす塩」「減塩」「食塩無添加」と表示されている食品を選べば大丈夫？

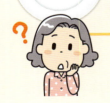

A 食塩調整食品は数多く出回っていますが、その表現方法はさまざまです。実際の食塩量が多いものや、ナトリウムをカリウムで置き換えているものもありますので、かならず表示や栄養成分値を確認して購入するよう指導することが大切です。

食塩調整食品とは

近年の健康志向の高まりから、スーパーやコンビニエンスストアなどでも「うす塩」や「減塩」「食塩無添加」、そのほかにも「塩分控えめ」「塩味控えめ」「食塩不使用」などと記載してある商品を見かけるようになりました。

透析患者にとっては食塩制限の強い味方のようですが、正しく理解せずに使用すると、逆に食塩摂取量が多くなる可能性もあります。これらの食品の上手な利用法や注意点について知っておきましょう。

食品表示の意味

2015年に食品表示法が施行され、食品表示に関する情報が一元化されました。これにより事業者の食品表示の仕方が整理され、消費者は自分たちが口にする食品の安全性を確認しやすくなりました。そのうち、食品表示基準に基づく栄養強化表示では、消費者の誤解を招くような過度な表現を防ぐために、熱量や脂質、コレステロール、飽和脂肪酸、糖類、ナトリウムに対して、それらの栄養成分が少ないことを強調する場合の表示（適切な摂取ができる旨の表示）に対して基準を設けています。

また、ナトリウムに関しては、ナトリウム塩が添加されていないことを強調する場合の表示基準もあります。本稿ではナトリウムに関して、表記の仕方を5つに分けて考えてみます。

■含まれていない旨の表示
　【無塩、塩分ゼロ、ナトリウムゼロ】

無塩、塩分ゼロ、ナトリウムゼロ、ノンナトリウムなど、ナトリウムが含まれていない旨の表示は、食品100g当たりナトリウム5mg未満と定められています。これは食塩相当量0.01g未満です。市場にはほとんど流通していませんが、一部では無塩パンや無塩うどんなどが販売されています。

■低い旨の表示【低塩、塩分控えめ】

低塩、塩分控えめ、少塩、塩分オフなど、絶対表示として低い旨の表示は、食品100g当たりナトリウム120mg以下です。これは食塩相当量0.3g以下となります。ほかの商品と比較せずに、この商品は食塩が規定より少ないという表現の場合に用います。前項と同様、市場にはほとんど流通していません。

■ほかの商品と比較して、低減された旨の表示【〇％減塩、塩分〇％カット、塩分1/2】

〇％減塩、塩分〇％カット、塩分1/2など、従来品と比較して食品100g当たりナトリウムが120mg以上少ないものなどに表示できます。しょうゆやみそ、コンソメ、鍋つゆ、お茶漬け、漬物など、もともと食塩が多い食品につけられていて、わずかに減らすだけで〇％減塩と記載できます。スーパーなどで見かける食塩調整食品はほとんどがこの表示です。減塩ではあるものの、もともとの食塩量が多いため、使用する量に注意が必要です。

また、減塩食品の塩やしょうゆ、つゆの素などのなかには、ナトリウムを減らす代わりに塩化カリウムが添加されているものもあります。表示や栄養成分を確認して購入するよう指導する必要があります。

■ナトリウム塩を添加していない旨の表示【食塩無添加、食塩不使用】

「食塩無添加」「食塩不使用」とは、食品加工時に食塩を追加していない、ナトリウム塩に代わる原材料または添加物を添加していないということで、素材そのものに含まれる食塩やナトリウムは入っており、食品そのものに食塩がまったく含まれていないという意味ではありません。

一般に無塩バターと呼ばれる商品は、食塩無添加であっても素材自体に規定以上の食塩が含まれているため、塩分ゼロとは表示できません（バターは無塩バターではなく、食塩不使用と表記していますが、一般的に無塩バターと呼ばれている）。

■味覚に対する表現【うす味、うす塩味、塩味控えめ】

これらの味覚に対する表現は「塩味が少なく感じるような味つけをしています」というアピールです。味の表現なので実際の食塩量は問われません。いくら食塩量が多くても「うす塩味」と書くことができます。

● 表示や栄養成分値を確認することが大切

食塩調整食品は数多く出回っていますが、その表現方法はさまざまです。実際の食塩量は多いものもあるので、かならず表示や栄養成分値を確認して購入するよう指導することが大切です。

清永会矢吹病院健康栄養科科長　**中嶌美佳**　なかじま・みか

Q57 調味料によって食塩量はどれぐらい違うの?

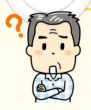

調味料の塩分濃度は、しょうゆ13〜17％、みそ10〜13％と、日本の伝統的な調味料でとくに多く、それに対してマヨネーズの塩分濃度は約2％、ケチャップ約3％と、洋風の調味料では食塩量は少ない傾向にあります。

塩分濃度の高い食品は濃度の低い食品に置き換えるだけで簡単に減塩できます。こいくちしょうゆ大さじ1杯を40％減塩しょうゆにすると食塩量は約1.1g、ぽん酢しょうゆにすると約1.3g減らすことができます。

日本人の食生活と食塩摂取量

厚生労働省の国民健康・栄養調査[1]によると、日本人の食塩摂取量は年々減少傾向にあるものの、1日約10gと他国と比べると多い状況です。日本の食生活には塩やみそ、しょうゆなどの調味料が必要不可欠であり、私たちは1日の食塩摂取量の大部分をこれらの調味料から摂取しています（図1）[2,3]。

調味料からの食塩摂取量を減らす、つまり味つけを上手にコントロールすることが減塩への取り組みの第一歩です。

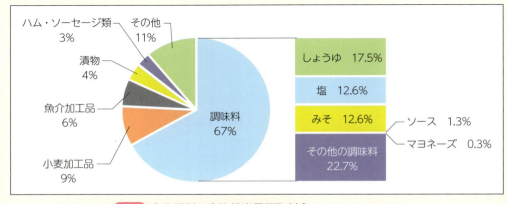

図1 食品群別の食塩相当量摂取割合（文献2、3より改変）

表 調味料の塩分濃度と計量スプーン1杯分の食塩相当量 （文献4、5より作成）

調味料名	塩分濃度	食塩相当量 大さじ1	食塩相当量 小さじ1	調味料名	塩分濃度	食塩相当量 大さじ1	食塩相当量 小さじ1
精製塩	99.1%	5.9g	1.2g	ウスターソース	8.4%	1.5g	0.5g
こいくちしょうゆ	14.5%	2.6g	0.9g	中濃ソース	5.1%	1.1g	0.4g
うすくちしょうゆ	16.0%	2.9g	1.0g	減塩中濃ソース	2.4%	0.4g	0.1g
減塩しょうゆ	8.3%	1.5g	0.5g	トマトケチャップ	3.3%	0.5g	0.2g
ぽん酢しょうゆ	7.8%	1.3g	0.4g	めんつゆ二倍濃厚	5.6%	3.1g	0.9g
淡色辛口みそ	12.4%	2.2g	0.7g	オイスターソース	11.9%	2.3g	0.8g
米みそ、甘みそ	6.1%	1.1g	0.4g	ナンプラー	21.7%	3.9g	1.3g
マヨネーズ	2.3%	0.9g	0.3g	塩こうじ	10.1%	1.5g	0.5g

塩分濃度は商品により異なる。使用する際には食品の表示内容を確認する。

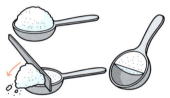 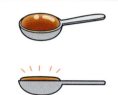

塩や砂糖などの粉状の食品を大さじ1杯量るときは、まずふんわりと山盛りにすくい、すりきり用へらのまっすぐな部分を垂直に使って表面を平らにする。 大さじ2分の1を量るときは、大さじ1杯を量った後に、へらを使い半分をかき出す。大さじ4分の1も同様に、半分かき出して2分の1にしてから、もう半分かき出して4分の1にする。	しょうゆや油などの液体を量るときは、スプーンを水平に持ち、表面張力で表面が盛り上がるくらいまで液体を注ぎ入れる。

図2 計量スプーンの正しい使いかた

調味料を適量使用する

人間がおいしいと感じる味つけは、食材重量に対して体液と等張の0.8％の塩分濃度といわれています。ふだん使用する調味料の塩分濃度を把握しておけば、味つけが濃すぎたり薄すぎたりすることなく、おいしく調理することが可能になります（表）[4, 5]。

そのためには、食材重量も調味料もこまめにかつ正確に計量しましょう。目分量で調理すると無意識に味つけが濃くなります。最初は面倒でも量ることを習慣にして、適正な味つけを覚えましょう。

うすくちしょうゆは、こいくちしょうゆよりも色が薄いため、味も薄いと勘違いしやすいですが、うすくちしょうゆは色を薄くするためにこいくちしょうゆより食塩を多く使用して仕込みます。塩分濃度は1.5％高くなるので、使用する際には色に惑わされず使用量に注意しましょう。

正確な計量を行うためには、小数点第1

位まで量れるデジタルはかりや、小さじ4分の1や8分の1が量れる計量スプーンを活用するとよいでしょう。また、調味料が液体か粉かによって計量の仕方が異なります。計量ツールの使いかたを正しく理解しましょう（図2）。

減塩調味料を活用する

最近は、減塩しょうゆや減塩みそなどの減塩調味料が広く普及しています。「○○％減塩」「食塩無添加」「無塩」「塩分控えめ」

など、いろいろな表現があり、食塩含有量はそれぞれの商品ごとに大きく異なります。そのつど、栄養成分表示を確認することが大切です。

ただし、減塩調味料だからと安心して、使いすぎないよう注意しましょう。また、ナトリウムを減らし、カリウムを添加した減塩調味料もあります。カリウムの制限が必要な人には、使用する前に医師や管理栄養士に相談することを伝えましょう。

引用・参考文献

1) 厚生労働省. 平成29年国民健康・栄養調査結果の概要. 2017, 33p, （https://www.mhlw.go.jp/content/10904750/000351576.pdf）.
2) 厚生労働省. "食品群別栄養素等摂取量−食品群, 栄養素別, 摂取量−総数, 20歳以上". 平成29年国民健康・栄養調査報告. 2017, 86-9, （https://www.mhlw.go.jp/content/000451755.pdf）.
3) 消費者庁食品表示企画課. 栄養成分表示を活用しよう④（減塩社会への道）. （https://www.caa.go.jp/policies/policy/food_labeling/health_promotion/pdf/health_promotion_180402_0004.pdf）.
4) 文部科学省科学技術・学術審議会資源調査分科会報告. 日本食品標準成分表2015年版（七訂）. 東京, 全国官報販売協同組合, 2015, 589p.
5) 牧野直子監修. FOOD&COOKING DATA 塩分早わかり. 第4版. 東京, 女子栄養大学出版部, 2019, 192p.

国家公務員共済組合連合会虎の門病院栄養部　**平野実紀枝**　ひらの・みきえ

Q58 辛いものは塩分が多いのですべてだめということ？

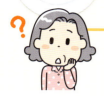

A ほとんどの加工食品や塩蔵品、漬物には食塩が多く含まれています。減塩に取り組むためにはこれらの食品の摂取をなるべく減らせるとよいですが、まったく食べないというのは不可能です。食べる量や頻度を少なくし、料理の材料として使う場合はその分の食塩量を差し引いて調味しましょう。市販の惣菜や外食を利用する際は栄養成分表示を確認する習慣をつけ、食塩含有量の少ない料理を選ぶ、味の濃い料理は残すなど食べかたを工夫することが大切です。

食塩含有量の多い食品を知る

加工食品や塩蔵品、漬物は少量でも食塩を多く含むものがあります。どんな食品にどれくらいの食塩が含まれるのか把握しておくことが大切です。甘酢漬など甘味がある食品は塩気を感じにくいですが、実際は食塩が多いので注意しましょう（表）[1～3]。

さつま揚げやハムなどの魚や肉の加工品や漬物は食塩を多く含む食品ですが、同時に旨味も多いのが特徴です。煮物や炒め物など料理の材料として加えた場合は、その分の食塩量を差し引いて調味するとよいでしょう。

塩蔵品や乾物のなかには、そのまま食べず水に戻して使用する食品もあります。ザーサイは30分の水戻しで約70％、かずのこは6時間の水戻しで約90％、干しうどんは茹でることにより約60％の塩が抜け、摂取する食塩量は栄養成分表示の量より少なくなります[1]。

栄養成分表示を確認し選びかたや食べかたを工夫する

レトルトパウチ食品や缶詰はさまざまな種類があり、食塩量も商品ごとに異なります。また、市販の惣菜や外食は一般的に家庭料理よりも比較的味つけが濃く作られています。食品を購入するときは、商品の栄養成分表示を確認することを習慣化しましょう。

市販の煮物は味が濃いので、再加熱する際にだしや水を加えて食塩を外に出すようにするとよいでしょう。外食では栄養成分表示がある店を選び、食塩の少ないメニューを選択しましょう。また、汁物や漬物な

表 食塩量に注意したい食品の一例と常用量中の食塩含有量 （文献1〜3より作成）

分類	食品名	100g中の食塩量	常用量	常用量中の食塩量	分類	食品名	100g中の食塩量	常用量	常用量中の食塩量
水産加工品	塩ざけ（甘口）	1.8g	1切れ（80g）	1.4g	穀類	食パン	1.3g	6枚切り1枚	0.8g
	スモークサーモン	3.8g	3枚（20g）	0.8g		うどん（生）	2.5g	茹でてざる1枚	0.7g
	しらす干し	4.1g	大さじ1.5杯（10g）	0.4g		おにぎりこんぶ	1.4g	1個（100g）	1.4g
	さつま揚げ	1.9g	小1枚（30g）	0.6g		蒸し中華麺	0.4g	1玉（170g）	0.7g
	かまぼこ	2.5g	2切れ（25g）	0.6g	漬物・つくだ煮	梅干し		1個（13g、正味10g）	2.2g
	からしめんたいこ	5.6g	1/2腹（60g）	3.4g		キムチ		小皿1杯（30g）	0.7g
肉加工品	ロースハム	2.5g	薄切り1枚（15g）	0.4g		らっきょう（甘酢漬）		カレーに添えて（15g）	0.3g
	ベーコン	2.0g	薄切り1枚（18g）	0.4g		紅しょうが		牛丼に乗せて（20g）	1.4g
	コンビーフ缶詰	1.8g	1/2缶（50g）	0.5g		のりつくだ煮		小皿1杯（15g）	0.9g
乳製品	プロセスチーズ	2.8g	6Pチーズ1個（25g）	0.7g	嗜好品	かた焼きせんべいしょうゆ		1枚（23g）	0.5g
	カマンベールチーズ	2.0g	1/4切れ（25g）	0.5g		くし団子（みたらし）		1本（60g）	0.4g

どの食塩の多いものは残すなど、食べかたにも工夫が必要です。ただし、丼物やパスタなど主食と副食が一体となっているメニューは残しにくいので、食塩量を調整しやすいメニューを把握しておくことも大切です。

🔴 ナトリウム量を食塩量に変換する

市販食品は食塩量ではなくナトリウム量で表示されている場合も多くあります。ナトリウムの数値がそのまま食塩量というわけではありません。ナトリウム量でしか表記がない場合は、以下の式で食塩量に換算します。

食塩相当量（g）＝
ナトリウム量（mg）× 2.54 ÷ 1,000

　食塩相当量1g＝ナトリウム量約400mgと覚えておくと便利です。

引用・参考文献

1) 松田康子. "乾物や塩蔵品の口に入る塩分量". FOOD & COOKING DATA減塩のコツ早わかり. 牧野直子ほか監修. 東京, 女子栄養大学出版部, 2015, 59-60.
2) 文部科学省科学技術・学術審議会資源調査分科会報告. 日本食品標準成分表2015年版（七訂）. 東京, 全国官報販売協同組合, 2015, 589p.
3) 松本仲子監修. 調理のためのベーシックデータ. 第4版. 東京, 女子栄養大学出版部, 2012, 184p.

国家公務員共済組合連合会虎の門病院栄養部　**平野実紀枝**　ひらの・みきえ

Q59 塩分を少なくできる調理法って何?

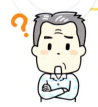

どんな調理法でも、工夫しだいでうす味でもおいしく仕上げることができます。食材の表面に味を絡めるように重点的に味をつける、焼いて香ばしさを加えるといった調理の工夫をすることで、うす味の物足りなさをカバーできます。また、調味料を減らす代わりに、レモンや酢などの酸味のある食材や香味野菜、香辛料を利用するのもよい方法です。料理の総量が多くなると、それだけ食塩量も多くなります。とくに汁気の多いメニューは避けましょう。

調理法による違い

料理に使う調味料をただ単純に減らすと、味気のないぼんやりした仕上がりになり、おいしさが損なわれます。煮る、焼く、蒸す、炒める、和える、揚げるなど各調理法の特徴と減塩のコツを理解して、バラエティ豊かな調理方法を心がけましょう。

味を認識するのは舌の表面にある味蕾細胞であり、食材の中がうす味でも表面に重点的に味がついていれば、舌に食材の味が触れておいしいと感じることができます。肉や魚の下味にしょうゆや塩を使うのはやめ、酒やにんにく、しょうがなどの風味のある食材に変えてみましょう。

■煮る

調味料を食材の中まで染み込ませると食塩が多くなりやすいので、だしで含ませるように煮た後、最後に調味料を入れて表面に調味料を絡ませるように仕上げます。煮汁に少量のとろみをつけたり、風呂吹きだいこんのみそのように味つけを別にしたりすると、しっかりとした味を感じることができます。

■焼く

表面を焼いて軽く焦げ目をつけ、香りと香ばしさを引き出します。

■蒸す

素材の旨味や風味を逃がさずに仕上げることができます。

■炒める

油で食材に香りやコクを加えることができます。短時間で手早く仕上げると、水っぽくならずに味も食感もよく仕上がります。

表 減塩を手助けする要素と食材例

	食材例
酸　味	酢、レモン、ゆず、すだち
香　り	みつば、みょうが、セロリ、ねぎ、バジル、パセリ、しょうが、にんにく、しそ、クローブ、シナモン、ナツメグ、ガラムマサラ、クミン、パプリカ
辛　味	こしょう、とうがらし、からし、カレー粉、さんしょう、わさび、粒入りマスタード
旨　味	かつお節、乾しいたけ、こんぶ、煮干し、さくらえび、わかめ
コ　ク	いりごま、ねりごま、ナッツ類、ラー油、ごま油、オリーブ油、牛乳、ぶたバラ肉

■和える

　食材に調味料を加えると、脱水作用によりしだいに食材から水が出て調味料が薄まってしまいます。食べる直前に和えると味がぼやけることなく食べられます。

■揚げる

　香りと食感がよく仕上がります。素材自体には味をつけずに、食べるときに塩やソースをつけます。揚げる際に食材にのりやしそを巻く、衣にあおのりやごまを使うなどの工夫も満足感が得られます。

● 香りや旨味を利用する

　おいしさを演出する味には塩味のほかに酸味、香り、辛味、旨味、甘味などがあります。酸味は胃酸の分泌を促し、食欲増進の効果があります。香りの強い野菜や香辛料を使うとうす味でも気になりません。だしを利用して旨味を加え、調味料を減らすことも大切です。

　ただし、市販のだしの素にも食塩は含まれます。かつお節や乾しいたけ、こんぶなどの天然素材からだしをとるか、減塩の和風だしや洋風スープの素を活用するのもよいでしょう。

　また、油脂類のコクや香ばしさなどアク

セントも加えてうす味をカバーしましょう。ナッツ類は一度フライパンで乾煎りすると風味も増します（表）。

● 汁気の多い料理に注意

　みそ汁や汁物、麺類、茶碗蒸し、カレーライス、鍋物など水分の多い料理は相対的に食塩の使用量が多くなります。水分の多い料理はできるだけ少なくしましょう。また、ラーメンのスープは残す、うどんやそばはつけ麺で食べるなど食べかたの工夫も併せて行いましょう。

● 減塩の取り組みに関する　よくある誤解

　以下に患者からよくある質問と、それに対する答えを紹介します。

質問1

患者：汁物やスープは味が濃いので、湯で薄めて飲めば大丈夫でしょ。

看護師：薄めても全部飲み干してしまえば、口に入る食塩量は同じです。調理の際に調味料を減らすか、汁は残しましょう。

質問2

患者：具だくさんのみそ汁だから、汁は少ないはず。野菜がとれるから、たっぷり食

べよう。

看護師：具だくさんにすれば相対的に汁の量を減らすことができますが、いつもよりたくさん盛りつけた場合、口に入る食塩の量は変わりません。

その他の調理の工夫
■新鮮な食材を選ぶ

新鮮な食材、季節の食材を選択し、素材そのものの風味や旨味を活かした味つけにすれば、うす味でも物足りなさを感じません。

■歯ごたえを活かす

食材の切りかたは大きめを意識すると、使用する食塩量を少なくできます。

■味つけは重点的に

少ない食塩をいくつかの料理に分散させると、すべての料理がうす味になりかねません。料理1品だけにしっかりと味をつけ、ほかはうす味にすると味にメリハリがつきます。

国家公務員共済組合連合会虎の門病院栄養部　**平野実紀枝**　ひらの・みきえ

第2章
食事に関する患者のギモンQ&A

Q60 食べすぎないように1日2食にすれば、血糖コントロールはよくなるの？

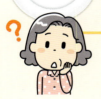

A 1日2食では必要な量のエネルギーやたんぱく質が確保できない可能性があります。また、2食で必要栄養量をとろうとすると、1度に多く食べる必要があり、食後高血糖の原因にもなります。1日3回の食事を適量食べるようにしましょう。

🍱 一定量の食事を3回に分けてとることが大切

指示エネルギー量1,800kcal、指示たんぱく質量60gの場合の1日3回の食事例を図上に示します。朝昼夕と分けて食べると、エネルギー1,800kcalやたんぱく質60gを満たしたうえで炭水化物量も適切な量に収まっています。

一方、朝食をとらない2食の例を見てみましょう（図下）。2食で必要栄養量をとるためには、それぞれの食事でごはんや肉・魚の量を増やして対応することになります。そうすると、一度にとる炭水化物量が増えてしまい、食後血糖値が上昇するリスクが増加します。

朝食を抜いて2回の食事量をそのままにした場合はどうでしょうか？ 食後血糖値が上昇するリスクは増えませんが、1日400kcalのエネルギーがとれなくなります。このような食事を長期間続けると、エネルギー不足からドライウエイトが下がり、痩せや栄養障害をひき起こす可能性があります。

また、インスリン注射をしている人は、2回の食事にすると血糖値の乱れにつながる可能性があり、低血糖や高血糖のリスクも増えてしまいます。血糖管理を良好に保つためには、一定量の食事を3回に分けてとることが大切だといえます。

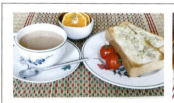 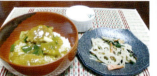 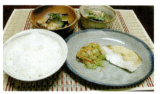

朝食
エネルギー 400kcal
炭水化物50g
たんぱく質14g

昼食
エネルギー 740kcal
炭水化物120g
たんぱく質20g

夕食
エネルギー 700kcal
炭水化物110g
たんぱく質26g

合計　エネルギー 1,840kcal、炭水化物280g、たんぱく質60g
炭水化物エネルギー比60％

朝食がない2食の場合
・昼食と夕食のごはんを70gずつ増やす
・肉と魚を20gずつ増やす

昼食
エネルギー 900kcal
炭水化物150g
たんぱく質25g

夕食
エネルギー 850kcal
炭水化物140g
たんぱく質35g

合計　エネルギー 1,750kcal、炭水化物290g、たんぱく質60g

問題点：1回の炭水化物量が増えてしまう

図 1日3食の食事例（指示エネルギー 1,800kcal、指示たんぱく質60gの場合）

引用・参考文献

1) 文部科学省科学技術・学術審議会資源調査分科会報告．日本食品標準成分表2015年版（七訂）．東京，全国官報販売協同組合，2015，589p．

萌生会大道クリニック栄養課　長谷川民子　はせがわ・たみこ

Q61 和食、洋食、中華など、どの料理が透析患者にはいいの？

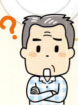

A 和食は、定食メニューであれば栄養バランスがとりやすいです。しょうゆ味の料理が重なると食塩量が多くなります。洋食は、和食に比べて食塩量は抑えられます。生クリームやバターなどの脂質が多く含まれます。中華は、油を使用した料理が多く、高エネルギーとなりやすいです。味つけはみそや調味料を多用するために食塩量が多くなります。和食、洋食、中華の特徴を知って、食べかたや選びかたを工夫しましょう。

特徴を知り、食べかたや選びかたを工夫する

和食、洋食、中華の外食の栄養成分を表に示します。

■和食

定食を選択すると栄養バランスがとりやすくなりますが、食塩量を減らすためにみそ汁や漬物は残すようにしましょう。お寿司は食塩量が増えるので、つけるしょうゆの量を減らし、ガリは食べないようにしましょう。

うどんやそばなどの麺類は汁を残しましょう。油揚げやえびの天ぷらなどの具材が入ったものは、たんぱく質がとれます。献立の組み合わせは、しょうゆ味の料理ばかりにならないようにしましょう。酢の物が1品あると、食塩量の調整がしやすくなります。

■洋食

シチューやカレーライスなど汁ごと食べる料理は食塩量や水分量が多くなるため、量が多くならないようにしましょう。外食のオムライスは卵を2～3個使っていることも多く、リンが多く含まれています。多いと思ったら、すこし残す勇気をもちましょう。自宅で作る場合は卵を1個にしてうす焼きにしましょう。

洋食の定食はエネルギーが高く、つけ合わせにいも類が使われているとカリウムが多くなるので量を調整しましょう。スパゲッティは茹でるときに塩を多く使っており、食塩量が多いです。自宅で作るときは塩を加えずに茹でましょう。

■中華

定食を選ぶと、ごはん、肉や魚などのた

表 外食の栄養成分

	献立名	エネルギー (kcal)	たんぱく質 (g)	食塩相当量 (g)	カリウム (mg)	リン (mg)
和食	しょうが焼き定食	823	29.7	5.7	1,072	348
	さばのみそ煮定食	781	37.3	6.5	1,025	484
	にぎり寿司	514	25.3	2.6	408	288
	きつねうどん	394	12.4	5.8	403	217
	ざるそば	284	10	2.7	185	224
	親子丼	703	28.3	3.8	536	383
	かつ丼	893	28.8	3.8	403	363
洋食	ビーフカレーライス	942	22	3.9	542	237
	オムライス	834	24.4	3.8	575	345
	ハンバーグ定食	895	36.9	3.7	1,041	424
	スパゲッティナポリタン	731	18.7	4.8	368	220
	カルボナーラスパゲッティ	870	26.2	4.8	257	404
中華	麻婆豆腐定食	690	23.6	6.3	645	392
	八宝菜定食	661	21.8	5.3	577	344
	しょうゆラーメン	487	21.6	5.8	594	302
	チャーハン	755	14.2	2.5	201	193
	中華丼	843	17.2	2.8	628	307

栄養成分は文献1、2から抜粋。リンの値は食材を計算して出した数値とした。

んぱく質食品、野菜類をとることができます。漬物やスープは残すようにしましょう。ラーメンとチャーハンなどの組み合わせは食塩量や炭水化物、脂質の量が多くなるので選ばないようにしましょう。中華丼は一品でいろいろな食材がとれるので、比較的お勧めの料理です。

引用・参考文献

1) 香川明夫監修. 外食・コンビニ・惣菜のカロリーガイド：よく食べる食品740品の栄養価がひと目でわかる！ 東京, 女子栄養大学出版部, 2017, 128p.
2) 貴堂明世監修. 最新 早わかりインデックス 食材&料理カロリーブック 七訂食品成分表対応. 東京, 主婦の友社, 2017, 192p.
3) 文部科学省科学技術・学術審議会資源調査分科会報告. 日本食品標準成分表2015年版（七訂）. 東京, 全国官報販売協同組合, 2015, 589p.
4) 香川芳子監修. 毎日の食事のカロリーガイド. 第3版. 東京, 女子栄養大学出版部, 2018, 232p.

萌生会大道クリニック栄養課　**長谷川民子** はせがわ・たみこ

Q62 和菓子と洋菓子ではどちらがいいの?

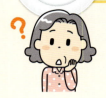

和菓子であんを多く使っているものは、カリウムが多めに含まれています。エネルギーは低いです。洋菓子は、卵や乳製品を使っているのでリンが多く、エネルギーが高いです。1個の重量も多いです。和菓子は洋菓子に比べてエネルギーやリン、カリウムが少なくなっています。洋菓子と比べると和菓子のほうがお勧めといえます。

🍱 洋菓子よりは和菓子がお勧め

和菓子と洋菓子の栄養量を表[1]に示します。

■和菓子

1個の重量が少なく、洋菓子と比べるとエネルギー、カリウム、リンが少なくなっています。例外として、いもを使った芋かりんとうや黒糖を使った黒かりんとうはカリウムが多く含まれます。摂取量には注意しましょう。

せんべい類は食塩量が多いです。食べすぎると食塩量が多くなり、水分摂取が増えて体重増加につながる可能性があります。

■洋菓子

卵や乳製品を使っているものが多く、リン含有量が多くなっています。1個の重量が多いので、量を減らして食べるようにするなどの工夫が必要です。

チョコレートは少量でもカリウムやリンが多いので、食べすぎないようにしましょう。

表 菓子の重量と栄養成分（文献1より作成）

品名		1個重量もしくは1回量（g）	1個当たりの栄養量				
			エネルギー (kcal)	たんぱく質 (g)	食塩相当量 (g)	カリウム (mg)	リン (mg)
和菓子	水ようかん	60	103	1.6	0.1	10	14
	みたらし団子	60	118	1.9	0.4	35	31
	くしあん団子	60	121	2.3	0.1	26	30
	今川焼	80	177	3.6	0.1	46	42
	かしわもち	60	124	2.4	0.1	24	28
	きんつば	45	119	2.7	0.1	72	34
	桜もち（関西風）	80	160	2.7	0.1	18	22
	桜もち（関東風）	80	191	3.6	0.1	30	30
	大福もち	45	106	2.2	0	21	26
	どら焼	60	170	4.0	0.2	72	48
	芋かりんとう	30	143	0.4	0	165	16
	かりんとう 黒	30	132	2.3	0	90	17
	かりんとう 白	30	133	2.9	0	21	20
	揚げせんべい5枚	20	93	1.1	0.2	16	17
	しょうゆせんべい3枚	22.5	84	1.8	0.5	29	23
洋菓子	シュークリーム	60	137	3.6	0.1	72	90
	ショートケーキ	150	491	10.7	0.3	137	165
	カスタードプリン	140	176	7.7	0.3	196	154
	ベイクドチーズケーキ	100	318	8.5	0.5	86	100
	カスタードワッフル	35	88	2.6	0.1	56	53
	マドレーヌ	25	111	1.5	0.2	18	18
	アップルパイ	55	167	2.2	0.4	34	17
	アーモンドチョコレート10粒	42	245	4.8	0	231	134
	ミルクチョコレート1/2枚	28	156	1.9	0.1	123	67

引用・参考文献 --

1) 文部科学省科学技術・学術審議会資源調査分科会報告．日本食品標準成分表2015年版（七訂）．東京，全国官報販売協同組合，2015，589p.

萌生会大道クリニック栄養課　長谷川民子　はせがわ・たみこ

Q63 麺類ではどれがいいの？

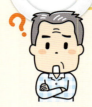

麺類は食塩量や水分量が多く、野菜やたんぱく質食品が少ない、偏った食事といえます。食塩量や水分量が調整できて、野菜やたんぱく質食品が入っているものを選ぶとよいでしょう。つけ汁で食べる麺類や具だくさんで汁がない焼きそば、焼きうどんなどは比較的お勧めの献立です。

🍱 具材が多く、汁がないものを選ぶ

食べるときの工夫としては、具材の多いものを選んだり、野菜の単品料理を追加するようにします。汁は残して、つけ汁は少なめにします。

■麺類の種類による食べかたの工夫

●日本そば
ほかの麺類に比べてリン含有量が多いです。ざるそばなどはつけ汁を減らすことで食塩量を調整できます。

●うどん
汁に食塩量が多いため、汁は残すようにします。油揚げやえびの天ぷらなどが入ったものを選ぶとたんぱく質がとれますが、油揚げや天ぷらの衣が汁を吸ってしまうので注意が必要です。

●ラーメン
汁に食塩や脂質の量が多いため、汁は残すようにします。麺を作るときにかんすいを使用するので、リンも多いです。

●そうめん
麺に塩が多く含まれているので、多めの湯で茹でて、しっかりともみ洗いをします。あっさりとして食べやすいですが、エネルギーが1束（50g）170kcalと少ないので、天ぷらなどといっしょに食べるか、具だくさんにします。

●焼きそば・焼きうどん
汁がないので、食塩量は比較的抑えられます。魚介類や肉、野菜を加えて具だくさんにすることで、栄養バランスもとりやすくなります。

●スパゲッティ
ミートソースやナポリタンなどは、野菜や肉などのたんぱく質食品もいっしょにとれるので比較的お勧めの献立です。生クリームや卵、チーズを使ったカルボナーラは

カレーつけ麺

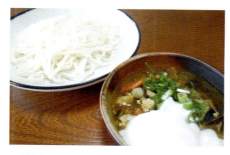

■ 材料（1人分）

茹でうどん	200g
ぶたローススライス	50g
たまねぎ	30g
なす	30g
にんじん	20g
しめじ	20g
カレー粉	1.5g
炒め油	2g（小さじ1/2）
Ⓐ だし汁	80g
こいくちしょうゆ	9g（小さじ1と1/2）
みりん	6g（小さじ1）
オイスターソース	2g
青ねぎ	5g
温泉卵（1個）	50g

■ 作り方

❶ うどんは湯がいた後、しっかりもみ洗いして器に盛る。ぶた肉は細切り、たまねぎはうす切り、なすとにんじんは細切りにし、しめじは小房にして湯がく。
❷ 鍋に油を熱してぶた肉を炒め、色が変わったら青ねぎ以外の具材、カレー粉も加えて炒める。Ⓐを加え、すこし煮る。
❸ 器に❷を盛り、小口切りの青ねぎ、温泉卵をのせる。

■ 栄養成分

エネルギー	495kcal
水分	404.9g
たんぱく質	23.9g
カリウム	571mg
リン	295mg
食塩相当量	2.2g

図　カレーつけ麺のレシピ

リンが多いので、あまりお勧めできません。

外食で麺類をとると、注意していても食塩量が多くなります。頻度を減らしたり、種類を選んで食べるようにしましょう。麺類は食べやすい献立なので、自宅で工夫して調理してみてはいかがでしょうか？ 麺類は口当たりもよく、食欲が出ないときにはよい献立です。

透析食として工夫した麺類のレシピを図に示します。ぜひ患者に勧めてみてください。

引用・参考文献

1) 文部科学省科学技術・学術審議会資源調査分科会報告．日本食品標準成分表2015年版（七訂）．東京，全国官報販売協同組合，2015，589p．
2) 香川芳子監修．毎日の食事のカロリーガイド．第3版．東京，女子栄養大学出版部，2018，232p．
3) 香川明夫監修．外食・コンビニ・惣菜のカロリーガイド：よく食べる食品740品の栄養価がひと目でわかる！東京，女子栄養大学出版部，2017，128p．
4) 貴堂明世監修．最新 早わかりインデックス 食材＆料理カロリーブック 七訂食品成分表対応．東京，主婦の友社，2017，192p．

萌生会大道クリニック栄養課　長谷川民子（はせがわ・たみこ）

Q64 透析患者にお勧めの肉は？

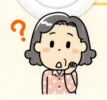

A 牛肉・ぶた肉・鶏肉で大きな違いはないため、一つに偏らないほうがよいでしょう。また、部位によっても食感や適するメニューが異なり、個人差もあるので、患者の嗜好を把握したうえで指導します。とはいっても、透析患者ではリン含有量が気になることでしょう。そのため、肉の種類にこだわるよりも、すべての肉はレバーのリン含有量が多いので、レバーは控えるように指導しましょう。

肉類のリン含有量

　維持透析患者は高リン血症を有する人が多く、リン制限の指導が多いのも事実です。肉の種類や部位別に100g中のリン含有量を見てみると（表1）[1]、リン含有量のみであれば、和牛かたロースがいちばん少ないので、高リン血症の患者にはよいといえます。

　リンは茹でることで除去できます。たとえば、和牛もも（脂肪なし）100gを茹でると、リン含有量を170mgから120mgに減らすことができます。また、茹でる下処理を行ったり、献立をしゃぶしゃぶにしたりすることで、リン摂取を抑えることができるため、メニューを考えるポイントにもなります。

肉類の鉄含有量

　肉類の摂取でもう一つ気になる点は、透析患者はヘモグロビン値が低い人が多く、貧血＝鉄分補給と考えられ、鉄欠乏性貧血の場合はレバーが第一選択となりがちなことです。肉類100g中の鉄含有量を表2[1]に示します。

　透析患者では貧血がすべて鉄欠乏性ではないため、貧血の原因を確認することが大切です。なぜなら、レバーはリン含有量が非常に多いため、高リン血症の患者では注意が必要だからです。また、患者のなかにはレバーが苦手な人が多いことも、栄養指導時に感じます。同じレバーでも生が好きな人もいれば、煮物でないと食べられない人もいるなど、嗜好にも大きく左右されるため、患者からの情報をもとに、その人に合った肉を勧めることが重要です。

表1 肉類100g中のリン含有量（文献1より作成）

肉の種類	リン含有量
和牛かたロース（脂肪なし）	120mg
和牛もも（脂肪なし）	170mg
和牛ヒレ	180mg
牛レバー	330mg
ぶたかた（脂肪なし）	190mg
ぶたロース（脂肪なし）	190mg
ぶたヒレ	220mg
ぶたレバー	340mg
鶏もも（皮なし）	190mg
鶏むね（皮なし）	220mg
鶏ささ身	240mg
鶏レバー	300mg

表2 肉類100g中の鉄含有量（文献1より作成）

肉の種類	鉄含有量
和牛かたロース（脂肪なし）	0.7mg
和牛かたロース　赤肉　生	2.4mg
和牛もも（脂肪なし）	2.7mg
ぶたかた（脂肪なし）	0.5mg
ぶたかた赤肉　生	1.2mg
鶏もも（皮なし）	0.6mg
鶏ささ身	0.3mg
馬肉　赤肉	4.3mg
牛レバー	4.0mg
ぶたレバー	13.0mg
鶏レバー	9.0mg

肉類の栄養素の吸収率を高めるには

　鉄を多く含む食品として代表的なものに、ほうれんそうなどの野菜があります。鉄には肉などの動物性食品に多く含まれるヘム鉄と、野菜や卵などに含まれる非ヘム鉄があり、ヘム鉄のほうが吸収率が高くなっています。一方、非ヘム鉄は、良質のたんぱく質やビタミンCを多く含む食品と組み合わせることで、吸収率を上げることができます。

　たとえば、鉄含有量の多いひじきは非ヘム鉄を含みますが、ひじきとだいずをいっしょにとると、良質のたんぱく質および葉酸が摂取でき、さらに鉄の吸収もアップします。さらに、造血においてはビタミンB_6、ビタミンB_{12}や葉酸を多く取り入れることもお勧めします。レバーは鉄、良質のたんぱく質、ビタミンB_6・B_{12}・葉酸などを多く含み、ぶた肉はビタミンB_6含有量が多いため、これらと野菜をいっしょにとるようにするとよいでしょう。

引用・参考文献

1）文部科学省科学技術・学術審議会資源調査分科会報告. 日本食品標準成分表2015年版（七訂）. 東京, 全国官報販売協同組合, 2015, 589p.

松下会あけほのクリニック栄養管理部主任　**北岡康江**　きたおか・やすえ

第2章 食事に関する患者のギモンQ&A

Q65 透析患者にお勧めの魚は？

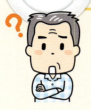

透析患者では、リン含有量の少ない魚がお勧めですが、肉と同様に、一概にリン含有量が少ない魚がよいとは言い難いのが現実です。患者の状態に合わせ、嗜好も考慮したうえで指導しましょう。基本的に食事療法は継続することが重要であり、強制的では続きません。より患者に合った対応を行うことが必要です。

魚類のリン含有量

魚類100g中のリン含有量をみると、ぶりは130mgと少なく、さんま180mg、あじ230mg、まさば220mg、べにざけ260mgであり、わかさぎは350mg、ししゃもは430mgでともにリン含有量の多い魚といえます（表1）[1]。

夏になると、患者から「うなぎは食べていいんですか？」とよく質問されます。多分いろいろなスタッフから、"うなぎはリン含有量が多い"と指導されたのでしょう。確かにうなぎのかば焼のリン含有量は100g中300mgと多いですが、好きで食べたい患者には、食べる量や回数を制限したり、ほかの食事で調整したりする工夫を指導しています。うなぎは頻繁に食べる魚ではないので、土用の丑の日に食べることを目標にするのもよいかと考えます。

また、干物やみりん干しなどは添加物と

表1　魚類100g中のリン含有量（文献1より作成）

ぶり	130mg
さんま	180mg
まあじ	230mg
まさば	220mg
べにざけ	260mg
わかさぎ	350mg
ししゃも	430mg
うなぎのかば焼	300mg

してリンを多く含むため、あまりお勧めできません。

カルシウムを多く含む食品

リン含有量以外に魚類の摂取でもう一つ注意する点として、透析患者は骨粗鬆症のリスクが高いため、効率よくカルシウムを摂取することが挙げられます。平成29年国民健康・栄養調査[2]において、男女とも1日平均カルシウム摂取量は600mg以下とい

う報告があり、摂取不足が伺えます。摂取不足に加えて吸収率が悪いと、骨折のリスクを高めてしまうので、カルシウムのみならず、骨形成に必要なマグネシウムや、腸管からのカルシウムの吸収を促進して骨芽細胞のはたらきを助けるビタミンDをいっしょに摂取することをお勧めします。

カルシウムを多く含む食品は、魚類ではしらす、ししゃも、わかさぎ、乳・乳製品では牛乳、ヨーグルト、野菜類ではチンゲンサイ、こまつな、だいず製品では納豆、生揚げ、藻類では乾燥わかめです（表2）[1]。ビタミンDを多く含む食品には、さけ・さんま・あじなどの魚や、しめじ・乾しいたけなどのきのこ類があります。

カルシウムの吸収率が高いものとしては、乳・乳製品がもっとも高く（約50％）、次に小魚・藻類（約30％）です。しかし、乳・乳製品はリン含有量が多いため、食べすぎはよくありません。わかさぎやししゃもなどの小魚類はカルシウムが豊富であり、リン含有量も多いため、使用量や組み合わせしだいでは骨折予防の食材といえます。

たとえば、南蛮漬けは小魚を揚げ、酢に漬けることで骨ごと食べられ、カルシウムも豊富です。また、揚げることでエネルギーもアップするため、透析患者にはよいメ

表2	食品100g中のカルシウム含有量

（文献1より作成）

魚　類	しらす	210mg
	ししゃも	330mg
	わかさぎ	450mg
乳・乳製品	牛　乳	110mg
	ヨーグルト	120mg
野菜類	チンゲンサイ	100mg
	こまつな	170mg
だいず製品	糸引き納豆	90mg
	生揚げ	240mg
藻　類	乾燥わかめ	780mg

ニューと考えます。とくに夏場の食欲が低下しているときには、よいのではないでしょうか。

さけときのこのクリーム煮では、牛乳に含まれるカルシウムの吸収を、さけときのこに含まれるビタミンDが促進します。また、ビタミンKを多く含むブロッコリーやほうれんそうなどの野菜をいっしょにとることで、尿中へのカルシウム排泄を抑え、骨破壊を防ぐ役割があります。

このように、吸収率や相乗効果を考えるなら、一つの栄養素や食材だけを摂取するのではなく、いろいろな食品をバランスよく取り入れた食事がふさわしいでしょう。患者とのコミュニケーションを築き、個人に合わせた指導を心がけることが大切です。

引用・参考文献

1）文部科学省科学技術・学術審議会資源調査分科会報告. 日本食品標準成分表2015年版（七訂）. 東京, 全国官報販売協同組合, 2015, 589p.

2）厚生労働省. "栄養素・食品群別摂取量に関する状況". 平成29年国民健康・栄養調査の概要, 2017, 30-2,（https://www.mhlw.go.jp/content/10904750/000351576.pdf）.

松下会あけぼのクリニック栄養管理部主任　北岡康江　きたおか・やすえ

Q66 白米と玄米や胚芽米、カレールウとカレー粉、牛乳と豆乳、それぞれどちらのほうがいい？

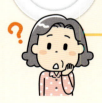

A 3種類の米のなかでは、玄米がもっとも多くビタミン・ミネラルを含みます。カレールウとカレー粉では、カレー粉のほうが食塩含有量は少ないですが、カリウムを多く含みます。牛乳と豆乳では栄養成分が微妙に異なり、カルシウム補給やリン制限といった目的別にどちらかを選択するのがよいでしょう。

白米・玄米・胚芽米の栄養素の違い

胚芽米と胚芽精米の違いは、胚芽の部分を80％以上保有しているものが「胚芽精米」であり、その基準を満たしていないものは「胚芽米」といわれています[1]。胚芽にはビタミンがたくさん含まれており、精米方法によって栄養量が変わってきます。玄米は白米よりビタミン・ミネラルを多く含み、胚芽精米のビタミン・ミネラル含有量は玄米と白米のあいだくらいです。胚芽米は、白米よりビタミン・ミネラルがすこし多く含まれます。胚芽米と胚芽精米の違いに注意する必要があります。

玄米はビタミン・ミネラルが豊富ですが、食べにくいというデメリットもあるため、炊くときに水の分量を多くしたり、炊飯器具や炊飯時間などの工夫が必要です。

主食である米も、患者主体で考えることを優先しましょう。

カレールウとカレー粉の栄養素の違い

カレールウとカレー粉の違いは、100g中の食塩相当量がカレールウ10.7g、カレー粉0.1gとカレールウのほうが多く、100g中のカリウム含有量ではカレールウ320mg、カレー粉1,700mgとカレー粉のほうが多いことです（表1）[2]。カレーを作るとき、カレールウのみで味がしっかりつくことで、食塩含有量の多さが実感できると思います。

また、カレー粉にはいろいろな香辛料が入っており、その多くはターメリック（ミネラルや食物繊維を多く含むウコンという根茎を乾燥させたもの）なので、カリウム含有量が多いです。カレー風味をつけるようなメニューであれば、カレー粉の使用量は多くないと思いますので、カリウム摂取

表1 カレールウとカレー粉の栄養素の比較（100g中）（文献2より作成）

	エネルギー (kcal)	たんぱく質 (g)	食塩相当量 (g)	カリウム (mg)	カルシウム (mg)	リン (mg)
カレールウ	512	6.5	10.7	320	90	110
カレー粉	415	13.0	0.1	1,700	540	400

表2 普通牛乳と豆乳の栄養素の比較（100g中）（文献2より作成）

	エネルギー (kcal)	たんぱく質 (g)	カリウム (mg)	カルシウム (mg)	リン (mg)	鉄 (mg)
普通牛乳	67	3.3	150	110	93	0.02
豆　乳	46	3.6	190	15	49	1.2

量をあまり気にせず、メニューに応じて選択するとよいでしょう。

🔴 牛乳と豆乳の栄養素の違い

　牛乳と豆乳（それぞれ100g中）では、たんぱく質は牛乳3.3g、豆乳3.6gとあまり差はなく、カリウムは牛乳150mg、豆乳190mg、カルシウムは牛乳110mg、豆乳15mg、リンは牛乳93mg、豆乳49mg、鉄は牛乳0.02mg、豆乳1.2mgが含まれています（表2）[2]。両方とも比較的簡単に摂取できるため、摂取量が限られている場合、カルシウム補給には牛乳、鉄補給には豆乳、カリウム制限には牛乳、リン制限には豆乳というように摂取目的を明確にし、状況に応じて選択することが望ましいと考えます。牛乳については、ジャージー牛乳・濃厚牛乳・低脂肪牛乳など種類も豊富であり、鉄を多く含む牛乳もあるので、用途に注意しながら選択しましょう。

引用・参考文献

1) 香川明夫監修. "胚芽精米". 七訂 食品成分表2018 資料編. 東京, 女子栄養大学出版部, 2018, 69.
2) 文部科学省科学技術・学術審議会資源調査分科会報告. 日本食品標準成分表2015年版（七訂）. 東京, 全国官報販売協同組合, 2015, 589p.

松下会あけぼのクリニック栄養管理部主任　**北岡康江**　きたおか・やすえ

memo

食事に関するナースのギモンQ&A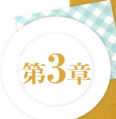
第3章

Q67 患者の食事摂取状況をうまく聞き出すコツは?

 患者の自己管理全般を見渡して、達成できていそうなことから話題に取り上げ、患者を褒めることから切り込んでいくとよいでしょう。そうすることで、患者みずからが日々の食事摂取状況について話しやすくなります。その話の流れのなかで、自己管理のレベルをよりいっそう高める方向づけから、達成できていない点についていっしょに考えていく雰囲気をつくることがコツです。

🔴 関係性の構築からはじめよう

まずは日ごろのコミュニケーションを良好にして、患者との信頼関係を築くことが大切です。そして、患者みずからが医療者に相談しやすい環境と雰囲気をつくることが重要です。信頼関係が醸成されていけば、食事に限らず生活習慣全般について情報を得やすくなるでしょう。

🔴 できていないことを責めない

患者から食事摂取状況を聞き取りたい場面とは、どのようなときでしょうか。何かしら問題があってその問題点をあきらかにしたいときか、透析導入後間もないときなどでしょう。

患者にとって、食事などの日々の生活習慣を人に話すことは抵抗がある場合が多いといえます。体重増加量や検査データなどから食事摂取状況を推測することができますが、医療者は異常値を目にしてしまうと心がざわつくこともあると思います。我々医療者が無意識に使命感や親切心をもちすぎると、つい「異常値を是正させたい」という思いが先行しがちです。それは自然なことともいえます。しかし、そこで最初から達成できていないところを追及してしまうと、患者は自分が叱られているような気分になる可能性があります。患者が生活習慣について必要以上にネガティブな印象をもってしまうと、医療者に対して心を閉ざし、叱られたくないという気持ちから食事摂取状況を聞き取りにくくなる可能性があります。患者にこのような思いをさせてしまうと、関係性の修復は困難となるでしょう。

患者に寄り添うことが大切

食事摂取状況などの生活習慣を聞き取る際、まずは患者の自己管理を尊重する姿勢を見せるべきです。

患者が自己管理を達成できていないケースは、大きく分けて2つあります。自己管理の方法をわかっているにもかかわらず実行できない場合と、自己管理の方法がそもそもわかっていない場合です。自己管理の方法がわかっていない場合には、患者の理解力に合わせて、一からていねいに教える必要があります。自己管理の方法がわかっているにもかかわらず実行できない場合は、何か事情があるかもしれませんし、単に怠け心からきていることもありえます。事情がある場合には患者の話に耳を傾けて共感を示し、解決策をいっしょに考える姿勢が大切です。とくに糖尿病を原疾患とする患者の場合、糖尿病の食事療法（エネルギーの管理）から糖尿病性腎症の食事療法（たんぱく質の管理）、そして透析療法の食事療法（食塩・水分・カリウム・リンの管理）というように、病態の変化による食事療法の変更を経験しています。患者からすれば、話の切り口がコロコロと変わって面倒に感じているかもしれません。「糖尿病の患者は面倒だ」と思うことがあったとしたら、患者が病気である自分自身を面倒と思っているかもしれないことに気づくべきです。あ

きらめず、患者に寄り添うべきでしょう。患者がわからないことや勘違いしていることについては、すこしずつでも説明しましょう。

「教えてあげる」ではなく「いっしょに考える」

ここまで一般論を解説しましたが、結局のところ、患者は一人ひとりパーソナリティや置かれている状況が異なるのが実際です。患者にもっとも近い看護師は、やはり患者一人ひとりに寄り添うことが大切です。なかには最初から心を閉ざしている患者もいると思います。その場合は他愛のない世間話からすこしずつ距離を縮めるなど、自分なりに考えて対応しましょう。食事摂取状況などの生活習慣を聞き取る場合は、あらかじめこちらから何を話すのかプランを考えたりせず、白紙の状態で患者一人ひとりに接したほうがよい方向に進むこともあります。そうすることで、患者みずからが食事摂取状況を話し出し、達成できていないことや抱えている問題点を教えてくれるような雰囲気をつくるのが上手な方法といえます。

いずれにしても、患者に何かを教えてあげようと思ったりせず、患者と医療者がよりよい方法をいっしょに考えていく雰囲気をつくることが大切です。

鎌倉女子大学家政学部管理栄養学科講師　山田康輔　やまだ・こうすけ
浜松医療センター栄養管理科　二橋多佳子　にはし・たかこ

Q68 患者に自分で食事内容を記録してもらう手軽な方法はないの？

食事内容を記録することが困難な患者では、デジタルカメラや携帯電話の写真機能を用いて食事の写真を撮ってもらうのも一つの方法です。医療者が患者といっしょに写真を見ながら会話でき、多くの情報が得られるというメリットがあります。

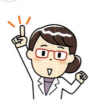 食事記録をまず褒めるかかわりから

患者にとって食事内容の記録は手軽ではありません。食事内容をしっかり非透析日の4日分記録できる患者に対しては、最上級に褒めるべきです。食事内容の記録は面倒ですが、患者の摂取エネルギー量を知る唯一の方法であるとともに、カリウムやリンの摂取状況など、食事療法の達成度を確認できる利便性の高い方法です。

ただし、食事記録には問題点があることも指摘されています。一般的に、太っている患者は過少申告（実際よりも少なく食べているように申告する）をし、痩せている患者は過大申告（実際よりも多く食べているように申告する）をする傾向にあることが知られています。

食事記録を最初から完璧にできる患者はいません。患者が食事内容を記録してきた場合、記載内容にかかわらず、まずは記載してきたことを褒めるべきです。食事記録を見てだめ出しからはじめると、患者は食事記録をしなくなります。毎回すこしずつアドバイスを与えることにより、教育効果が高まって、患者は食事記録を正確につけられるようになります。

食事記録の手間と問題点を補う写真記録法

食事記録の手間と問題点を補う方法として、写真記録法があります。食事をデジタルカメラや携帯電話の写真機能を用いて患者に撮影してきてもらう方法です（写真1、2）。上方と斜め上からの2枚を撮ってもらいます。角度を変えて写真を撮ることで、食品の使用量がより正確に把握できます。筆者の経験上、ピントが合っていなかったり、食事が画面から切れていて全体が確認

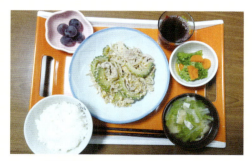

写真1 写真記録（上から撮影）

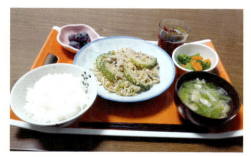

写真2 写真記録（斜め上から撮影）

できなかったりなど、上手に撮れない場合も多々発生します。あらかじめ説明文書などを作成して、正しい写真が撮れるように指導する必要があります。上手に写真が撮れるようになることも、教育効果としてとらえることができます。

写真記録法のメリットは、患者と医療者とでいっしょに写真を見ながら話ができる点です。写真から得られる情報量は意外と多く、さまざまな話題が得られます。なお、管理栄養士に依頼して栄養計算をする場合は、写真だけでなく、食事記録も併せてつけてもらったほうが、より正確な情報を得られます。写真だけの場合、エネルギー摂取量は評価できても、塩分などの味つけは評価できません。

写真管理の注意点

患者に撮ってもらった写真を医療施設側で保存したい場合、あらかじめ方法を考えておく必要があります。スマートフォンが使えてメールやLINEができる患者の場合、スマートフォンから直接送ってもらうことが可能です。この場合、受信するメールアドレスやLINEアカウントを医療施設側で用意する必要があります。患者が携帯電話を使えない場合は、医療施設側でデジタルカメラを貸し出し、患者本人や家族に撮影してもらうとよいでしょう。回収したカメラから画像を取得できます。画像データは容量が大きいため、ハードディスク容量をあらかじめ勘案しておく必要があります。また、プリントアウトする機材も必要です。

鎌倉女子大学家政学部管理栄養学科講師　山田康輔　やまだ・こうすけ
浜松医療センター栄養管理科　二橋多佳子　にはし・たかこ

Q69 患者の栄養状態について、看護師にできるアセスメント方法は?

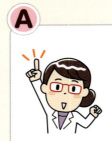

A 透析患者の栄養アセスメント専用に開発されたMISとGNRIというツールがあります。ていねいにアセスメントを行うのであればMIS、簡便性を優先するのであればGNRIを使用するとよいでしょう。両方を組み合わせて使用することも有用です。

MISとは

透析患者の3〜5割に低栄養がみられることが知られています。栄養状態が低下しそうな患者や低栄養の患者をスクリーニング（見つけ出す）する方法として、主観的包括的評価（subjective global assessment；SGA）が臨床で広く用いられています。透析患者でもSGAを用いることは可能ですが、SGAを改良して透析患者専用に開発された栄養アセスメントツールがmalnutrition-inflammation score（MIS）です（表）。開発者のKalantar-Zadehらは、低栄養（malnutrition）と炎症（inflammation）は互いに関係し、食欲不振や筋肉量減少、低アルブミン血症などをひき起こすとして、malnutrition-inflammation complex syndrome（MICS）という症候群の存在を提唱しています[1]。この説に基づきMISは考案されました。

MISは、①体重変化、②食事摂取状況、③消化器症状、④身体機能、⑤透析歴または合併症、⑥皮下脂肪減少の有無、⑦筋肉量減少の有無、⑧ボディマス指数（body mass index；BMI）、⑨血清アルブミン、⑩総鉄結合能（total iron binding capacity；TIBC）の各項目について0〜3点をつけ、10項目の合計0〜30点で評価します。MISは点数が高いほど栄養障害と炎症のリスクが高いと評価し、合計0〜5点を「栄養状態良好」、6〜10点を「軽度栄養障害リスクあり」、11点以上を「中等度〜重度栄養障害リスクあり」と判定します。

GNRIとは

MISはSGAと比較して、BMIや血清アルブミン、TIBCなどの客観的評価項目が追加されている分、正確性が高いといえます。しかし、患者数が多い場合など、簡便性が

表　包括的栄養評価スコア

ID:	氏名:		様

(A)病歴と自覚症状

1-体重変化　過去3～6ヶ月におけるドライウェイトの変化

0	1	2	3
0<体重減少<0.5kg	0.5≤体重減少<1kg	体重減少1kg以上 ただし5%以下	体重減少5%以上

2-食事摂取

0	1	2	3
食欲低下なく摂取良好	やや摂取不良	中等度の摂取不良または 流動食のみ摂取可能	少量の流動食または 摂取不能

3-消化器症状

0	1	2	3
問題なし 食欲良好	食欲不振から嘔気等の 軽度症状あり	時々嘔吐等の 中等度症状あり	頻回の嘔吐・下痢 重度の食欲不振あり

4-身体機能

0	1	2	3
機能低下や 気分不快なし	時々歩行困難や 倦怠感あり	日常生活に一部介助必要(入浴など)	自立生活困難 ベッド/車椅子自力移乗 不可

5-透析年数または合併症

0	1	2	3
透析導入1年以内 健康状態良好	透析1-4年経過 軽度合併症あり(MCC*は除く)	透析4年以上 中等度合併症あり(MCC*を1つ含む)	重度で多数の合併症あり(MMC*2つ以上)

* MCC(Major Comorbid Condition:考慮すべき主要な疾患):心不全class ⅢorⅣ、心筋梗塞、重症COPD(慢性閉塞性肺疾患)、脳血管障害、悪性腫瘍

(B)身体状況

6-皮下脂肪減少の有無:上腕部、胸部

0	1	2	3
変化なし	軽度	中等度	重度

7-筋肉消耗の有無:こめかみ、鎖骨・肩甲骨・肋骨・膝等の突出、大腿・下腿部より判断

0	1	2	3
変化なし	軽度	中等度	重度

(C)Body mass index

8-Body mass index:$BMI=Wt(kg)/Ht^2(m)$

0	1	2	3
BMI≥20kg/m²	BMI:18-19.99kg/m²	BMI:16-17.99kg/m²	BMI<16kg/m²

(D)検査データ

9-血清アルブミン

0	1	2	3
Alb:≥4.0g/dl	Alb:3.5-3.9g/dl	Alb:3.0-3.4g/dl	Alb:<3.0g/dl

10-血清TIBC(総鉄結合能):§

0	1	2	3
TIBC:≥250mg/dl	TIBC:200-249mg/dl	TIBC:150-199mg/dl	TIBC:<150mg/dl

§ 血清トランスフェリンの場合は以下に従う:>200(0),170-200(1),140-170(2),<140mg/dl(3)

総合評価:10項目の合計(0-30)　　　／30

求められる場面でMISは手軽な方法とはいえません。そこで、このMISを参照指標として、筆者らは高齢者栄養リスク指標(geriatric nutritional risk index;GNRI)を考案しました[2]。GNRIは、血清アルブミン値、身長および体重を計算式に当てはめて算出します。

$$GNRI＝1.489×血清アルブミン値(g/dL)×10＋41.7×(現体重／理想体重)$$

理想体重はBMI＝22を用いる。現体重＞理想体重の場合、現体重／理想体重＝1とする。

GNRIは、算出値91.2未満で栄養障害リスクあり、91.2以上で栄養障害リスクなしと判定します。GNRIはもともと高齢者向けに設計されていますが、高齢者以外でも使用できます。GNRIは計算で客観的に判定するため、測定者間の主観的誤差もありません。GNRIは簡便性と正確性が調和したツールとして認められ、世界中で広く使われています。

GNRIを定期的にモニタリングすることで、蛋白質・エネルギー消耗状態(protein-energy wasting;PEW)の早期発見・早期栄養介入に役立ちます。なお、透析導入後間もない患者で尿蛋白が出ているケースでは、血清アルブミン値の低下によるGNRIの過小評価が起こることに留意します。

GNRIとMISを組み合わせて使用することも有用です。たとえば、毎月の定期検査の際にGNRIを算出します。そこで栄養障害リスクありと判定された患者について、MISによって栄養アセスメントを行うという方法もよいでしょう。各施設に適したアセスメント方法を探してみてください。そしてよい経験が得られたら、ぜひ学会で発表してください。

引用・参考文献

1) Kalantar-Zadeh, K. et al. A malnutrition-inflammation score is correlated with morbidity and mortality in maintenance hemodialysis patients. Am. J. Kidney Dis. 38 (6) , 2001, 1251-63.

2) Yamada, K. et al. Simplified nutritional screening tools for patients on maintenance hemodialysis. Am. J. Clin. Nutr. 87 (1) , 2008, 106-13.

鎌倉女子大学家政学部管理栄養学科講師　山田康輔　やまだ・こうすけ
浜松医療センター栄養管理科　二橋多佳子　にはし・たかこ

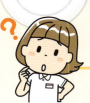

Q70 調理をしている家族に透析食について理解してもらうためには、どのようにはたらきかければいい?

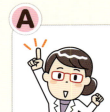

患者の自己管理は日々のことですので、家族にも理解してもらわないと実行できません。とくに調理をしている家族は重要です。患者だけでなく家族も定期的に来院してもらい、直接教育を行うことが望ましいです。

患者の家族に透析食事療法を知ってもらうかかわりかた

　透析治療を毎回効率よく行い、患者が健康的に長生きするためには、食事療法を毎日正しく行う必要があります。したがって、患者本人だけでなく家族の理解は絶対に必要です。透析導入時や入院時などは、家族と接するよい機会です。入院中であれば、食事時間に家族に来院してもらい、食事内容を確認してもらうとよいでしょう。病院給食はたいへんわかりやすい手本となります。家族といっしょに食事内容を確認し、話のきっかけにするとよいでしょう。

　また、入院中に外泊の機会があれば、外泊時の食事記録や写真記録を提出してもらって家族と話します。その際、家族が実際に食事をつくってみたのであれば、その話を聞き、疑問点や不明点について相談にのりましょう。患者や家族は管理栄養士から栄養指導を受けていても、食事療法を最初から完璧にマスターすることはできません。細かい疑問点などを聞き出して、可能な範囲内で正しいアドバイスをしましょう。患者や家族との会話のなかで、より専門的な知識が必要と判断した場合は、管理栄養士への橋渡しを行いましょう。

　家族と直接会う機会がない場合は、患者を通じて家族に食事記録の記載を依頼します。記載内容は簡単で構いません（写真）。疑問点や不明点があれば食事記録に直接記載してもらい、返事といっしょに、必要に応じてリーフレットなどを渡しましょう。

調理の労をねぎらうことを忘れずに

　家族と接する際の心構えは大切です。調理を担当する家族にとって、日々家族に食事を用意することはたいへんな苦労です。調理を担当している家族に対して、それを当たり前とするような接しかたにならない

には手間がかかります。しかし、慣れてくれば、ほかの家族の食事づくりに透析食づくりを上手に組み込むことができるようになります。

🔴 小さな成功を積み重ねよう

　家族へのはたらきかけのポイントとして、一度に多くのことを伝えても実行できないと考えたほうがよいでしょう。できることから一つずつ達成できるよう、長い目で見てかかわります。最初から完璧を求めず、まずは水分・食塩管理、慣れてきたらカリウム管理、さらに慣れてきたらリン管理というように、順を追ったプランを立てるとよいでしょう。何か一つでも成功体験があれば、患者も家族も「やればできる」という自信をもつことができます。患者のデータからすこしでも改善点がみられたら、家族に感謝を述べましょう。そして、家族から不明点や疑問点について相談が寄せられるようになったら成功といえます。そのようにして、一つひとつできることを積み重ねていくとよいでしょう。

写真 食事記録の例

よう気をつける必要があります。まずは日々食事を用意していることをねぎらうべきです。それがあってはじめて、家族は医療者の話を聞けるようになると考えるべきでしょう。とくに透析食は、味つけやカリウムの制限、食材の選択方法など、調理担当者

鎌倉女子大学家政学部管理栄養学科講師　山田康輔　やまだ・こうすけ
浜松医療センター栄養管理科　二橋多佳子　にはし・たかこ

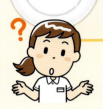

Q71 食が細い患者に食べてもらうにはどうすればいい？

 食が細い患者に対しては、まずその原因について詳細な聞き取りを行うことが大切です。そうしてあきらかになった原因に対し、アプローチを行うとよいでしょう。少量で高エネルギーの食品を摂取する、食欲を増進させる食品を利用するなども一案です。

食欲調節のメカニズム

私たちの食欲は、脳の視床下部にある食欲中枢によって調節されています。視床下部には、視覚や味覚、嗅覚などの情報のほかに、胃や腸管での栄養の感知および吸収によって腸管から迷走神経を通じて伝えられる情報が、胃腸や膵臓、脂肪細胞などから分泌されるホルモンの情報と統合されて空腹感や満腹感として認識されるようになっています。そのため、透析患者の食欲低下をひき起こす原因（表）のうち、食欲調節機構に関連する①～③がある場合、食欲低下がひき起こされることとなります。

また視床下部は、食欲調節のほかに、情緒の発現やコントロールにも関与するため、精神的ストレスなどにより視床下部への情報の伝わりかたが変化すると、食欲低下や食行動の異常がみられるようになります。

表 透析患者の食欲低下の原因

①基礎疾患の重症化
②胃腸疾患
③薬剤の副作用
④精神的ストレスおよびその関連疾患
⑤活動量の低下
⑥透析不足
⑦オーラルフレイル
⑧慢性炎症

食が細い患者への対応

生まれつき食が細い人もいます。活動量が多く、栄養状態に問題がない場合は、とくに心配はいりません。

しかし、ドライウエイトの減少が認められる場合は、エネルギーand/orたんぱく質摂取量の不足が考えられます。私たちは、1日3食それぞれの食事量を増やすことに意識を向けがちですが、食が細い場合は、1回の食事量は少量でよいので、その代わり

に1日の食事回数を増やし、必要な栄養を確保できるよう支援することが大切です。また、少量で高エネルギーな食品を紹介することも有効です。

食事の例として、朝食・昼食・夕食をそれぞれ半量にし、10時のおやつに小皿（直径約10cm）にのる程度のくだものやゼリー、15時のおやつにプリン、カステラ、アイスなど高たんぱく質食品を使った菓子類、そして摂取可能であれば夜食としておにぎりやパンなどを勧めるとよいでしょう。ただし、肉類・魚介類・卵類・だいず製品・乳製品などの高たんぱく質食品を摂取した場合は、リン吸着薬を忘れず服用するよう説明する必要があります。たんぱく質の摂取量に合わせて服用量を調節できるよう、顆粒タイプのリン吸着薬の処方を医師と相談することも大切です。

また、嗅覚を刺激するために、バターやごま油、オリーブ油など香りや風味のよい油脂類、酢やレモンなどの酸味のある食べ物、こしょうや七味、シナモンなどの香辛料、青じそやしょうが、バジル、ローズマリーなどの香りや風味のよいハーブ類など、食欲を増進させる食品を食事に取り入れることもお勧めです。

オーラルフレイル

「オーラルフレイル」とは、口腔機能の軽微な低下や食の偏りなどを含み、フレイルの一つです。フレイルとは、健康と機能障害との中間にあり、可逆的であることが大きな特徴の一つです。つまり早めに気づき適切な対応をすることで、より健康に近づきます。

オーラルフレイルのはじまりは、滑舌低下や食べこぼし、わずかなむせ、かめない食品が増える、口の乾燥など、ほんのささいな症状であり、見逃しやすく、気づきにくい特徴があるため注意が必要です。とくに無自覚性の誤嚥は、慢性炎症につながるため、日ごろからオーラルフレイルのチェックを怠らないようにしましょう。

慢性炎症

炎症に関連した食欲不振は、免疫を担当する白血球などから産生される炎症性サイトカイン（TNF-αやインターロイキン6など）が脳の視床下部に作用することによってひき起こされます。炎症自体が、体蛋白質の異化亢進および合成阻害をひき起こすため、低栄養の原因となります。炎症が持続している場合は、透析不足がないかを評価するとともに、低栄養にも気をつけていく必要があります。

Office SAKAI代表／斉藤内科クリニック管理栄養士　**坂井敦子**　さかい・あつこ

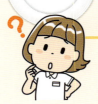

Q72 外食が多い患者には、何に注意して食事をとってもらえばいい？

外食では、食塩の過剰摂取に加え、炭水化物やたんぱく質などの栄養素に偏らないよう注意が必要です。とくに食品たんぱく質1gには平均15mgのリンが含まれており、カリウムも多く含まれるため、肉類・魚介類・卵類・だいず製品・乳製品などの高たんぱく質食品に偏った食事の場合は、リンおよびカリウムの過剰摂取にも注意する必要があります。また、可能であれば、外食は透析が中2日空く週末を避けるよう伝えることも大切なポイントです。

● 外食時の減塩のコツ

日本は、諸外国に比べ、食塩摂取量が多いことで知られています[1]。それに加え、外食は、万人受けすることに主眼を置いているため、総体的に味つけが濃く、食塩の過剰摂取に拍車をかけがちです。したがって、できれば外食は避けてほしいというのが管理栄養士としての本音です。

しかし、『国民健康・栄養調査』[2]によると、40歳代男性の約55％、50歳代男性の約45％、60代歳男性においても約30％近くが「週に2回以上外食（市販の弁当なども含む）を利用する」と答えており、現代社会において、外食を抜きに食事療法を語ることは不可能であるといえます。すなわち外食をいかに上手に利用するかが、減塩を成功させる大きな要因といえるでしょう。

表に、外食時の減塩のコツを示します。①～④のように患者自身で塩分を調整できる方法もありますが、いちばんよい方法は、⑤～⑧のようなリクエストに応えてくれるなじみの店をつくることです。また、食事療法の必要性をわかってくれている人と食事をしたり、思い切って残したりすることも一案です。

● 栄養バランスの偏り

丼と麺類、ラーメンとごはんなど、外食には炭水化物中心のメニューがあります。また、ごはんと唐揚げやフライ、ごはんと特大ハンバーグ、ステーキなど、たんぱく質中心のメニューも多く見受けられます。透析患者といえども、一つの栄養素に偏ることのないよう、食事のバランスに気をつ

表 外食時の減塩のコツ

① メニュー表の塩分表記を参考にする
② 汁物の汁や漬物類は摂取しないようにする
③ 麺類はつけ麺を選ぶ（ざるそばや釜揚げうどんなど）
④ 味がついたごはんを避ける（炊き込みごはんなど）
⑤ 丼類やカレーライス類は、具とごはんを別々にしてもらう
⑥ しょうゆやソース、たれ、ドレッシング類は、別添えにしてもらい、つけながら食べる
⑦ こしょう・七味などの香辛料や、青じそ・しょうが・にんにくなどの香味野菜、レモン・すだちなどの柑橘類を利用する
⑧ 可能であれば、店側にうす味を依頼する
⑨ 思い切って残す

けることが大切です。

バランスのよい食事とは、ごはんやパン、麺類などの主食、肉類・魚介類・卵類・だいず製品・乳製品などの高たんぱく質食品を使った主菜、野菜・きのこ類・藻類などを使った副菜がそろった食事をいいます。炭水化物中心のメニューでは、たんぱく質不足となり、たんぱく質中心のメニューではリン過剰となります。

しかし、標準化蛋白異化率（normalized protein catabolic rate；nPCR）が高くないにもかかわらず高リン血症が認められる患者の場合は、比較的食事量が少ないと思われる朝食時のリン吸着薬の処方量の一部を外食時に回すよう提案してみるのも一手です。

また、透析患者は、カリウム摂取量を気にするあまり副菜を敬遠しがちですが、副菜には食物繊維が豊富に含まれるため、糖尿病患者にとっては血糖コントロールに有用であり、便秘がちな透析患者にも必要な栄養素となります。

外食を摂取するタイミング

あらかじめ外食の内容がわかっている場合は、前後の食事で食塩やリンを調節することができます。また、できれば透析が中2日空く週末を避け、透析が1日置きの日に外食をするなどの工夫をすることで、透析間体重の過剰な増加を防ぐことができます。

いまや日本国内にいながら、他国の多種多様な食事を楽しむことができる時代になりました。気心の知れた人との外食は、心の豊かさや精神的安定につながり、生活の質を上げることができるため、患者が上手に外食を取り入れられるように支援することも医療スタッフの重要な役割といえます。

引用・参考文献

1) 厚生労働省.「健康日本21（第二次）分析評価事業」諸外国の食塩摂取量の平均値.（https://www.nibiohn.go.jp/eiken/kenkounippon21/）.
2) 厚生労働省. "生活習慣調査の結果". 平成27年国民健康・栄養調査報告. 2015, 179-86,（https://www.mhlw.go.jp/bunya/kenkou/eiyou/dl/h27-houkoku.pdf）.

Office SAKAI代表／斉藤内科クリニック管理栄養士　**坂井敦子**　さかい・あつこ

Q73 食事時間が不規則な患者に伝えられる食事のアドバイスはある？

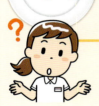

仕事などで食事時間が一定しない患者の場合でも、とくに大きな問題がなければ、そのまま見守りの姿勢で大丈夫です。しかし、「透析間体重増加量が多い」「高リン血症がある」などの問題が見受けられる場合は、患者個々に透析日および非透析日の生活および食事スタイルを詳細に聞き取り、実行可能な方法をいっしょに見つけていくとよいでしょう。

問題点がない人への声かけ

仕事や家族のことでどんなに忙しくなろうとも、自身の体のことも大切にし、不規則ながらも食事をきちんととり、処方薬も服用できている患者であれば、「がんばっておられますね」「きちんとなさっていますね」と承認の声かけをします。そして、「たいへんなことはないですか？」「体がつらいことはないですか？」と、折に触れ声をかけ、ささいな変化に気づけるよう支援するとよいでしょう。

食事が不規則な人に見られがちな問題点とその対策

外食・中食・インスタント食品の利用が増える

外食・中食・インスタント食品の利用が増加すると、食塩の過剰摂取や栄養バランスの偏りにつながります。実行可能な食事方法をいっしょに考えていくよう支援することが大切です。

また、外食時の服薬忘れから高リン血症を呈する患者も多く見受けられます。外食時の服薬状況を確認するとともに、忘れず服薬できる方法をいっしょに見つけていくことも大切です。

食物繊維の摂取量が減る

透析患者の40～70％が便秘に悩まされているといわれています[1]。その原因として、透析間体重増加量を増やさないようにするために食事量を意識的に減らすことに加え、カリウム制限による野菜やくだものの摂取量減少が挙げられます。

食事時間が不規則な人は、調理にかける時間も短くなりがちなため、そのような人は、野菜の摂取量が少ないことが知られて

います[2,3]。カット野菜や冷凍野菜などの利用を勧めたり、低塩や栄養バランスに配慮した店や惣菜屋、弁当屋などをリサーチし、情報を提供するとよいでしょう。

■飲酒や喫煙が増える

通常、朝日を浴び、朝食をとることで体内時計がリセットされるため、食事時間が不規則な人は体内時計が狂いやすいといわれています。そのため、自律神経系の乱れや睡眠障害が起きやすく、夜中の覚醒の際にアルコール摂取量が増えたり、隙間の時間帯を喫煙で紛らわせたりする行為が増えやすくなります。神経的・精神的な面の乱れや不安などは、目で見て判断しにくい部分であるため、患者と信頼関係をしっかりと構築することで、聞き取りがしやすくなります[4]。見つかった問題点に対し、適切な情報提供や提案をすることで、飲酒や喫煙を減らすことができるようになります。

■服薬がおろそかになる

食事時間が不規則な患者のなかには、朝食の摂取割合が減り、夜中の食事摂取割合が増える患者が多くみられます。そのため、服薬忘れが起きやすく、高リン血症や高カリウム血症を呈しやすくなります。また、血糖コントロールに関しては、自己判断で服用を中止したり、服用タイミングを変更したりするために、低血糖と高血糖をくり返し、グリコアルブミン値が30〜40％と異常高値を示す患者もいます。

リン、カリウム、血糖に関しては、食事が適切かどうかに目が行きがちですが、服薬状況も把握し、患者個々にテーラーメイドの教育を行っていく必要があります。

引用・参考文献

1) 西原舞ほか. 透析患者の便秘症についての実態調査. 日本透析医学会雑誌. 37 (10), 2004, 1887-92.

2) Sugiyama, S. et al. Breakfast habits among adolescents and their association with daily energy and fish, vegetable, and fruit intake : a community-based cross-sectional study. Environ. Health Prev. Med. 17 (5), 2012, 408-14.

3) Chen, RC. et al. Cooking frequency may enhance survival in Taiwanese elderly. Public Health Nutr. 15 (7), 2012, 1142-9.

4) 坂井敦子. 糖尿病・腎臓病・透析患者のやる気を引き出すコーチング：患者指導が劇的に変わる！ 大阪, メディカ出版, 2018, 224p.

5) Yasuda, et al. Prevalence of constipation in continuous ambulatory peritoneal dialysis patients and comparison with hemodialysis patients. Am. J. Kidney Dis. 39 (6), 2002, 1292-9.

Office SAKAI代表／斉藤内科クリニック管理栄養士　**坂井敦子** さかい・あつこ

Q74 食べすぎの患者にはどのようにかかわればいい？

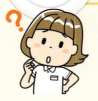

 あきらかに食べすぎの患者に対しては、頭ごなしに叱るのではなく、健康信念モデルの2つの条件を満たすようアプローチすることで、行動変容を起こすきっかけをつくることができます。患者自身に「このままではまずい」と感じてもらい、みずから改善に向けて取り組んでもらえるようはたらきかけましょう。

健康信念モデルとは

健康信念モデル（ヘルスビリーフモデル）とは、Rosenstock[1]やBecker[2]などを中心に考案され発展してきた健康行動理論です（図）[3]。表1の2つの条件を満たすようアプローチすることで、患者の行動変容を促すかかわりです。

患者自身に「いまの体調管理のままではまずい」という危機感を生じさせるためには、図の「罹患性」と「重大性」の2つに対する思いを強くさせることがポイントとなります。罹患性とは「このままだとほかの重篤な病気や合併症をひき起こす可能性が高いと感じること」であり、重大性とは「病気や合併症になった場合、心身の機能低下や寝たきり、死などにより、仕事や家族、社会的関係へ重大な影響を及ぼすと感じること」です。この2つに加え、患者本人の

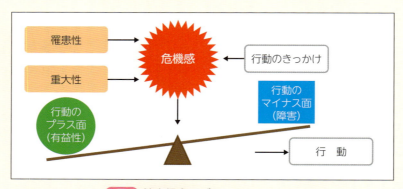

図 健康信念モデル（文献3より作成）

表1 健康信念モデルの2つの条件

条件1：体調管理について「このままではまずい」という危機感を感じること
条件2：行動を取ることにより得られるプラス面がマイナス面を上回ること

自覚症状や友人・家族・主治医・医療スタッフからの勧め、さらには身近な人が実際に病気になることなど、内的・外的な「行動のきっかけ」により、危機感がよりいっそう高まり、行動を起こすきっかけとなり

表2 症例へのかかわりと患者の考えかたの変化

	患者の考え		医療スタッフのアプローチ
	201X＋4年7月	フォロー開始1年後〜現在	
罹患性	看護師からリンが高いと言われるが、リンが少々高くても、仕事は変わらずできているから問題ない	このままリンが高いと石灰化で動脈硬化になり、血管が詰まったり、破れたりするかもしれない。骨がもろくなって骨折しやすくなるかもしれない	統計データや図を用いて高リン血症が二次性副甲状腺機能亢進症や石灰化、動脈硬化をひき起こすメカニズムを説明
重大性	酪農組合の経営はもち直してきているが、後継者が育つまで、あと5年くらいは元気でいないとたいへんなことになる	父親は高血圧による大動脈瘤破裂であっという間に死んだ。自分もそうなる可能性があると言われたことを思い出した。そんなことになると妻や孫に迷惑をかけてしまう	自分が長生きすることによって得られるメリット、またその逆について考えてもらう 仕事を含めた生活、家族との関係や気持ち、家族の病歴などを患者本人より聞き取る。また、私的なつき合いの深い患者からも同様の点について聞き取り、本人に伝える
行動のきっかけ		孫が家業を継ぐために酪農関係の大学に行く予定で、孫から長生きしてほしいと言われた	
有益性	リンが下がったからといって、とくに得られるものはない。医師や看護師から怒られずに済むだけ	血管が破れたり、詰まったりする可能性が低くなる。長生きできれば、孫といっしょに牛の世話をすることができるし、孫の助けにもなる	
障害	体を使う仕事なので、リンを下げるために食事を減らすと体力がもたない	とくになし	食事を減らさず、リン管理ができる方法をいっしょに考える。リンの多い食品、食事量とリン吸着薬服用量とを比例させる方法などを伝えながら、薬の飲み忘れ防止法をいっしょに考える

ます。

しかし、危機感を感じていても、行動を起こすことによって得られるマイナス面がプラス面より大きいと感じられる場合は、その行動を起こす可能性は低くなります。したがって、プラス面がマイナス面を上回るようコーチング手法[4]などを用いて根気よくコミュニケーションを取り、患者本人の気持ちを確認する必要があります。

症例でみる健康信念モデルに基づくかかわり

地元の酪農組合の役員をしながら酪農を営む60歳代男性が201X年7月に血液透析を導入（主訴：高リン血症）し、201X＋4年9月からフォローを開始しました。その患者への健康信念モデルに基づくかかわりと、患者の考えかたの変化を表2に示します。健康信念モデルに基づいてかかわったことで、血清リン値が平均6.3±0.9mg/dLから5.3±0.5mg/dL、標準化蛋白異化率は0.95g/kgDW/dayから1.02g/kgDW/day、アルブミンは3.5g/dLから3.7g/dLなど、各種検査値も改善しました。

引用・参考文献

1) Rosenstock, IM. Why people use health services. Milbank. Mem. Fund. Q. 44（3），1966, 94-127.
2) Becker, MH. et al. Sociobehavioral determinants of compliance with health and medical care recommendations. Med. Care. 13（1），1975, 10-24.
3) 松本千明．"健康信念モデル（ヘルス・ビリーフ・モデル）"．医療・保健スタッフのための健康行動理論の基礎：生活習慣病を中心に．東京，医歯薬出版，2002, 1.
4) 坂井敦子．糖尿病・腎臓病・透析患者のやる気を引き出すコーチング：患者指導が劇的に変わる！ 大阪，メディカ出版，2018，224p.

Office SAKAI代表／斉藤内科クリニック管理栄養士　**坂井敦子**　さかい・あつこ

memo

Q75 偏食がみられる患者にはどのようにかかわればいい？

ある特定の食品が食べられなくても、代替できる食品を食べられれば問題ありません。無理じいをせず、個人個人の嗜好に合わせた代替食品や調理法の工夫、栄養補助食品を提案するなど、改善できそうなことをいっしょに探し、実行しやすい条件を考えます[1]。

腎臓病食品交換表

腎臓病食品交換表[2]は、腎臓病食の特徴を活かし、治療の目的に沿った食事ができるように工夫されたものです。食品交換表の食品は、「Ⅰ.たんぱく質を含む食品（表1～表4）」と「Ⅱ.たんぱく質を含まずエネルギー源となる食品（表5、表6）」、「別表」、「特殊」に分けられます。主要栄養素に応じて、表1（ごはん、パン、麺）、表2（くだもの、種実、いも類）、表3（野菜）、表4（魚介、肉、卵、豆とその製品、乳とその製品）、表5（砂糖、甘味品、ジャム、ジュース、でん粉）、表6（油脂）、別表、特殊に分類されています。

表1～表4には、たんぱく質3gを含む食品の重量がグラム数で示されています。これらのグラム数を1単位といい、同じ表の食品グループのものは同じ単位ずつ交換して使うことができます。1単位中の食塩・カリウム・リン・カルシウム・エネルギー・水分の量なども記載されています。食べられない食品に関しては、同じ表のなかで代替し、交換を提案します。食べすぎてしまう食品に関しては、個人の指示単位のなかでの調整を伝えます。

表5と表6は、100kcal当たりの食品の正味のグラム数が示されており、表1～4で摂取するエネルギーの不足を補うものとして使います。

腎臓病食品交換表を上手に用いて、食べられる食品を使用しましょう。別表と特殊は、それぞれ異なる性質があるため、各特徴を十分に把握して注意して用います。

調理法の工夫

食べられない食品でも、表1のような調理法の工夫で食べられる場合もあります。調理法を工夫することで、偏食の改善につ

表1 調理法の工夫

- ・小さく刻んだりすりおろしたりして、好きな食品や料理に混ぜ込む
- ・味つけを変える（好きな調味料で味つけをする）
- ・においを変える（ねぎ、しそ、ごまなどの薬味を利用する）
- ・切りかたを変える（見た目に変化をつける）
- ・食感を変える（揚げる、焼く、蒸す、茹でる、煮るなど）

表2 栄養補助食品

区　分	食品名	備　考
液　状	ブイ・クレスBIO	1本125mL
液　状	一挙千菜Drinkマルチビタミン＋マルチミネラル	1本125mL
液　状	カロリーミックス	1本125mL
ゼリー	ブイ・クレスハイプチゼリー	1個23g
ゼリー	アイソカルジェリーくりん	1個66g
ゼリー	高ビタミン・高ミネラルゼリー	1本12g
粉　末	サンファイバー®	1包6g
粉　末	クッキングサプリFe	1包3.4g
粉　末	ビタミン飲料の素	8g当たり
強化米	新玄®サプリ米 ビタミン＆鉄分米	0.75g（1合）当たり

ながることもあります。

栄養補助食品

　栄養補助食品（表2）には、ビタミンや鉄分、亜鉛、食物繊維などを強化したもの、液状タイプやゼリータイプ、粉末タイプなど、さまざまなものがあります。栄養補助食品を追加することで、エネルギー量や各栄養素の摂取量などを増やすことができます。また、不足しがちなビタミン・鉄分・カルシウムなどをごはんで補給することも可能です（強化米）。それぞれの特徴を理解して、アセスメントの結果に応じた適切な食品を提案しましょう。

引用・参考文献

1）腎疾患重症化予防実践事業生活・食事指導マニュアル改訂委員会編．"CKDの治療"．医師・コメディカルのための慢性腎臓病生活・指導マニュアル．日本腎臓学会監修．東京，東京医学社，2015，24-43.
2）中尾俊之ほか編．"腎臓病食品交換表のしくみ"．腎臓病食品交換表：治療食の基準．第9版．黒川清監修．東京，医歯薬出版，2016，13-8.

鹿児島県立短期大学生活科学科食物栄養専攻助教　**有村恵美** ありむら・えみ

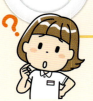

Q76 制限を気にしすぎてストレスを感じている患者には、どのようにかかわればいい？

A 治療用特殊食品[1])やレトルトパウチ食品、宅配食の紹介により食事療法（栄養価計算不要・調理時間短縮）の軽減を図る方法や、食べたい食品を透析前に食べるなど食べるタイミングの工夫など、食事制限の緩和を提案することで、心理的負担の軽減につながります。

● たんぱく質調整食品

　低たんぱくごはん、低たんぱくパン、低たんぱく麺などのたんぱく質調整食品の利用により、主食から摂取するたんぱく質の量を減らすことができ、その分、主菜（肉類、魚類、卵類、だいず製品、乳類）のたんぱく質量を増やすことが可能となります。ごはん200gを低たんぱくごはん200gへ変えると、たんぱく質量を約5g減らすことができ、木綿豆腐であれば約80g、鶏卵であれば約40g追加できます。

● エネルギー調整食品

　エネルギー不足を補うことを目的とする食品で、エネルギー源として炭水化物またはでん粉類を主成分とするものと、油脂を主成分とするものとがあります。たんぱく質・カリウム・リンの量を調整しつつ、エネルギーやミネラルなどを補える飲料や菓子（ビスケット、チョコレート、せんべい）なども多数あります。

● レトルトパウチ食品

　熱湯や電子レンジで温めるだけのレトルトパウチ食品は、手軽であり、調理の負担を軽減します。たんぱく質・食塩・カリウム・リンの量などを減らした食品があり、カレーライスやシチュー、肉じゃが、筑前煮など多くの種類があります。栄養成分表示がされているため、エネルギー・たんぱく質・食塩・カリウム・リンの量なども把握できます。

● 宅配食（冷蔵食・冷凍食）

　電子レンジで温めるだけで食べられる宅配食は、調理の負担を軽減するだけでなく、食器を用意する手間も省けます。ごはんつきの弁当もあれば、おかずのみの弁当もあ

り、種類が豊富です。栄養成分表示もされているため、栄養価が把握できます。

低カリウム食品

水耕栽培の水耕液のカリウム濃度を調整することでカリウム含有量を減少させており、低カリウムレタスや低カリウムいちごなどが販売されています。水さらしや茹でこぼしなどのカリウム処理をせず摂取可能となり、負担軽減につながります。また、生野菜・生果実の新鮮さやみずみずしさを安心して楽しむことができます。

食べるタイミングの工夫

好きな食品をすこし多めに食べられることは、ストレス軽減につながると思われます。その場合、食べるタイミングとしては透析前がお勧めです。透析前体重増加量がドライウエイトの5%以下で、血清カリウム値6.0mEq/L以下の透析患者では、みかんMサイズ5個（500〜550g）までの摂取

は、透析直前であれば安全性に問題がなく、患者を満足させることができたとの報告があります[2]。食べるタイミングを工夫して、体内滞留時間を短くすることが重要です。

食事制限の緩和

血液透析患者（週3回）において、食塩摂取量（5群に層別化）と生存率には差がなく、66歳以上の群では食塩摂取量が多い群で有意差は認めなかったが生存率が高い傾向を示しており、食塩摂取量を6g/day未満に維持することが生命予後をよくするとは必ずしもいえないという報告があります[3]。食塩制限で食欲を減退させるよりも、ある程度食塩制限を緩和し、栄養素の摂取により体調の維持を優先する必要があることを生命予後の観点から示唆していると考えられます。時には食事制限の緩和などを提案することも、患者の心理的負担の軽減につながると思われます。

引用・参考文献

1) 中尾俊之ほか編. "特殊 治療用特殊食品". 腎臓病食品交換表：治療食の基準. 第9版. 黒川清監修. 東京, 医歯薬出版, 2016, 82-90.
2) 後藤淳ほか. 血液透析開始直前のミカン摂取が血清カリウム値および透析によるカリウム除去量におよぼす影響. 日本透析医学会雑誌. 41 (7), 2008, 415-20.
3) 松浦香織ほか. 外来血液透析患者の食塩摂取量と生命予後からみた食事管理の検討. 日本透析医学会雑誌. 46 (11), 2013, 1061-7.

鹿児島県立短期大学生活科学科食物栄養専攻助教　**有村恵美** ありむら・えみ

Q77 体重を増やさないように食事を抜いてくる患者には、どのようにかかわればいい？

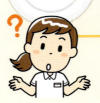

適正な透析間体重増加量を確認するとともに、食事を抜くことで栄養状態不良につながるため、栄養状態を評価します。体重管理には、適正な食塩制限・水分制限が必要であり、グラフ化体重日記や食事記録、飲水量記録などを提案し、目標体重と食事内容を認識してもらいます。糖尿病患者では、血糖コントロールの確認も重要です。

適正な透析間体重増加量

透析患者の体液管理において、最大透析間隔日の体重増加量はドライウエイトの6％未満を目標とします[1]。したがってドライウエイトが60kgの患者の場合、最大透析間隔日の体重増加量の目標は3.6kg（60kg×0.06＝3.6）となります。

栄養状態の評価法

単独指標よりも複合指標のほうが予後の予測に適しており、以下の評価法があります。

■主観的包括的評価（SGA）

主観的包括的評価（subjective global assessment；SGA）は、特別な道具や検査を必要とせず、いつでもどこでも行えます。「患者記録」と「身体症状」を組み合わせた栄養状態の総合評価に用いられます[2]。

■自覚的栄養評価法（MIS）

自覚的栄養評価法（malnutrition-inflammation score；MIS）は、SGAに透析歴と合併症、体格指数（body mass index；BMI）、血清アルブミン、総鉄結合能（total iron binding capacity；TIBC）を加えた、透析患者に特異的な栄養スクリーニング法です[3]。10項目、4段階（0～3点）の合計30点で評価し、点数が高いほど栄養不良となります。

■高齢者栄養リスク指標（GNRI）

高齢者栄養リスク指標（geriatric nutritional risk index；GNRI）は、高齢入院患者（65歳以上）の合併症や死亡リスクを予測するために考案された栄養スクリーニング法です[4]。血液透析患者では、GNRIが91.2未満の場合にリスクありと評価されます[5]。

表 NRI-JH（文献6より作成）

項　目	スコア			
BMI	・20.0kg/m² 未満　　　　　　　　　　3点 ・20.0kg/m² 以上　　　　　　　　　　0点			
血清アルブミン値	・BCG法で測定した場合（BCG法の値のまま判定する） 　65歳未満：3.7g/dL未満　　　4点、3.7g/dL以上　　　0点 　65歳以上：3.5g/dL未満　　　4点、3.5g/dL以上　　　0点 ・BCP改良法で測定した場合（BCP改良法の値のまま判定する） 　65歳未満：3.4g/dL未満　　　4点、3.4g/dL以上　　　0点 　65歳以上：3.2g/dL未満　　　4点、3.2g/dL以上　　　0点			
血清クレアチニン値	〈女性〉 ・65歳未満：9.7mg/dL未満　　4点、9.7mg/dL以上　　0点 ・65歳以上：8.0mg/dL未満　　4点、8.0mg/dL以上　　0点 〈男性〉 ・65歳未満：11.6mg/dL未満　4点、11.6mg/dL以上　0点 ・65歳以上：9.7mg/dL未満　　4点、9.7mg/dL以上　　0点			
血清総コレステロール値	・130mg/dL未満　　　　　　　　　　1点 ・130mg/dL以上220mg/dL未満　　　0点 ・220mg/dL以上　　　　　　　　　　2点			

①各項目についてスコアを計算する。
　BMIは透析後の体重を、各測定値は透析前値を使用する。
　血清アルブミン値はBCG法とBCP改良法による測定が混在しているため、測定値のまま判定できるように併記してある。
②スコアの合計点を基にカテゴリー化する。
　0〜7点：Low risk、8〜10点：Medium risk、11点以上：High risk

$$GNRI = 1.489 \times 血清アルブミン値（g/dL）$$
$$\times 10 + 41.7 \times （現体重／理想体重）$$

GNRI＜91.2：栄養リスクあり

GNRI≧91.2：栄養リスクなし

　理想体重はBMI＝22kg/m²を用います。現体重が理想体重より多い場合、現体重／理想体重は1.0として計算します。

■NRI-JH

　日本人独自の評価法として、日本透析医学会では、同学会の統計調査データを用いて、1年後の生命予後に関する栄養学的リスクを評価するツールであるnutritional risk index for Japanese hemodialysis patients（NRI-JH）を開発しています（表）[6]。

グラフ化体重日記

　グラフ化体重日記は、体重という数量を視覚化するため、起床直後、朝食直後、夕食直後、就寝直前の体重を1日4回測定し、記入するものです[7]。体重増加量の目標量とともに食事内容・飲水量も記載してもらいます。問題となる行動の抽出や適正行動への動機づけ、体重・食事の自己管理につながります。

糖尿病患者

血糖も血漿浸透圧を決める要因であり、高血糖のために口渇が生じ、飲水過多となる場合があります。患者は体重増加を気にするあまり、食事を抜いて飲水を優先する

こともあります。血糖管理の指標として、グリコアルブミン値は20.0％未満、随時血糖値（透析前血糖）は180〜200mg/dL未満[8] を目標とします。血糖コントロールの確認も重要です。

引用・参考文献

1) 日本透析医学会. 維持血液透析ガイドライン：血液透析処方. 日本透析医学会雑誌. 46（7）, 2013, 587-632.
2) Detsky, AS. et al. What is subjective global assessment of nutritional status? JPEN. 11（1）, 1987, 8-13.
3) Kalantar-Zadeh, K. et al. A malnutrition-inflammation score is correlated with morbidity and mortality in maintenance hemodialysis patients. Am. J. Kidney Dis. 38（6）, 2001, 1251-63.
4) Bouillanne, O. et al. Geriatric Nutritional Risk Index：a new index for evaluating at-risk elderly medical patients. Am. J. Clin. Nutr. 82（4）, 2005, 777-83.
5) Yamada, K. et al. Simplified nutritional screening tools for patients on maintenance hemodialysis. Am. J. Clin. Nutr. 87（1）, 2008, 106-13.
6) Kanda, E. et al. A new nutritional risk index for predicting mortality in hemodialysis patients：Nationwide cohort study. PLoS One. 14（3）, 2019, e0214524.
7) 吉松博信. 肥満症の行動療法. 日本内科学会雑誌. 100（4）, 2011, 917-27.
8) 日本透析医学会. 血糖管理. 日本透析医学会雑誌. 46（3）, 2013, 319-24.

鹿児島県立短期大学生活科学科食物栄養専攻助教　**有村恵美**　ありむら・えみ

Q78 透析間体重増加量が多い患者に対して、どのように食事内容を確認すればいい？

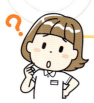

A 血液生化学検査値から食塩・たんぱく質・カリウムの摂取量は推定可能です。また、塩分濃度計や食塩味覚閾値判定濾紙検査で日常の味つけを把握することができます。エネルギー摂取量や栄養素の内容、食習慣などは、食事記録法や24時間食事思い出し法、写真撮影による調査法、食物摂取頻度調査による調査方法などがあります。食事内容を確認することで具体的なアドバイスへつながります。

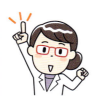

食塩摂取量

血液透析患者の場合（透析間隔が中2日で無尿の場合）[1]、以下の式で食塩摂取量が算出できます（残腎尿量がある場合は、尿中食塩排泄量を加算します）。

食塩摂取量（g/day）＝［$Na_2 × BW_2 − Na_1 × BW_1 − k × DW ×（Na_2 − Na_1）$］／51

Na_1：透析終了時（週末）血清ナトリウム濃度（mEq/L）
Na_2：次回透析開始時（週はじめ）血清ナトリウム濃度（mEq/L）
BW_1：透析終了時（週末）体重（kg）
BW_2：次回透析開始時（週はじめ）体重（kg）
k：男性は0.4、女性は0.45
DW：ドライウエイト（kg）

腹膜透析患者の場合[1]は、以下の式で食塩摂取量が算出できます。

食塩摂取量（g/day）＝［排液Na濃度×1日排液量（L）−透析液Na濃度×1日注液量（L）＋1日尿量（L）×尿中Na濃度］／17
Na：ナトリウム

たんぱく質摂取量

蛋白異化率（protein catabolic rate；PCR）からたんぱく質摂取量が推定できます。

血液透析患者の場合[1〜3]は、以下の式でPCRが算出できます。

PCR（g/day）＝（Gu＋1.2）×9.35
Gu：［$BUN_2 × V_2 − BUN_1 × V_1$］／6t
BUN_1：透析終了時（週末）血中尿素窒素濃度（mg/dL）
BUN_2：次回透析開始時（週はじめ）血中尿素窒素濃度（mg/dL）

$V_1 : BW_1 - (1 - k) \times DW$

$V_2 : BW_2 - (1 - k) \times DW$

t：透析間の時間

BW_1：透析終了時（週末）体重（kg）

BW_2：次回透析開始時（週はじめ）体重（kg）

k：体液量係数（標準0.6）

　腹膜透析患者の場合[1]は、以下の式でPCRが算出できます。

PCR（g/day）＝［13＋7.31×UNA（g/day）］＋排液中蛋白質量（g/day）＋尿中蛋白質量（g/day）

UNA（urea nitrogen appearance）＝尿UN排泄量＋腹膜透析排液UN量＋体液UN量の変化（血中UN×体液量）

UN：尿素窒素（mg/dL）

カリウム摂取量[2]

　透析間のカリウム蓄積量は、以下の式で算出できます。

透析間のカリウム蓄積量（≒摂取量）（mg/透析間）＝（K_1×水曜日の透析前総体液量－K_2×月曜日の透析後総体液量）×39.1/1,000

K_1：水曜日の透析前血清カリウム濃度（mEq/L）

K_2：月曜日の透析後血清カリウム濃度（mEq/L）

水曜日の透析前総体液量：DW（kg）×0.6＋体重増加量

月曜日の透析後総体液量：DW（kg）×0.6（DWで透析が終了し、総体液量をDWの60％と考えた場合）

塩分濃度計

　塩分濃度計は、3段階表示（うす味、ふつう味、からい味）の簡易なものから、0.1％単位でデジタル表示できる商品など多数あります。料理の食塩濃度を測定することで、日常の味つけや指示食塩量の遵守度が確認できます。

食塩味覚閾値判定濾紙検査

　ソルセイブ®は、日常で摂取している料理などの塩辛さを比較評価できるように、一定量の食塩を濾紙に含浸乾燥させたスプーン型食塩含浸濾紙です。味覚障害の検査としても使用されています。検査時間は平均約3分で検査方法も簡便であり、減塩指導時や健康イベントなどにも広く利用されています[4]。

食事記録法

　摂取した食事内容を患者自身で記録用紙に記入してもらいます。重量を測定する場合（秤量法）と目安量を記入する場合があります（目安量法）。

　患者に食事内容を認識してもらうためにも食事記録を記入してもらいます。記録日数は患者に応じて1～3日分程度とし、食事内容・食事時間を記録してもらいます。

24時間食事思い出し法

　前日の食事や、調査時点からさかのぼって24時間分の食事内容を聞き取りにより調査する方法です。食事記録法が困難な場合の調査方法であり、患者の負担が軽いため受け入れられやすい調査方法です。

写真撮影による調査法

摂取した食事をデジタルカメラや携帯電話のカメラ機能などで撮影して確認する調査方法です。定規などを置いて撮影すると、食べたものの大きさが的確にわかります。

食物摂取頻度調査

習慣的な食事内容を把握するために開発されたものであり、食物摂取頻度を質問する調査方法です。標準化に長けており、問診や研究に有用です。「エクセル栄養君®」は、質問回答時間10〜20分程度、分析時間5〜10分程度であり、エネルギー量や各種栄養素などを推定できます。

引用・参考文献

1) 金澤良枝. "食事摂取量の測定・評価方法". CKD (慢性腎臓病)・透析患者の食事療法と運動療法. 中尾俊之編. 大阪, 医薬ジャーナル社, 2016, 179-84.
2) 木村玄次郎. "食事療法と栄養状態の評価". ワンポイントノートで学ぶ透析療法の基本. 改訂第2版. 東京, 東京医学社, 2009, 59-67.
3) Sargent, JA. et al. The analysis of concentration dependence of uremic lesions in clinical studies. Kidney Int Suppl. 2 (Suppl), 1975, 35-44.
4) 有村恵美ほか. 食塩摂取状況アンケートおよび食塩味覚感受性評価の報告〜鹿児島市CKD啓発イベント参加者を対象として〜. 日本栄養士会雑誌. 62 (2), 2019, 89-95.

鹿児島県立短期大学生活科学科食物栄養専攻助教　**有村恵美** ありむら・えみ

Q79 リン高値が続いているとき、どのように食事内容を確認すればいい？

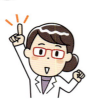

まず食事の摂取量、とくにたんぱく質を多く含む食品の摂取量が増加していないかどうかを確認します。次に加工食品の摂取量が増加していないかどうかを確認しましょう。そして、便秘が続いていないか、処方薬の服用状況はどうかを確認します。

🥧 リンを多く含む食品の確認

　食事から摂取するリンは、おもにたんぱく質を多く含む食品または食品添加物に含まれます。たんぱく質の摂取量が増えるとリンの摂取量も増加します。したがって、食事全体の量や、肉や魚などたんぱく質を多く含む食品の摂取量が増加していないかどうかを確認します。

　リンを多く含む食品は、牛乳・乳製品、卵黄、内臓（肝臓など）、獣・魚肉加工食品、小魚など骨ごと食べる魚、豆類、雑穀類などです。卵は、卵白に比べて卵黄にリンが多く含まれます。カルボナーラやクリームパン、プリンなどの卵を多く使用した料理の摂取量に注意が必要です。

🥧 加工食品の確認

　リンには無機リンと有機リンの2種類があります。有機リンは、肉、魚、卵、乳製品、豆類などのたんぱく質に多く含まれます。一方、無機リンは、食品添加物として使用され、ウインナーソーセージやハムなどの食肉加工食品、干し物や練り製品などの水産加工品、冷凍食品、プロセスチーズ、インスタント麺、缶詰などの加工食品に含まれ、有機リンに比べて吸収率が90％と非常に高いです[1]。しかし、市販されている商品には、栄養成分表示としてエネルギー、たんぱく質、炭水化物、食塩相当量の記載はありますが、リン量は掲載されていません。そのため、正確なリン摂取量を把握することはむずかしい現状にあります。たとえばウインナーソーセージでは、商品ごとにリン含有量は異なります[2]。また、食品表示に原材料や添加物が記載されていますが、食品添加物に含まれる乳化剤やpH調整剤などは一括表示が許可されているため（表）、リンと気づかないことがあります。

表 ウインナーソーセージの原材料表示例

名　称	ウインナーソーセージ
原材料名	豚肉、豚脂肪、糖類（水あめ、砂糖）、食塩、香辛料／調味料（アミノ酸など）、リン酸塩（Na）、酸化防止剤（ビタミンC）、pH調整剤、発色剤（亜硝酸Na）

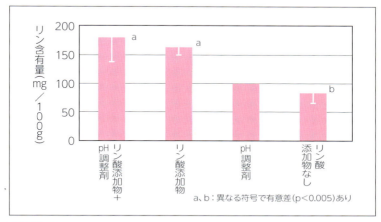

図 食品添加物別ウインナーソーセージのリン含有量 （文献2より改変）

図[2]に、ウインナーソーセージの包装に表示されている食品添加物別のリン含有量を示します。「リン酸添加物」や「pH調整剤」と記載されているウインナーソーセージにはリンが多く含まれていることがわかります[2]。食品添加物に含まれる無機リンは有機リンに比べて吸収率がよいため、リン酸添加物やpH調整剤を含む食品を多く摂取すると、実際のリン摂取量を多くする恐れがあります。加工食品を購入する際は、食品添加物の種類も確認するよう患者に伝えましょう。

便秘の有無と服薬状況の確認

リン管理のためには、排便の管理が必要です。リンの吸収を抑えるセベラマー塩酸塩は、副作用として便秘をひき起こします。リン吸着薬を服用している場合は、服用のタイミングと量を確認します。

引用・参考文献

1) 安藤亮一．"CKD-MBD：概念と管理の実際"．腎疾患・透析最新の治療2017-2019．山縣那弘ほか編．東京，南江堂，2017，296-9．
2) 武政睦子ほか．市販ソーセージ類のリン含有量の実態について．川崎医療福祉学会誌．25（1），2015，227-33．

川崎医療福祉大学医療技術学部臨床栄養学科教授　**武政睦子**　たけまさ・むつこ

Q80 リン値が低下してきたとき、どのように食事内容を確認すればいい？

血清リン濃度は、血清カルシウム濃度にも影響されますが、まずは十分な食事が摂取できているかどうかを確認し、低栄養状態ではないかを評価します[1]。低リン血症の原因として低栄養が考えられる場合は、まず適正な量のエネルギーおよびたんぱく質が摂取できているかどうかを確認する必要があります。

● リン値が低下してきたときに確認すべきこと

まずは食事内容と量を把握し、食事摂取量減少の有無を、次に血清アルブミン値やカリウム値の変化を確認し、低栄養状態の有無を判断します。次いでリン吸着薬の服用量を確認します。

● リン摂取量とたんぱく質摂取量

リン摂取量はたんぱく質摂取量との相関が高いといわれています[2]。『慢性腎臓病に対する食事療法基準2014年版』[3]では、慢性腎臓病ステージ5Dにおいて、1日リン摂取基準量は「たんぱく質（g）×15mg以下」とされています。つまり、たんぱく質摂取量1gはリン摂取量15mgに相当します。し

  食品中のリン／たんぱく質比（mg/g）（文献3より）

リン／たんぱく質比（mg/g）				
＜5	5〜10	10〜15	15〜25	25＜
卵白 鶏ひき肉	鶏もも肉 鶏むね肉 鶏ささみ 牛もも肉 牛肩ロース 豚ロース 豚もも肉 中華めん ハンバーグ	まぐろ（赤身） かつお 鮭 納豆 油揚げ 全卵 ウインナーソーセージ 米飯 豆乳	そば 木綿豆腐 魚肉ソーセージ ロースハム ヨーグルト（加糖）	ヨーグルト（無糖） 牛乳 プロセスチーズ

たがって、たんぱく質摂取量が減少するとリン摂取量も減少します。

透析患者は年々高齢化しており、高齢者では食事量の減少に伴い、エネルギーやたんぱく質、リンの摂取量が減少します。したがって、食事内容を把握し、全体の食事摂取量やたんぱく質・リン摂取量の減少がないかどうか判断する必要があります。

表[3]に食品のリン／たんぱく質比を示します。リン摂取量を気にしてリン／たんぱく質比の低い食品の摂取に偏らないように、おかず（主菜：肉・魚・卵・だいず製品など）をまんべんなく食べているか、品数や量を確認しましょう。

● 体重（ドライウエイト）の確認

食事摂取量の減少による低栄養状態は、エネルギーとたんぱく質の摂取量の減少が要因となります。エネルギー摂取量の減少は、体重減少に現れます。そのため、体重およびドライウエイトの変化を確認しましょ

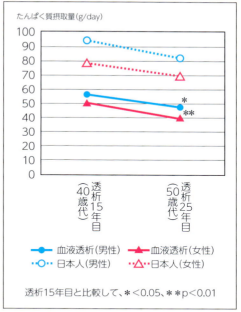

図 血液透析患者と国民健康・栄養調査のたんぱく質摂取量の変化（文献4より）

う。25年以上の長期透析患者でも、たんぱく質摂取量が減少する傾向（図）[4]にあるため、定期的な食事摂取量の把握が重要です。

引用・参考文献

1) 横山啓太郎．"CaとPをどう管理するか？ 目標とモニタリング"．CKD・透析関連領域ガイドライン2016年版：日常診療にどう生かすか．鈴木正司ほか編．東京，日本メディカルセンター，2016，149-60．
2) 安藤亮一．"CKD-MBD 概念と管理の実際"．腎疾患・透析最新の治療2017-2019．山縣邦弘ほか編．東京，南江堂，2017，296-9．
3) 日本腎臓学会編．慢性腎臓病に対する食事療法基準2014年版．東京，東京医学社，2014，48p．
4) 武政睦子ほか．25年の長期血液透析患者の栄養学的特徴の解析：体格と栄養素等摂取量の推移．日本透析医学会雑誌．44（11），2011，1095-102．

川崎医療福祉大学医療技術学部臨床栄養学科教授　**武政睦子**　たけまさ・むつこ

Q81 カリウム高値が続いているとき、どのように食事内容を確認すればいい？

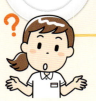

A 高カリウム血症は、おもに食事からのカリウムの過剰摂取が原因であるため、カリウムを多く含む食品の種類と摂取量の確認が必要です。季節により、野菜やくだものの摂取量が変動しやすくなります。次に野菜は、生か水に浸しているか、茹でこぼしをしているかといった調理方法を確認します。さらに、減塩調味料の使いすぎも問題となります。そのほか、カリウムの過剰摂取以外にも要因は考えられます。

カリウムを多く含む食品

カリウムは、野菜類、くだもの類、藻類、いも類、豆類など、多くの食品に含まれます。肉や魚などのたんぱく質を多く含む食品にも含まれます。野菜やくだものは、旬のものが豊富に出回る時期や、自家栽培をしている人では、摂取量の増加を確認する必要があります（表1、2）。こんぶやひじきなどの海藻もカリウムを多く含むため、一度に多く食べすぎていないか確認が必要です。

いも類、豆類、ナッツ類は、3食の食事だけでなく、これらを原料としたフライドポテトや芋かりんとう、クッキーなどの菓子や加工食品の種類や摂取量も確認します。

表1 くだもの類のカリウム含有量（60g当たり）

食品名	カリウム量 (mg)
ぶどう（8粒）	78
キウイフルーツ（1/2個）	174
かき（1/2個）	102
すいか（1/16玉）	72
メロン（1/8玉）	210
バナナ（中1本）	216

表2 野菜類のカリウム含有量（60g当たり）

食品名	カリウム量 (mg)
にんじん（中1/3本）	162
ブロッコリー（4房）	216
えだまめ（15個）	354
日本かぼちゃ（3切れ）	240
さつまいも（中1/4本）	288
こまつな（2株）	300

カリウムを減らす調理法

カリウムは水に溶ける性質があるため、野菜を水にさらしたり、茹でこぼしたりして、カリウムを減らす調理の工夫をしているかどうかを確認しましょう。茹でる場合は、湯の量が多いほど、また茹でる時間が長いほど、カリウムの流出は多くなります。また、カリウムは細胞内に多く含まれるため、食材を細かく切り、湯や水に触れる断面が多いほど、カリウムの流出が多くなります。茹でこぼした湯にはたくさんのカリウムが溶け出しています。鍋料理など野菜を茹でて食べる場合、野菜からだし汁へカリウムが移行します。そのため、鍋に残っただし汁にごはんや麺を加えた雑炊にはたくさんのカリウムが含まれるため、注意が必要です。

野菜のなかでもいも類や豆類は茹でてもカリウムが減りにくいです（表3）[1]。とくにじゃがいも、かぼちゃ、とうもろこしなどは茹でてもカリウムが多いため、一度に食べる量には気をつけます。

表3 調理法によるカリウムの減少量（100g当たり）（文献1より作成）

食品名	カリウム量 (mg)
こまつな（生）	500
こまつな（茹で）	140
ブロッコリー（生）	360
ブロッコリー（茹で）	180
じゃがい（生）	410
じゃがいも（水煮）	340

減塩調味料や減塩食品に要注意

減塩調味料や減塩食品は、食塩（塩化ナトリウム）の一部を塩化カリウムで代用しており、カリウムを多く含むことがあるため、包装の表示を確認します。

食事摂取ができない場合

食事摂取ができなくなった場合[2]、エネルギーとたんぱく質の摂取量が不足すると、血清カリウム値の上昇がみられます。血液生化学検査値の変動も確認するとよいでしょう。

引用・参考文献

1) 医歯薬出版編. 日本食品成分表2019. 七訂. 東京, 医歯薬出版, 2019, 330p.
2) 兵藤透ほか. "高カリウム血症・低カリウム血症". 透析患者の栄養管理と食事指導：食事療法がまるわかり！ 透析ケア2013年夏季増刊. 田村智子編. 大阪, メディカ出版, 2013, 61-5.

川崎医療福祉大学医療技術学部臨床栄養学科教授　**武政睦子**　たけまさ・むつこ

Q82 カリウム値が低下してきたとき、どのように食事内容を確認すればいい？

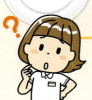

A 適切な量の食事を摂取できているかどうかを確認します。極端に食事摂取量が少ない場合は、適切な食事摂取量を確保できるよう確認します。食事全体量の極端な減少がなければ、食事によってカリウム値が低下することはほとんどない[1]と考えられます。したがって、消化器症状と透析量、服薬量を確認します。

低カリウム血症の原因

低カリウム血症の原因は、①食事からのカリウム摂取量の減少、②細胞外液から細胞内液へのカリウム取り込みの増加、③腎臓と透析からの排泄量の増加、④消化管からの過剰な喪失などが挙げられます[1,2]。

食事からのカリウム摂取の減少

過剰なカリウム制限が行われていないか、また食事量の減少がないかを確認します。野菜やくだもののほかに、たんぱく質を多く含む食品にもカリウムが多く含まれる傾向にあります。カリウム制限だけではなく、たんぱく質の摂取量を極端に減らすと、摂取カリウム量も少なくなります。図1におもな肉類に含まれるカリウム量を、図2におもな魚類に含まれるカリウム量を示します。

カリウム摂取量が極端に減少していなければ、著明な低カリウム血症を来すことはめったにありません。

細胞外液から細胞内液へのカリウムの移行

細胞外液から細胞内液へカリウムを移行させる薬物の服用（インスリン過剰、β刺激薬、バリウム中毒など）や病態（周期性四肢麻痺、甲状腺機能亢進症など）の有無を確認します[3]。ケトアシドーシスを生じている糖尿病患者で持続インスリン投与を施行している場合、インスリンによる細胞内液へのカリウムの取り込みが認められます。また、低カリウム性周期性四肢麻痺は、カリウムの細胞内液への取り込みによる低カリウム血症をひき起こす遺伝性の疾患ですが、炭水化物を極端に摂取した後にも生じることがあります[2]。

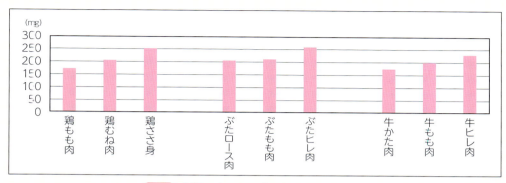

図1 肉類のカリウム含有量（60g当たり）

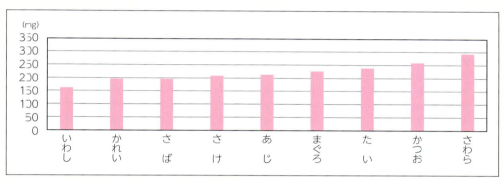

図2 魚類のカリウム含有量（60g当たり）

🔵 尿と透析によるカリウム除去

尿と透析によるカリウム除去量と、食事からのカリウム摂取量を確認しましょう。とくに腹膜透析患者では、透析液にカリウムが含まれておらず、食事によるカリウム制限が緩やかですが、極端に制限すると低カリウム血症になります。

🔵 嘔吐や下痢に伴うカリウム喪失

カリウムは消化管の分泌液からも排泄されるため、嘔吐や下痢の症状が続くと低カリウム血症になりやすくなります。

引用・参考文献

1) 小禄雅人ほか．"低カリウム血症"．患者を末期腎不全にしないためのCKD診療のコツ．今井圓裕編．東京，文光堂，2013，101-2．
2) Mark, A．"カリウムの恒常性"．30日で学ぶ水電解質と腎臓病．ロバートF．ライリ，Jr．ほか編．東京，メディカル・サイエンス・インターナショナル，2007，75-91．
3) 小原まみ子．"電解質の異常：カリウム（K）異常"．腎疾患・透析最新の治療2017-2019．山縣那弘ほか編．東京，南江堂，2017，67-71．

川崎医療福祉大学医療技術学部臨床栄養学科教授　武政睦子　たけまさ・むつこ

Q83 血糖コントロールが不良な患者では、何を確認してどうかかわればいいの?

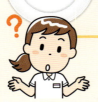

A まずは透析患者における血糖管理について知る必要があります。『血液透析患者の糖尿病治療ガイド2012』[1]では、透析患者における血糖管理の指標として、グリコアルブミン値20.0％未満（心血管イベントの既往歴を有し、低血糖傾向のある患者では24.0％未満）と透析前血糖値180〜200mg/dL未満を推奨し、ヘモグロビンA1cは血糖状態を正しく反映しないために参考程度に用いるとしています。グリコアルブミン値を確認したうえで、薬物治療が行われている場合は薬剤を正しく使用しているか、さらに、くわしい食事内容を確認することが必要です。

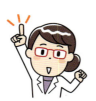

透析患者における血糖管理の指標

透析患者における血糖管理の指標としては、透析開始前の随時血糖値（透析前血糖値）やヘモグロビンA1c（hemoglobin A1c；HbA1c）、グリコアルブミン（glycated albumin；GA）値があります。HbA1cは糖尿病患者でもっとも一般的に使われる血糖コントロールの指標であり、過去1〜3ヵ月間の平均血糖値を反映します。しかし、透析患者では赤血球寿命の短縮（約60日）に加え、透析療法による失血や出血などからHbA1cは低値になる傾向があります。そのため前述のガイドライン[1]では、透析前血糖値180〜200mg/dL未満、GA値20.0％未満（症例によっては24.0％未満）としています。

食生活・生活背景を具体的に知ろう

血糖コントロールが不良な患者とかかわるには、よりくわしい食生活・生活背景を知る必要があります。何をどのくらい食べるのかはもちろん、何時に食べるのか、食事にかける時間は何分くらいかという食習慣に加え、血糖コントロールに大きな影響を及ぼす運動についてもくわしく聞き取りを行います。このように患者個人の背景をしっかりと把握したうえで、食事指導を行います。

食事指導の３つのポイント

食事に関する指導のポイントをまとめると、①適正な量のエネルギーを摂取すること、②１日３食、規則正しく食べること、③栄養のバランスが偏らないようにすることの３つが非常に大切です。

■適正なエネルギー量の摂取

適正なエネルギー量は、年齢、性別、身長、体重、身体活動量によって一人ひとり違います。『慢性腎臓病に対する食事療法基準2014年版』[2]では、慢性腎臓病ステージによる食事療法基準として、血液透析（週３回）患者でのエネルギー摂取量は30〜35kcal/kg標準体重/dayが妥当であるとされています。ただし、エネルギー摂取量の日間変動は非常に大きく、身体活動量も一定ではないため、一度設定したエネルギー摂取量は、その後の体重などの身体所見や検査所見などの推移により変更することが重要です。適正な体重やボディマス指数（body mass index；BMI）を考える際には、性差による筋肉量や脂肪量などの体組成の違いも考慮する必要があるとされています。看護師も管理栄養士と協力し、定期的な栄養評価などを行いつつ、体重の推移をしっかりと追う必要があると考えられます。

■規則正しくバランスのよい食事

１日３食、規則正しく食べられているか、栄養のバランスが偏っていないかについても定期的な確認が必要です。外食や惣菜の摂取量・頻度が増えていないか、菓子やジュースなどの間食が増えていないかなど、食事指導の際にはいろいろな質問項目を準備しておくことが大切です。食事についてだけでなく、禁煙できているか、運動はどのくらいできているか、睡眠時間はどのくらいかなど、生活リズムについても確認する必要があります。いろいろな質問項目を準備し、そのときどきで確認する項目を変えながら接することで、患者に「また聞かれた」「いつも同じ話ばかり」と思われないよう工夫することも有用かもしれません。そして、患者一人ひとりの食習慣や生活背景を把握しつつ、「この患者はどこなら改善できるか」をいっしょに考えていくことが重要です。

これらのことがおおむね上手に実行されていても血糖コントロールが不良な場合には、薬物治療の開始・変更について、透析担当医と考える必要もあります。

引用・参考文献

1) 日本透析医学会. 血液透析患者の糖尿病治療ガイド2012. 日本透析医学会雑誌. 46（3）, 2013, 311-57.
2) 日本腎臓学会編. 慢性腎臓病に対する食事療法基準2014年版. 東京, 東京医学社, 2014, 48p.

H・N・メディックさっぽろ東栄養部栄養課課長　**坂本杏子** さかもと・きょうこ

Q84 食塩制限はどこまで厳格にすべきなの？

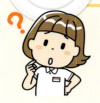

『慢性腎臓病に対する食事療法基準2014年版』[1]では、慢性腎臓病ステージによる食事療法基準として、血液透析（週3回）患者での食塩摂取基準は6g/day未満としています（表）。しかし、注釈にあるように、尿量、身体活動度、体格、栄養状態、透析間体重増加を考慮して適宜調整するというオーダーメイドの対応が必要になります。

体液管理が重要な理由

透析患者の死因の多くが心血管系合併症に由来しており、患者の生命予後を改善するためには、いかに心臓や血管を守るかが重要です。そのために、透析患者の体液管理が非常に大切なのはいうまでもありません。体重増加が多いと生命予後が不良であることは、これまでに多くの研究でくり返し示されてきました[2]。

体液管理と食塩管理の関係

透析患者の体液管理を良好に行うためにもっとも重要なのは、食塩管理であると考えます。血液中のナトリウム濃度は約140

表 透析患者の食事摂取基準（文献1より）

ステージ 5D	エネルギー (kcal/kgBW/day)	たんぱく質 (g/kgBW/day)	食塩 (g/day)	水分	カリウム (mg/day)	リン (mg/day)
血液透析 （週3回）	30〜35 注1, 2)	0.9〜1.2 注1)	<6 注3)	できるだけ少なく	≦2,000	≦たんぱく質 (g) ×15
腹膜透析	30〜35 注1, 2, 4)	0.9〜1.2 注1)	PD除水量（L）× 7.5＋尿量（L）×5	PD除水量＋尿量	制限なし 注5)	≦たんぱく質 (g) ×15

注1) 体重は基本的に標準体重（BMI＝22）を用いる
注2) 性別、年齢、合併症、身体活動度により異なる
注3) 尿量、身体活動度、体格、栄養状態、透析間体重増加を考慮して適宜調整する
注4) 腹膜吸収ブドウ糖からのエネルギー分を差し引く
注5) 高カリウム血症を認める場合には血液透析同様に制限する

mEq/Lであり、食塩に換算すると1Lの血清中に8gの食塩が含まれることになります。この関係から、患者の体重が1kg増えているときは8gの食塩を摂取したと大ざっぱに考えることができます。

発汗による体液量の減少や食塩摂取により血中ナトリウム濃度の上昇があると、脳の口渇中枢が刺激され、喉の渇きを感じて水を飲みます。ここで水を過剰に飲みすぎると、逆に血中ナトリウム濃度が低下し、今度は塩辛いものを食べてしまいます。このように、体内の塩分と水分は血中ナトリウム濃度に合わせて相互に作用し合う関係にあるため、口渇の基本である食塩摂取量を最優先してコントロールすることが体液管理には重要です。

また、多くの透析患者が味覚異常を有していることも覚えておく必要があります。患者本人は「うす味」と感じていても、実際にはかなり濃い味つけになっていることがしばしば経験されます。

🔴 患者に合わせた指導を

食塩摂取量は体重増加に直結しますが、「透析患者での摂取基準は6g/day未満なのだから」と決めつけることなく、それぞれの患者の身体状況を総合的に考え、個人に合った食塩量を見つけて提案していくことが必要です。さらにその食塩量に幅をもたせることで、食生活にメリハリが生まれます。食事や生活リズムは毎日同じではありません。外食やイベントごとなど患者によって楽しみは違います。「食塩量が多くなるから外食はダメ」といった、楽しみを奪うような指導は長続きしません。外食の機会があるのであれば、ふだんからどのような管理をしていけばよいかを指導する必要があります。食事と同じく、メリハリのある指導で食塩管理ができることが望ましいと考えます。

「うす味に慣れていく」ことは非常に大切です。ダイエットと同じように、食塩管理にもリバウンドがあるように感じます。長く、根気強くかかわることが重要です。「うす味でもおいしく食べられた」という体験ができれば、きっと継続できるのではないでしょうか。そのためにも、減塩方法やレシピの提案、個々の患者に合わせたオーダーメイドの食事指導を行うことが求められていると感じます。

引用・参考文献

1) 日本腎臓学会編. 慢性腎臓病に対する食事療法基準2014年版. 東京, 東京医学社, 2014, 48p.
2) Wong, MM. et al. Interdialytic weight gain : trends, predictors, and associated outcomes in the international Dialysis Outcomes and Practice Patterns Study（DOPPS）. Am. J. Kidney Dis. 69（3）, 2017, 367-79.

H・N・メディックさっぽろ東栄養部栄養課課長　**坂本杏子** さかもと・きょうこ

Q85 「透析食はうす味でおいしくない」「透析食では物足りない」と言う患者に提案できる食事の工夫は？

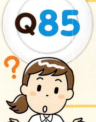

まずは「なぜこの食塩量での管理が必要なのか」をしっかりと理解してもらうことが大切です。患者自身が「自分にとって必要な食事管理である」と理解してはじめて行動変容につながると思います。さらに、目標の数値だけではなく、どうやったらおいしくつくれるのかを、実践的な面から伝えることも大切です。

おいしく感じられる工夫が大切

　一般的に「治療食はおいしくない」というイメージが強いと思います。正確に計量してつくられた治療食も、食べてもらえなかったり残してしまったりしては意味がありません。だからといって好きなものだけを好きなだけ食べるというわけにもいきません。そこで、管理栄養士や調理師の力が必要になります。

■メリハリのある献立

　当院では、限られた栄養成分のなかでメリハリのある献立づくりを心がけています。主菜にはなるべくしっかりと食塩を使って、「メイン」としての存在感をもたせるようにしています。逆に副菜や小鉢には出汁や酸味、香味野菜や香辛料を効かせることで、余分な食塩を使わない工夫をしています。ごはんが進むメニューが一つでもあると、食事の満足感も出ます。

■見た目に美しい盛りつけ

　食器や盛りつけなど見た目の美しさも重要です（写真）。パッと見て「おいしそう」と感じるような食事は、食生活を豊かにします。とくに食欲のない患者にとっては大きな意義があると思います。

■旬の食材

　食材も大切です。旬の時期においしい食材を使うだけで、うす味でも食材そのものの味を楽しむことができます。

■調理方法

　「治療食はおいしくない」「味がしない」と決めつけずに、いろいろな方法を試してみてもらいたいと思います。そのためには調理方法も大切です。揚げ物などは、時間が経ってもおいしく食べられる工夫や調理上のコツを、調理のプロである調理師から

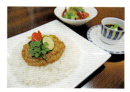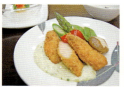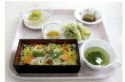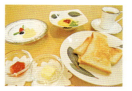

写真 当院で提供している食事の例
見た目の華やかさも食事の重要なポイントであるため、彩りや盛りつけにも気を配っている。

アドバイスしてもらってもよいでしょう。「同じレシピを使っているのに、同じ味に仕上がらない」という経験はないでしょうか。食材や火加減などが違えば、同じ味には仕上がりません。家庭でもおいしく調理できるプロの技を調理師から伝えてもらうことも、食事指導の一つとして非常に重要です。

患者は細かい数値よりも、「どうやったらおいしくなるか」という具体例を求めていると感じます。管理栄養士や看護師からの指導はもちろん、調理師にも協力してもらいながら、患者の食生活をサポートしていければプラスになると思います。

患者のそのときの状況で指導内容を変える

食欲がなくて痩せてきていれば、いつもよりすこし濃い味にしたり、漬物などをすこし取り入れたりして、食べるきっかけをつくることが優先されることもあるでしょう。国内の血液透析患者を対象とした観察研究では、血清アルブミン値が3.8g/dL以上の患者では体重増加が多いほど死亡リスクが上昇する一方で、血清アルブミン値が3.8g/dL未満の患者では体重増加が少ないほど死亡リスクが上昇していました[1]。この研究から、栄養状態が悪く食事量も少ない場合、食事制限を緩和して食べてもらうことを優先するメリットがあるかもしれません。しかしこの場合も、食塩を増やすことが食欲を出すきっかけになるかどうか、そのまま味の濃いものばかりを食べ続けてしまわないかどうか、いつまでその食塩量をよしとするのかなど、しっかりとプランを考えたうえでの状況判断が大切でしょう。

透析医療は同じ患者に週3回も顔を合わせるという、ほかの医療と比べても非常に特殊な性質があります。ふだんから患者とコミュニケーションをとるなかでいろんな情報を把握し、患者それぞれに合わせた指導につなげることが大切だと思います。

引用・参考文献

1) Kurita, N. et al. Revisiting interdialytic weight gain and mortality association with serum albumin interactions: the Japanese Dialysis Outcomes and Practice Pattern Study. J. Ren. Nutr. 27（6）, 2017, 421-29.

H・N・メディックさっぽろ東栄養部栄養課課長　**坂本杏子**　さかもと・きょうこ

Q86 季節ごとの食事で気をつけるべきことは？

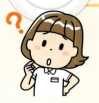

A 食事には季節によって違いがあります。地域によってさまざまだと思いますが、たとえば春は山菜、夏はそうめん、秋には新米がおいしくなり、冬には温かい鍋物が恋しくなるなどということもあるのではないでしょうか。日本では四季折々、その季節に合った食事や食材など「旬」を大切にしています。土地柄や季節に合った食事を楽しんでもらうことを考えてみましょう。

旬を楽しむ食べかた

患者と食事の話をしていると、「○○がおいしい季節になってきた」と旬の食べ物を楽しみにしている声をよく耳にします。私たちは、限られた栄養成分を上手に使って、透析患者にも食事を楽しんでもらいたいと考えています。透析食で大切な食塩管理に注意しながら毎日の食事をおいしく食べるためには、食材も大切です。だからといって値段の高い食材ばかりを勧めるわけではありません。それぞれの食材がおいしく食べられる旬の時期に食べてもらうことも大切です。

当院では、季節に合わせた食材や食事の注意点について、院内掲示板を使って患者に情報提供を行っています（図）。春には山菜の食べかたやひな祭りなどのイベントに際しての注意点を紹介します。夏には冷たい麺類の食べかたや夏バテ防止レシピの提案、秋にはきのこやさんまなどの旬を迎える食材について栄養成分の復習などを行います。また、当院は北海道にあるため、秋の味覚として「さけ」があります。秋には注意が必要な「生すじこ」がスーパーにも並びはじめ、家庭でしょうゆ漬けにするという人もいます。生すじこは魚卵であるため、リン含有量が多く、しょうゆ漬けにすることで食塩摂取量も多くなる、要注意の食品です。この時期の採血結果を見ると、生すじこが原因で血清リン値が上昇した、という患者もいます。

旬の食材を把握しておき、患者からの聞き取りの際に「いまの時期ならこれかも？」と考えつつ、「食べるならこの量をこの組み合わせで」と具体例を提案できる準備をしておく必要があります。冬になると、やは

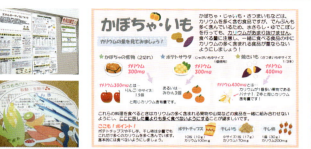
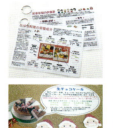

掲示内容・旬の食材や、イベント時によく食べるメニュー
・話題になっている食材
・患者が何気なく食べているリン含有量の多い食材

図 掲示版の利用

1ヵ月に一度のペースで、食材に関する掲示による食事指導を行う

り温かい食べ物を好む患者が多くなります。温かい食べ物には、鍋物やおでん、麺類など、食塩摂取量に気をつけてもらいたいメニューが多くあります。こういった場合にも、事前に食べかたのポイントやメニューの選びかたについて指導しておく必要があります。

季節のイベントを把握することも食事指導の一つ

1年のあいだには、年越しや正月、ひな祭りや盆の家族での集まり、忘年会、新年会などさまざまなイベントがあります。こういったイベントはあまり関係ないという患者もいますし、毎年楽しみにしている患者もいます。ここでも患者個人個人に合わせた食事指導が必要です。孫がいる家庭では、入学式や運動会なども大切なイベントです。その患者が何を楽しみに過ごしているのかといった情報も、食事指導を行ううえで貴重な情報となりえます。

熱中症予防

最近では、夏でも涼しいとイメージされる北海道でも非常に暑くなる時期があり、ふだんから暑さに慣れていない高齢者などのなかには、暑さに驚いている患者もいます。これまでは熱中症についてあまり気にしていませんでしたが、北海道でもとくに屋外で仕事をする患者には熱中症予防が必要になってきています。ふだんから厳格な食塩管理をしている患者でも、暑い時期には熱中症対策としてすこし多めの塩分補給を勧めることが必要な場合もあります。

オーダーメイドの食事指導を行うためには、各食材の旬の時期や地域性のほかに、年間のイベントについても把握することで、よりよい指導に役立つと思います。

H・N・メディックさっぽろ東栄養部栄養課課長　**坂本杏子**　さかもと・きょうこ

Q87 「計量が面倒だ」と言う患者にきちんと計量してもらうにはどうすればいい？

A 誰もが「計量は面倒」と思うかもしれません。しかし、1日6g未満という厳格な食塩制限をはじめとする指示栄養量を守るためには、計量は欠かせません。限られた栄養成分を上手に使ってメリハリのある食事をつくるために、「まずは1回量ってみる」ことを勧めましょう。そして、どうすれば続けられるかを提案することが大切です。

● 計量のたいへんさを知ることからはじめよう

「計量が大切なのはわかるけれど面倒」というのは誰もが思うことではないでしょうか。「計量してください」と言うのは簡単です。私は、管理栄養士として患者に計量を勧める立場なので、私も自宅での調理で実際に計量を続けてみたことがあります。しかし、学生時代の調理実習やふだんの厨房業務のように、勉強や仕事として計量を行うのとはわけが違います。とにかくたいへんのひと言でした。このたいへんさをすこしでも楽にすることはできないか、どうしたら時間短縮になるかなど、いろいろ考えた記憶があります。こういうことをスタッフ自身も経験することで、同じ「計量してください」という指導をするにしても、「毎日の計量は本当に面倒ですよね。よくわか

ります」という姿勢を見せることができるでしょう。

● 計量の意識を高めるかかわり

「実際に計量しなくても、うちはそんなにたくさん調味料は使っていないから大丈夫」と話す患者がいます。そのような場合、当院では栄養指導の際に、実際に患者に味つけをしてもらっています。肉の模型と食塩を用意して、家で実際にしているように下味をつけてもらいます（写真）。そうすることで、「そんなにたくさん調味料は使っていない」と言っていた患者でも、肉の両面にしっかりと下味をつけていることがわかったこともありました。

「毎日のことで慣れてきたから目分量でやっています」という患者も多いと思います。もちろん、慣れてきたら目分量でも構いま

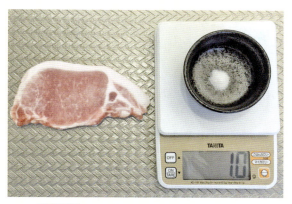

写真 栄養指導に用いる肉の模型と食塩

せんが、「目分量は徐々にずれていくことがある」ということを理解して、実践してもらう必要があります。ポイントとしては、週に1回は計量の日をつくる、決まった食器を使って目分量を一定させる、などの工夫があります。

食事指導の際、実際の食材を用意して、「100gはどのくらいですか？」と確認することもあります。また、100gの重さの模型を患者に持ってもらうことで、「100gは思っていたよりも重たい」と重さを感じてもらったり、目安としての自分の手のひらよりも大きい・小さいなど「思っていたのと違う」という体験をしてもらったりすることが、軽量の大切さを再認識するきっかけになるのではないでしょうか。

計量を指導するスタッフも、実際の量に対して敏感でなくてはなりません。病院給食を提供している施設では、食事を提供する際に「あれ？ いつもより大きく見えるな。本当に10gかな？」「いつもと同じ茶碗なのに量が違って見えるな」などと気を配ることが大切です。そして、確認の意味を込めてしっかりと計量することの日々の積み重ねが大切です。

患者にしてもらいたいことは、まずは自分でもしてみて、どうすれば簡単にできるかを考えることが大切だと思います。大さじ・小さじで計量することが楽な人もいれば、計りでまとめて計量するのが楽な人もいます。どの方法でもその人が「面倒でない」と感じる方法を提案することが必要です。そのために、患者個人個人の特徴なども知っておく必要があります。

H・N・メディックさっぽろ東栄養部栄養課課長　**坂本杏子** さかもと・きょうこ

Q88 自分で調理ができない患者では、どのように食事管理をすればいいの？

「自分で調理ができない」パターン別の食事管理を行います。調理者がいる場合は、調理者も含めて食事指導をします。活動性が高く外食や中食の機会が多い場合は、外食や、スーパーやコンビニエンスストアの弁当や惣菜を利用する際の注意点を指導します。活動性が低く食事の準備にサポートが必要な場合は、訪問介護員（ホームヘルパー）の介入や宅配食の利用を勧めます。

「自分で調理ができない」パターン別の対応

「自分で調理ができない」状況にもいくつかパターンがあります。第一に配偶者や家族などの同居する調理者がいる場合、次に調理者がいなくても活動性が高く外食や中食の機会が多い場合、そして活動性が低く食事の準備にサポートが必要な場合です。

■同居する調理者がいる場合

調理者も含めて食事指導を行います。外来患者では、電話や連絡ノートをとおして、調理者から最近の食事内容や食事摂取状況を聴取し、医療者からは患者の栄養状態を説明し、それらを踏まえた食事指導などを行います。それでも食事管理がむずかしい場合には、調理者に来院してもらい、直接指導を行うこともあります。透析導入前後で食事内容が変わるため、透析導入時にはかならず調理者へも指導を行いましょう。入院患者では、調理者の来院日に合わせて指導を行います。

■活動性が高く外食や中食の機会が多い場合

外食や、スーパーやコンビニエンスストアの弁当や惣菜を利用する際の注意点を指導します。外食や弁当、惣菜では食塩や水分、リン、カリウムを多く摂取しがちですが、「すべてダメ」「あれもこれも控える」といった指導では、患者は食べるものがなくなり低栄養に陥ります。そのため、採血や透析間の体重増加などの経過に応じて、食べてよい料理や食品の目安量や選びかたを、いっしょに確認します。

■活動性が低く食事の準備にサポートが必要な場合

訪問介護員（ホームヘルパー）の介入や

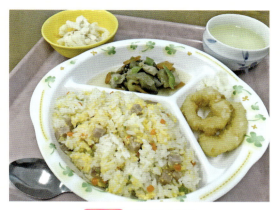

写真 当院の外来食
チャーハン、鶏肉となすの炒め煮、いかリング、カリフラワーの酢漬け

　宅配食の利用を勧めます。調理を担当するホームヘルパーは、非透析日に1時間～1時間30分程度、訪問することが多いです。宅配食は週に1回、7～14食分が届く冷凍のタイプや、当日調理して昼食や夕食前に届くタイプ、おかずのみのタイプ、刻み食やソフト食などの形態も対応可能なタイプなどがあります。また、糖尿病食や腎臓病食、透析食などの病態に応じた宅配食や、制限したい栄養量を指定できる宅配食もあります。宅配食を勧める場合は、患者の居住区に配達できる業者のなかからいくつか提案し、価格も考慮して利用しやすい宅配食を選びましょう。

　ここで注意が必要なのは、透析患者が腎臓病食（減塩の低たんぱく質食）を注文してしまう場合があることです。腎臓病食では、たんぱく質を1食10g程度に抑えたものが多いです。しかし、透析患者の食事療法基準では、たんぱく質は0.9～1.2g/kgBW/dayが推奨されています[1]。標準体重が60kgの患者では、たんぱく質を1日に約54～72g、1食では約20～25gとることが望ましいです。そのため、透析患者が宅配食を利用する際には、透析食や減塩食などのたんぱく質が十分に摂取できて、減塩タイプの宅配食を選ぶとよいでしょう。

　また、当院では昼食と夕食に外来食を提供しており、希望者は1食500円＋税で注文できるシステムにしています（写真）。透析日に1食注文する患者がほとんどですが、一人暮らしの高齢患者では非透析日にも外来食を注文して食事管理をしている人もいます。

引用・参考文献

1) 日本腎臓学会編．慢性腎臓病に対する食事療法基準2014年版．東京，東京医学社，2014，48p．

真鶴会小倉第一病院栄養指導管理室　池淵雅士美　いけぶち・まさみ

Q89 透析患者が利用できる治療用特殊食品にはどのようなものがあるの？

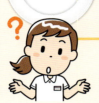

少量でエネルギーやたんぱく質が補給でき、リンやカリウムが多すぎない栄養組成の治療用特殊食品があります。また、MCTオイルやパウダー、たんぱく質パウダーを上手に活用すると、料理のボリュームは変えずに効率的な栄養補給ができます。骨格筋量や筋力が低下している患者には、分岐鎖アミノ酸が補給できる食品も活用します。とくに高齢の透析患者では、透析導入前に使用していた腎不全用特殊食品は活用しないため注意が必要です。

透析患者が利用できる治療用特殊食品

高齢の透析患者が増え、食欲不振や咀嚼・嚥下機能が低下した患者が多くみられます。また、透析後の血圧低下や気分不良で食べられない、安静時間が長くてお腹がすかないなどの理由で、食事が十分に摂取できない場合があります。このような場合には、少量でエネルギーやたんぱく質が補給でき、リンやカリウムが多すぎない栄養組成の治療用特殊食品を活用します。透析患者が利用しやすい治療用特殊食品を表1に示します。

エネルギー・たんぱく質を強化する食品

MCT（medium chain triglycerides、中鎖脂肪酸）オイルやあまに油、えごま油、たんぱく質パウダーなどを活用してエネルギーやたんぱく質を強化する方法もあります（表2）。これらを料理にかける、和える、粥や飲み物に混ぜるなどすることで、見た目の量は変えずにエネルギーやたんぱく質の強化ができます。

分岐鎖アミノ酸を補給する食品

骨格筋量や筋力が低下している患者には、リハビリテーションや運動の直後に分岐鎖アミノ酸（branched chain amino acids；BCAA）が補給できる食品も活用します。当院で活用しているBCAA含有ゼリー飲料は、1パック（120g）当たりエネルギー100kcal、たんぱく質10g（うちBCAA2,500mg〈ロイシン1,400mg〉）、炭水化物15.0g、カ

表1 透析患者が利用しやすい治療用特殊食品

商品名 (会社名)	容量 (g)	エネルギー (kcal)	たんぱく質 (g)	脂質 (g)	炭水化物 (g)	カリウム (mg)	リン (mg)	食塩 (g)	特徴
メディミル® ロイシン プラス (味の素)	100	200	8.0	10.3	20.4	127	48	0.3	100mLで200kcalの少量・高エネルギー食品。筋蛋白の生成に必要なBCAAを2,070mg、消化・吸収のよいMCTを3.3g、ビタミンD20μgと高配合。5種類の味がある
エンジョイ クリミール (クリニコ)	125	200	7.5	6.7	29.3	179	129	0.28	BCAA1,620mg、シールド乳酸菌®配合。8種類のフレーバーがあり、飽きずに続けやすい
明治メイ バランス® Miniカップ (ヨーグルトテイスト) (明治)	125	200	7.5	5.6	31.7	120	140	0.28	BCAA 930mg配合。カップは持ちやすい容器を採用。ミルクやヨーグルトテイスト、ゼリーやアイスシリーズなどの種類が豊富で、スーパーやドラッグストアでも入手できる
テルミール® アップリード (テルモ)	100	400	14.0	21.6	37.4	150	135	0.38	100mLで400kcalの少量・高エネルギー食品。2019年6月には半量の「テルミール®アップリードmini」も発売になっている
えねぱく ゼリー (キッセイ薬品工業)	84	125	5.0	0.0	26.3	6	70	0.07	ゼリーなら食べられる人にお勧め。学会分類2013コード1jに対応し、離水が少なく嚥下のしやすさにも配慮している
リハたいむ ゼリー (クリニコ)	120	100	10.0	0.0	15.0	3	70	0.01	BCAA 2,500mg、ビタミンD 20μg配合。ゼリータイプで飲みやすく、冷やして飲むことで、リハビリや運動後の栄養補給にお勧め
ジャネフ ワン ステップミール ごはんにあう ソース (たまご風味) (キユーピー)	1袋 (10g)	60	0.2	5.7	1.6	3	7	0.4	ごはんにかけて簡単にエネルギー強化ができる。ほかにも、明太風味から選べる。1袋の塩分が0.4g以下で減塩にも適する

第3章

食事に関するナースのギモンQ&A

表2 見た目は変えずにエネルギーやたんぱく質が強化できる食品

食　品	効　果	熱に対する強さ	お勧めの調理法
あまに油えごま油	αリノレン酸57〜58g（100g当たり）と高配合であり、抗炎症作用、高血圧や血清脂質の改善が期待できる。酸化しやすいため、加熱調理には適さない	×	和えるかける
MCT（中鎖脂肪酸）オイル	消化吸収がよく、無味無臭で料理に使用しやすい。グレリンの分泌を促し、食欲増進効果が期待できる。熱を加えることで煙が発生する危険性もあるため、加熱調理は適さない	×	和えるかける
たんぱく質パウダー	無味無臭なタイプが多い。料理に混ぜ、見た目の量は変えずにたんぱく質の強化ができる。おかずがとれない人には、主食に混ぜ込むことで、主食でたんぱく質の補給ができる。消化吸収しやすいコラーゲンペプチドや乳清たんぱく質を利用した商品もある	○	和える

リウム3mg、リン70mgを含有します。3種類の味のバリエーションがあり、無理なく続けやすいです。レジスタンストレーニング直後にBCAA 2g（たんぱく質10g）以上を糖質と同時に摂取することで、骨格筋量の増加が期待できます[1]。そのため、早急に身体機能やADLの改善が求められる患者や、経済的に余裕のある患者に積極的に勧めるようにしています。

🔴 腎不全用特殊食品には要注意

　透析導入前に使用していた腎不全用特殊食品を継続して利用している場合には注意が必要です。食事が十分にとれない場合は、低栄養や低リン血症、低カリウム血症を併発しやすいやため、少量でエネルギーやたんぱく質が補給でき、リンやカリウムが多すぎない栄養組成の治療用特殊食品（表1）に切り替えることをお勧めします。

引用・参考文献

1）若林秀隆. リハビリテーション栄養ポケットガイド. 改訂版. 東京, クリニコ, 2019, 21-4.

真鶴会小倉第一病院栄養指導管理室　**池淵雅士美**　いけぶち・まさみ

Q90 低栄養を見抜くには、どのようなことに気をつければいいの？

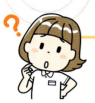

A 過度な食事制限をしていないかどうかを確認します。歩行状態やベッドへの移乗動作の変化に気づくことも大切です。食事内容や摂取状況に加えて、透析前の体重増加量の変化や意図しない体重減少、採血の経過などのさまざまな情報をとらえましょう。

過度な食事制限に注意

透析患者は、リンやカリウム、食塩、水分などのコントロールが必要です。また、透析患者の4割程度が糖尿病を合併しているため、血糖コントロールに配慮した食事が必要な患者もいます。管理するものが複数あって混乱し、過度な制限から低栄養に陥る患者も少なくありません。そのため、まずは過度な食事制限をしていないかどうかを確認する必要があります。

たとえば、透析が2日空きのため1食抜いて体重が増えすぎないように調節する患者や、検査前だからと食事量を極端に減らして、リンやカリウムの摂取を控えようとする患者もいます。そうすれば、体重増加過多を起因とする透析中の血圧低下や下肢のつりが軽減される可能性がありますし、「リンやカリウムが高い」と指摘されにくくなります。しかし、その場しのぎのコントロールの結果、将来的に骨格筋量が減少して重度の低栄養やサルコペニア、フレイルを招くリスクが高まります。そして、食事や洗濯、入浴、排泄といった日常動作が自力ではできなくなる可能性もあります。

サルコペニア・フレイル

サルコペニアとは、進行性、全身性に生じる骨格筋疾患で、筋力や身体機能の低下を伴う状態を示します。またフレイルとは、加齢による予備能力の低下のため、ストレスに対する脆弱性が亢進し、身体機能や生活機能の障害、要介護状態、死亡などの転帰に陥りやすい状態を示します[1]。近年話題になっているサルコペニアやフレイルは、低栄養の悪化や透析患者の生命予後悪化の要因になります。どちらにも共通の特徴として、身体機能低下がみられるため、歩行状態やベッドへの移乗動作の変化に気づく

表 透析患者の低栄養を早期発見するポイント

項　目	確認内容
摂食状況	・日々の食事で十分な栄養がとれているか ・調理者が食事をつくれる状況であるか ・咀嚼・嚥下状態に問題はないか
体重減少	・透析前の体重増加が日ごろよりも少なすぎないか ・半年で5％以上の意図しない体重減少はないか
採　血	・採血の経過はどうか（アルブミン、プレアルブミン、カリウム、リン、尿素窒素、コリンエステラーゼ、総蛋白質、総コレステロール、中性脂肪などの値に極端な減少はないか）
透析条件	・過度な透析条件になっていないか（必要以上のKt/Vや血流量の増加はないか、適切な透析時間であるか）
消費量の増加	・ストレス因子（炎症、発熱、手術など）はないか ・リハビリテーションや運動の量が多すぎないか
その他の症状	・嘔吐・下痢症状はないか ・肌が過度に乾燥していないか ・浮腫が悪化していないか　　など

ことも大切です。

透析患者の低栄養を早期発見するポイントを表に示します。低栄養を見抜くためには、患者のさまざまな情報をとらえることが重要です。透析患者は、呼吸・循環器系、血液・消化器系、骨・関節系、脳神経系など、さまざまな合併症を併発しやすく、腎性貧血、蛋白質・エネルギー消耗状態（protein-energy wasting；PEW）、骨格筋量の減少、筋力の低下、運動耐容能の低下、易疲労、活動量の減少、QOLの低下なども認めます[2]。

🔴 将来を見据えた食事管理をサポートしよう

前述したように、透析患者は体重の増加量や検査値を気にしすぎるあまり、リンやカリウム、食塩、水分などを過度に制限しがちです。そのため、サルコペニアやフレイルを併発しやすく、低栄養に陥る患者が少なくありません。さまざまな情報から低栄養となるリスクを早期にとらえて、エネルギーやたんぱく質を適切に摂取することが大切です。そして、その場しのぎの食事管理ではなく、「将来を見据えた食事管理」ができるようにサポートしましょう。

引用・参考文献

1）荒井秀典ほか. サルコペニア：定義と診断に関する欧州のコンセンサス改訂の翻訳とQandA. 日本サルコペニア・フレイル学会誌. 3（1）, 2019, 37-66.
2）上月正博. CKDにおけるリハビリテーション. 日本内科学会雑誌. 105（7）, 2016, 1296-302.

真鶴会小倉第一病院栄養指導管理室　**池淵雅士美** いけぶち・まさみ

Q91 低栄養の透析患者にどのような介入をすればいいの？

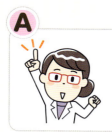

低栄養の原因は一つではなく、複数の原因が絡み合っており、患者によっても異なります。そのため、低栄養の原因に応じた食事管理を行います。また、食事療法と同時に運動療法を行うことが大切です。

原因ごとの対応を考える

低栄養といっても、その原因は一つに限らず、さまざまな因子が複雑に絡み合っている場合がほとんどです。食事摂取量不足が原因の場合でも、表のとおり要因は多様です。たとえば食事摂取量不足の原因として、加齢に伴う食欲不振と麻痺による摂食行動能力の低下、咀嚼・嚥下機能低下が考えられる場合は、以下のような対応を行います。

①食事を少量にして、嗜好に応じた栄養補助食品を活用する。主食にたんぱく質パウダーやMCT（medium chain triglycerides、中鎖脂肪酸）オイルを混ぜ込み、見た目は変えずに栄養強化をするなど、食事を工夫する。

②グリップスプーンや軽い食器を使用するなど、食具を工夫する。

③歯科医や言語聴覚士と連携して、適切な食形態やとろみの必要性の評価、摂食機能訓練などを行う。

このように低栄養の原因に応じた食事管理をすることで、低栄養の改善を図ります。

表 食事摂取量不足の原因

- 加齢に伴う食欲不振
- 極端な嗜好
- 味覚異常
- 咀嚼・嚥下機能の低下
- 歯の欠損や噛み合わせ不良
- 透析後の低血圧
- 吐気や嘔吐、便秘や下痢、腹部膨満感
- 認知症
- 薬剤性の食欲不振・傾眠増強・せん妄症状
- 褥瘡や腰痛により食姿勢が保てない場合や麻痺による摂食行動能力の低下
- ストレス因子（炎症、発熱、手術など）やリハビリテーションによるエネルギー消費量の増加　など

身体機能を改善させる運動療法

当院では、2017年より年に1回、外来血液透析患者の筋力検査を実施して、身体機

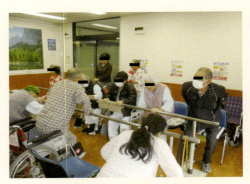

写真 起立着席運動

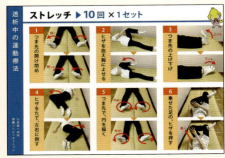

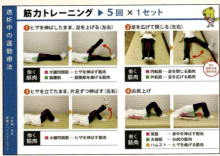

図 透析中の運動療法
ストレッチ（上）と筋力トレーニング（下）を透析中に実施している。

能の低下がみられる患者には運動療法への参加を促しています。実施している運動療法は大きく分けて2種類あり、起立着席運動と透析中の運動療法です。

　起立着席運動とは、音楽に合わせて集団で起立と着席をゆっくりくり返す運動です（写真）。透析中の運動療法は、ベッド上で行う6種類のストレッチと4種類の筋力トレーニングです（図）。筋力トレーニングは、患者個々の筋力や体力に応じて、足首に巻く重錘（重り）や回数で負荷量を調節します。重錘は、片足ずつに500g、1kg、1.5kg、2kg、2.5kg、3kgなど徐々にステップアップさせます。ステップアップするにつれ、「以前は500gの重りで精いっぱいだったが、いまでは2kgでも簡単にできるようになった」「階段が楽に上がれるようになった」などのうれしい声もあり、運動療法は患者の活力や自信につながっています。

食事療法と運動療法を同時に行うことが大切

　なお、食事療法単独よりも、食事療法と運動療法を同時に行うことで、骨格筋量が増加し、ADLがより改善することが報告されています[1]。それに加えて、消費エネルギーの少ない患者に過度な栄養強化をした場合、脂肪が蓄積してサルコペニア肥満を招くリスクもあります。そのため、低栄養の透析患者に食事療法をするだけでは不十分であり、同時に運動療法を行うことが重要です。

引用・参考文献

1）吉村芳弘ほか．回復期リハビリテーションにおける栄養サポートの効果．Jpn. J. Rehabil. Med. 55（4），2018，309-16．

真鶴会小倉第一病院栄養指導管理室　池淵雅士美　いけぶち・まさみ

Q92 高齢者に食事管理は必要?

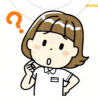

 高齢者と一口にいっても、日常生活活動度や病態、食欲、意欲などはさまざまです。年齢区分のみで高齢者と一括りにせず、患者の状態をみて個々に合った食事管理を行うことが必要です。その患者にとって、食塩・水分・カリウム・リンのコントロール、エネルギー摂取など、何がいちばん必要なのかを考えましょう。低栄養状態にある高齢透析患者では、エネルギー補給などの積極的な食事管理の介入が必要です。

年齢だけでは括れない「高齢者」の食事管理

加齢という現象は万人共通ですが、加齢に加えて患者個々に抱えている合併疾患や行っている薬物療法、さらに生活習慣、身体活動量、身体的・精神心理的要因、社会的要因など、さまざまな因子があるため、個別に対応した食事管理が必要です。さらに昨今、話題となるサルコペニアやフレイルなどの病態や栄養状態も考慮する必要があると考えられています（図）。このように、透析患者の状況や環境が複雑化されて

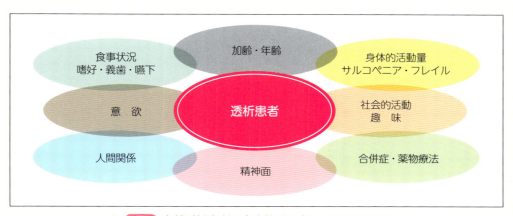

図　高齢透析患者の食事管理を考えるときの背景

いる現状を踏まえると、ますます適切な食事管理が重要になってくると考えます。

高齢者といっても、日常生活活動度や病態、食欲、意欲などはさまざまで、「高齢者」と十把一絡げにするのには抵抗があります。すなわち、個々の活動量や食欲、身体能力、精神能力、社会環境、生きかたの倫理観など、こまやかな配慮がなされた対応が求められるのではないでしょうか。高齢者の生きかたは千差万別で、ゴルフや社交ダンス、旅行を楽しむといった活動的な高齢者も存在します。一方、活動性が低下して介助が必要な患者、義歯で食事が食べにくい患者、嚥下咀嚼能力が低下している患者、認知症を発症する患者など、状態はさまざまです。

高齢者の食事管理の分類

上記を踏まえて、高齢者を以下の4つのカテゴリに分類して食事管理について考えることを提唱します。患者個々に合った食事管理を考えましょう。

■食欲や意欲があり、身体活動度が高い場合

この場合は、食事摂取量や活動量の現状を把握して、現状維持が可能なエネルギー管理を行います。そして、透析間体重増加量から食塩・水分管理の適正化を図り、経時的なドライウエイトの変化を確認しなが

ら、痩せないように管理します。

■食欲や意欲はあるが、身体活動度が低い場合

この場合は、食欲や意欲があっても、身体活動度が低くなることで、不活動による筋力の低下や転倒などが問題になると考えられます。したがって、身体活動度を高める動機づけが必要であり、そのうえで現状維持が可能な適正なエネルギー管理を行います。そして、透析間体重増加量から食塩・水分管理の適正化を図り、経時的なドライウエイトの変化を確認しながら、痩せないように管理します。

■食欲や意欲がなく、身体活動度が低い場合

この場合は、低栄養状態に陥らないように管理することが第一目標と考えます。痩せていくようであれば、エネルギー補給の適正化を優先します。経口摂取量で十分なエネルギー量が確保できなければ、次に示す経管栄養療法の併用を考慮します。

■経管栄養（経鼻経管栄養、胃瘻）を併用、あるいは全面的経腸栄養の場合

寝たきりも含めて、身体活動度が低い状態であれば、必要エネルギー量の算出を行い、現状維持が可能なエネルギー量、たんぱく質量、食塩量で管理します。誤嚥への注意も必要です。

東京家政学院大学人間栄養学部人間栄養学科教授　**金澤良枝** かなざわ・よしえ

Q93 嚥下力が低下している高齢者にお勧めの食品や調理法は？

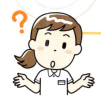

A 茶碗蒸し、ゼリーのような形態や、あんかけ料理などのとろみのついたものは飲み込みやすいです。水やお茶、汁物など粘度のない液体は誤嚥しやすく、とろみ調整食品の使用が推奨されます。酸味の強い味つけはむせやすいため、控えめにします。ペースト状の食事が必要な場合は、ハンドブレンダーを使用すると1人分の調理が楽になります。毎回手づくりはたいへんなので、まとめてつくったり、市販の嚥下調整食品を取り入れたりするのもよいでしょう。

嚥下力が低下する原因

食べ物を飲み込むには、適量を口に入れ、咀嚼しながら、舌と頬を使って唾液と混ぜ合わせて食塊形成を行い、舌の奥へ送り、嚥下反射が起きて飲み込むという一連の流れがあります。嚥下力の低下には、嚥下に関係する筋力や嚥下反射の状態だけでなく、咀嚼力、唾液の性状や量、全身の体力、基礎疾患、内服している薬剤、食欲などさまざまな原因が関係しています[1]。

嚥下しにくい形態

パサパサするもの（食パンやビスケットなど）や、咀嚼してもパラパラするもの（こんにゃくやかまぼこなど）は、食塊形成がしにくい形態です。ベタベタするもの（餅、海藻など）は、咽頭部に付着しやすく送り込みにくい形態です。サラサラしている液体（水、お茶、ジュース、汁物など）は、嚥下反射が起きる前に流れ込み誤嚥の危険性が高くなります。また、飲み込むときに変形しにくいものも嚥下しにくい形態です。

どのようなものでむせやすいのか、確認してみましょう。適度に水分を含み、まとまりやすく、付着性が強すぎず、汁がすばやく咽頭部に流れていかない、軟らかい食品や料理がお勧めです。

嚥下力が低下している高齢者にお勧めの食品や調理法

嚥下力がかなり低下している場合は、すべての料理をペースト状やムース状にし、液体にはとろみをつける必要があります[2]。摂取栄養量の不足が続くようであれば、栄

養補助食品の追加や経管栄養の併用も必要となります。

■主　食

米飯は、嚥下力に合わせて、軟飯→全粥→ミキサー粥と形態を変えてみます。パンは、水分が少ないため、唾液を吸ってしまい飲み込みにくいです。フレンチトーストにすると食べやすくなります。麺類は誤嚥しやすいですが、麺を短めに切って軟らかめに茹で、麺つゆにとろみをつけてあんかけ風にすると食べやすく、減塩にもなります。

■副　食

卵は、茶碗蒸し、卵豆腐、温泉卵、軟らかめのスクランブルエッグ、プリンなど、飲み込みやすく、調理しやすい料理が多くあります。肉は、挽き肉が適し、咀嚼が容易なだけでなく、脂肪が多いため、軟らかく仕上がります。ただし、加熱しすぎると硬くバラバラな状態になり、誤嚥しやすくなります。つなぎに炒めたたまねぎやすりおろしたながいも、豆腐などを加え、ハンバーグや肉団子にして煮ると、軟らかく食べやすくなります。

魚は、煮魚にして身をほぐし、とろみをつけた煮汁をかけると食べやすいです。刺身では、まぐろ（とろ）のたたきが食べやすく、とろろをかけて山かけ風にしてもよいです。魚の缶詰は、身が軟らかく手軽に使える食材です。骨は除き（リン制限にもなります）、マヨネーズと和えると食べやすくなります。豆腐は、軟らかいですが、口の中でばらけるため、あんかけや、ペースト状にして軟らかい野菜と白和えにするなどがお勧めです。野菜は食物繊維に逆らうように切り、軟らかく煮ます。

■調理器具

ペースト状にする場合、軟らかく調理した食材や料理をミキサーにかけます。少量の調理では、ハンドブレンダーやミルサーを使用すると便利です。

■とろみ調整食品・ゲル化剤

とろみ調整食品は、液体のとろみづけに使用します。嚥下力の状態に合わせて、量の調整が必要です。料理のとろみづけに使用すると、加熱しなくてよいので便利です。

ゲル化剤は、ミキサー粥をつくるときや、ペースト状にした料理に混ぜるとムース状になり、成型もできます。

■市販の嚥下調整食品

毎回、すべて手づくりはたいへんです。さまざまな嚥下調整食品が、通信販売のほか、店頭でも多く売られています。管理栄養士と相談しながら、嚥下力に合わせて使用するのもよいでしょう。

引用・参考文献

1) 藤島一郎ほか. 特集：摂食嚥下障害へのアプローチ. 臨床栄養. 131（5）, 2017, 651-714.
2) 日本摂食・嚥下リハビリテーション学会医療検討委員会. 日本摂食・嚥下リハビリテーション学会嚥下調整食分類 2013. 日本摂食・嚥下リハビリテーション学会誌. 17（3）, 2013, 255-67.

新潟県立大学人間生活学部健康栄養学科准教授　**村山稔子**　むらやま・としこ

Q94 高齢者の筋力低下を予防するためには、どのような食事を勧めればいいの？

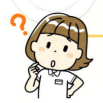

 筋力低下を予防する食事は、サルコペニアを予防する食事と同様ですが、まず、摂取エネルギー不足による筋蛋白質の異化が亢進しないように、エネルギーを過不足なくとることが重要です。そして、良質なたんぱく質源である肉、魚、卵、だいず製品からいずれかを、毎食取り入れることが基本となります。少食の場合は、頻回食や間食を取り入れるのもよいでしょう。

● 摂取栄養量不足が招く筋力減少

高齢者では、摂取栄養の不足は、骨格筋合成に必要な栄養素の供給不足を容易にもたらし、筋力低下につながります。摂取エネルギーの不足が続くと、体蛋白質をエネルギー源として利用するため異化が亢進し、筋肉量の減少を来します。

● 透析患者のエネルギー・たんぱく質摂取基準

『慢性腎臓病に対する食事療法基準2014年版』[1]や『慢性透析患者の食事療法基準』[2]によると、エネルギーは30〜35kcal/kg標準体重/day、たんぱく質は0.9〜1.2g/kg標準体重/dayであり、身長160cmの患者の場合、標準体重を56.3kgとすると、エネルギーは1,700〜2,000kcal/day程度、たんぱく質は50〜70g/day程度となります。

『サルコペニア・フレイルを合併した透析期CKDの食事療法』[3]では、わが国の透析患者における2015年末の調査結果[4]から、たんぱく質摂取量は推奨量を下回っている患者が多いことが示唆され、喫緊のサルコペニア・フレイル対策としては、それぞれの患者のたんぱく質摂取量を推奨量まで底上げすることと提言しています。透析患者の場合、透析日の食事が不規則になったり、体重増加を抑えようと食事を抜いたり、リンやカリウムの値を下げようと肉、魚、卵などの良質なたんぱく質を多く含む食品を減らしすぎたりするなど、無理な食事制限をする場合もあり注意が必要です。透析による活動量の低下から食欲不振にもなりやすく、食事摂取量が不足していると思われる場合は、原因を確認し対応する必要があります。

適量のエネルギーをとる工夫

摂取エネルギーの目安が1,700〜2,000kcal/day程度の場合、主食は、ごはんであれば茶碗に1杯を毎食とるようにします。パンの場合、食塩は多くなりますが、ジャムやバター、マーガリンなどを塗ることにより、少ない重量でエネルギーを確保しやすくなります（ごはん軽く茶碗1杯約150g≒食パン6枚切り1.5枚約90g≒240kcal）。効率よくエネルギーをとるには、主食をしっかりとることが大切です。

食事量がある程度とれていてもエネルギー不足の場合、油を多く使った料理や甘いものなどを勧めることもありますが、少食で食欲がない患者や、調理をあまりしない患者には、保存期慢性腎臓病患者の低たんぱく質食で使用される、MCTオイルなど（medium chain triglycerides；MCT、中鎖脂肪酸）がお勧めです。MCTオイルは味がほとんどなく、香りもない油で消化がよく、加熱はできませんが、できあがった主食やおかずにそのままかけたり、マヨネーズやヨーグルトに混ぜたりして、手軽にエネルギー補給ができます。糖尿病患者では、甘いものを増やすよりもMCTオイルを使用することで、食後血糖の急上昇を抑えることができます。

良質なたんぱく質源をとる工夫

主食、副菜（野菜）とともに、主菜としてたんぱく質源を組み合わせます。卵1個、肉薄切り3枚、魚1切れ、豆腐小2分の1丁、ヨーグルト小1個程度を1日のなかでとると、たんぱく質は60g/day程度になります。手軽な食材としてお勧めなのは、魚などの缶詰です。缶詰は比較的食塩や食品添加物が少ない加工食品です。リンを抑えるときは骨を除きますが、そのまま食べてもよく、野菜と煮たり、ごはんにのせたりと、買い置きもでき便利です。

少食で食事量が減少している場合は、間食にプリンやヨーグルト、栄養補助食品などを勧めます。卵や乳製品は、リンやカルシウムが気になりますが、食事摂取状況全体を把握し、主治医や管理栄養士と相談し、食べやすそうな補食を提案できるとよいでしょう。

主食・主菜・副菜をそろえて3食しっかり食べる

血液透析患者の透析日と非透析日の栄養素などの摂取量に関する検討で、たんぱく質の摂取量が、透析日は非透析日に比べ有意に減少していたという報告があります[5]。また、透析患者の12.7〜33.7％にサルコペニアを合併していることが報告されています[6]。高齢透析患者では摂取栄養量不足や筋力低下のリスクも高いと考えられ、朝食、昼食、夕食と、ワンプレートでよいので主食、主菜、副菜を取りそろえ、しっかり食べることを食事の基本として勧めましょう。

引用・参考文献

1）日本腎臓学会編. 慢性腎臓病に対する食事療法基準2014年版. 東京, 東京医学社, 2014, 48p.
2）日本透析医学会. 慢性透析患者の食事療法基準. 日本透析医学会雑誌. 47（5）, 2014, 287-91.
3）日本透析医学会. サルコペニア・フレイルを合併した透析期CKDの食事療法. 日本透析医学会雑誌. 52（7）, 2019, 397-9.
4）日本透析医学会統計調査委員会. わが国の慢性透析療法の現況（2015年12月31日現在）. 東京, 日本透析医学会, 2017, 73p.
5）平賀恵子ほか. 在宅血液透析患者の栄養状態の評価：施設血液透析患者との比較検討. 日本透析医学会雑誌. 46（10）, 2013, 987-90.
6）サルコペニア診療ガイドライン作成委員会編. "サルコペニアの疫学". サルコペニア診療ガイドライン. 2017年版. 東京, ライフサイエンス出版, 2017, 22-3.

新潟県立大学人間生活学部健康栄養学科准教授　**村山稔子**　むらやま・としこ
新潟大学大学院医歯学総合研究科腎研究センター病態栄養学講座特任准教授　**細島康宏**　ほそじま・みちひろ
新潟大学大学院医歯学総合研究科腎研究センター病態栄養学講座特任助教　**蒲澤秀門**　かばさわ・ひでゆき

Q95 認知症透析患者の食事管理では、何に気をつければいいの？

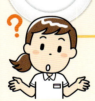

認知症になると、しだいに食事管理ができなくなります。認知症患者本人のみでは問題解決がむずかしいため、キーパーソンとなる人から生活背景を聞き取り、患者のふだんの暮らしを把握して問題点を明確にします。認知症の進行には個人差があるため、定期的に患者の認知機能や嚥下機能を評価し、キーパーソンと情報を共有することが大切です。患者が安全に生活できるよう、家族や介護職員、入居施設職員などの協力を得て食事管理を行います。

キーパーソンとの連携

認知症患者の食事管理は、患者本人に対しての栄養介入だけでは生活背景の聞き取りがむずかしいため、かならず家族やケアマネジャーなどのキーパーソンとなる人から表1のような情報を収集します。患者がどのような環境で生活し、食事をしているかを把握することで、予測される危険や現在ある問題点、改善ポイントが明確になり、速やかな介入を行うことができます。たとえば、一人暮らしの患者で、認知機能の状態から食事の食べ忘れや薬の飲み忘れの発生がある場合は、訪問サービスの時間帯を食事の時間にずらすことで、食事や服薬を促すことができます。

体重の減少や、食事量や栄養状態に関連する血液検査値（表2）の低下がみられた

表1 情報収集の例

- 家族構成（同居の有無や近くに住んでいる家族はいるか）
- 調理担当者と買い物担当者（どのような店で買い物をしているか）
- 1日の食事内容（外食の頻度や好物など）
- 1週間の食事内容（透析日と非透析日で違いはあるか）
- 水分管理や服薬管理の有無
- 介護サービス利用の有無（頻度や内容）

表2 食事量や栄養状態に関連する血液検査値の基準値

検査項目	基準値
アルブミン（Alb）	3.7〜4.9g/dL[1]
血中尿素窒素（BUN）	70〜90mg/dL[2]
カリウム（K）	3.6〜5.0mEq/L[3]
リン（P）	3.5〜6.0mg/dL[4]
標準化蛋白異化率（nPCR）	0.9〜1.2g/kg/day

場合、食事をしていない可能性が考えられます。家族やホームヘルパーがつくった食事を食べ忘れていないか、透析のない日や介護サービスの利用がない日は何を食べているかなどを確認しましょう。

また、認知症の進行速度には個人差があり、患者の認知状況により受けられる介護サービスも異なります。医療スタッフは、キーパーソンと日ごろから連絡を取り合い、患者の認知機能や嚥下機能、自己管理能力の変化を共有し、患者が安全に生活できるよう適切な支援を検討することが大切です。

🌐 入居施設との連携

患者が入居施設を利用している場合は、施設職員に透析や透析食に関する資料、カリウムや食塩などが多く含まれる食品に関する資料を渡し、患者の食事管理に関する理解と協力を得ましょう。施設で提供される食事内容や生活環境については、施設の看護師などから聞き取ります（表3）。毎月、施設の献立表をもらえるようにしておくと便利です。詳細な聞き取りをすることで、

表3 施設への確認事項の例

・透析食対応の有無
・食事の内容（汁物、漬物、くだもの、牛乳などの提供頻度）
・おやつの内容（塩気のあるものやくだものが出ていないか）
・お茶の量（食事の時間以外のお茶の提供の有無）
・患者が個人で購入している食品はないか
・薬の飲み忘れがないか、適切なタイミングで飲めているか

おやつの時間のお茶の量が多いことや、カリウムやリン、食塩の多いおやつが提供されていることなどが判明することがあります。その際は、食塩・水分・カリウム・リンの管理が可能かどうか相談し、透析施設と入居施設の管理栄養士との連携を依頼します。

そのほかに、施設で提供される食事以外に患者個人で購入している食品はないか、野菜ジュースやフルーツジュースを大量に飲んでいないか、制限のある食塩やカリウムの多い食品が患者の目につくところに置かれていないか、薬の飲み忘れがないか、などにも注意してもらいます。

引用・参考文献

1) 西慎一. "アルブミン". 透析患者の検査値の読み方. 改訂第3版. 秋澤忠男監修. 東京, 日本メディカルセンター, 2013, 81-2.
2) 櫻林耐. "血中尿素窒素". 前掲書1）, 85-8.
3) 和泉雅章. "カリウム". 前掲書1）, 101-2.
4) 小尾佳嗣. "リン". 前掲書1）, 108-10.
5) 日本透析医学会. 慢性透析患者の食事療法基準. 日本透析医学会雑誌. 47（5）, 2014, 287-91.

医療法人社団森と海東京東京蒲田病院栄養科 **出口敦子** でぐち・あつこ

Q96 透析後は疲れて食欲が出ない患者では、どのように食事をとればいい？

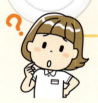

 透析日の朝は慌ただしく、何も食べずに透析を受けて、透析後も疲れて何も食べない、という患者が少なくありません。そんなときは事前に透析日の食事を決めて準備しておくと、当日の負担が少なくなります。食品を選択する際、短時間で準備できるものや、食欲のないときでも食べられそうな自分の好物など、少量で高栄養の食品を選んでおくと効率よく食事をとることができます。

●とにかく食べられる工夫を

食事の摂取量が少ないと、低栄養のリスクが高くなります。まずは食欲不振の原因が生活環境や透析条件にないか確認し、問題がある場合は改善に努めます。次に、食事の準備や食品や料理の選びかたを工夫し、低栄養を予防します。

●透析日の食事を事前に準備する

患者にとって、疲れた状態での食事の準備は大きな負担です。したがって、時間に余裕がある非透析日などに食事を準備しておくと、透析日に食事を手軽にとれるようになります。食品を選ぶ際のポイントとして、包丁や火を使わずつくることのできる、手間のかからないものを選ぶと、さらに負担を軽減できます。

■レトルトパウチ食品・冷凍食品・缶詰の利用

温めるだけ、開けるだけで食べることができる食品を常備しておくと便利です。加工食品にはリンが多く添加されています。しかし、食欲がなく栄養状態が低下している患者では、「食事をとる」「エネルギーを確保する」ことが重要です。栄養状態の悪化を防ぐために、食欲が低下しているときは加工食品などを上手に利用することも必要です。

■宅配食の利用

業者の種類により、適温宅配や冷凍宅配などいろいろな宅配方法があります。食欲が低下している高齢者などは、腎臓病食ではなく減塩食を選ぶこともできます。食事摂取量や食欲、体重変化、血液検査結果などを評価しながら検討しましょう。

■栄養補助食品の利用

　最近は、ドラッグストアでも栄養補助食品を手軽に手に入れることができるようになりました。食欲のないときは、温かい物より冷たい物のほうが無理なく食べられることが多いです。事前に高栄養ゼリーを冷蔵庫で冷やしておくこともお勧めです。甘味の強い高栄養ゼリーは苦手という患者には、豆腐味（MCTトウフィール〈日清オイリオグループ〉）や茶碗蒸し味（和風だし香る茶碗蒸し〈クリニコ〉）など、和風で塩気のある味の栄養補助食品を利用するとよいでしょう。

🌐 少量で高栄養の食品を選ぶ

　食事摂取量の維持がむずかしい患者では、自分の好物や少量でも高栄養が摂取できる食品を準備します。疲れて咀嚼することすら億劫という人は、喉越しよく食べられる食形態のものを選びます。その際、糖質だけではなく、たんぱく質と脂質もいっしょにとることで栄養素の偏りを防ぐことができます。

■糖　質

　主食が食べられないときは、菓子類（せんべい、まんじゅう、クッキー、ケーキなど）や自分の好物を選びます。

■たんぱく質・脂質

　喉越しのよい食品として、次のような組み合わせがあります。

●無調製豆乳＋酢＋オリーブ油

　豆乳に酢を混ぜると、とろみがついて飲むヨーグルトのような形態になります。酢はりんご酢など香りのよいものがお勧めです。水分摂取量に余裕のある人は、甘酒を入れると糖質をプラスできます。

●温泉卵＋黒酢＋黒こしょう＋オリーブ油

　温泉卵は、コンビニやスーパーで手軽に手に入ります。

　いずれもオリーブ油の代わりに、筋肉量や筋力の改善効果がある中鎖脂肪酸（medium chain triglcerides：MCT）オイル[1]を使用することもできます。また、酸味（レモン、ゆず、酢など）や辛味（黒こしょう、とうがらし、わさび、カレー粉）などの香りのある食材は、食欲を刺激して食欲増進につながります。

　食事摂取量が全体的に少ない人は、透析日だけではなくふだんの食事（料理や飲み物など）に①MCTオイル、②プロテインパウダー（リンやカリウムの少ない商品も市販されています）、③粉飴などを取り入れることで低栄養の予防になります。

引用・参考文献

1）Abe, S. et al. Medium-Chain Triglycerides in Combination with Leucine and Vitamin D Increase Muscle Strength and Function in Frail Elderly Adults in a Randomized Controlled Trial. J. Nutr. 146（5）, 2016, 1017-26.

医療法人社団森と海東京東京蒲田病院栄養科　**出口敦子**　でぐち・あつこ

Q97 ホームヘルパーと上手に連携して食事管理を行うコツは?

透析食を熟知している訪問介護員（ホームヘルパー）は少なく、食事づくりを不安に思っている人は多いです。まずはホームヘルパーに透析や食事療法に関する資料を配布し、質問や相談をいつでも受けつけられる関係を築くことで、ホームヘルパーの不安を軽減しましょう。そうすることで、安心して安全な食事を患者に提供できます。ホームヘルパーは患者にとって身近な存在であり、生活状況を客観的に把握している大切な協力者です。患者の情報を共有し、いっしょに問題を解決していける関係の構築が大切です。

情報を提供し質問を受けつける

　訪問介護員（ホームヘルパー）は医療者ではないため、透析食づくりに対し不安や疑問をもっている人がいます。まずは透析について記載されているリーフレットや食事療法基準、食塩・水分・カリウムの管理方法に関する資料を、ケアマネジャーなどをとおして配布し、質問を受けつけ、食事療法への理解を深めてもらえるようはたらきかけます。その際、患者ごとの体格や活動量、健康状態などを考慮した週間食事予定（表）のような目安を作成すると、実際の食事量をイメージしやすくなります。

　患者に「食欲のないときは、好きな物を食べてください」と伝えると、ごはんと漬物だけになるなど偏った食事になりがちです。長期的な栄養管理を踏まえて低栄養を防ぐために、ある程度大まかな食事予定（表）を決めておくと、ホームヘルパーは迷いなく食事をつくることができ、安心・安全な食事管理ができるでしょう。

　また、独居の高齢者などは、食生活がパターン化されていることが多いため、現状の食事を聞き取り、エネルギーや栄養素の過不足を調整しながら食事予定や食事内容を決めていきます。

継続して連携をとる関係づくり

　血液検査値の変化に応じて注意してもらいたい栄養素に関する資料や、体によいと思って提供しがちな食品（健康食品、サプリメント、青汁、減塩調味料など）に関す

表 週間食事予定

	月	火	水	木	金	土	日
朝	パ ン 卵	米 飯 だいず製品	パ ン 卵	米 飯 だいず製品	パ ン 卵	米 飯 だいず製品	パ ン 卵
昼	米 飯 肉	米 飯 魚	米 飯 肉	サンドイッチ 卵・ツナ	米 飯 魚	米 飯 肉	麺 類 魚
夕	宅配食	宅配食	宅配食	宅配食	宅配食	米 飯 魚	米 飯 肉

主食量の目安：1食 食パン6枚切り1枚、米飯180g
主菜量の目安：1食 卵1個、肉や魚60〜80g
副菜量の目安：1日 野菜300〜350g（緑黄色野菜100g程度を含む）

る資料を配布します。資料は、食品会社や製薬会社などから発行されているリーフレットなどを利用すると便利です。資料をもとにそのつど質問を受けつけることで、よりくわしく透析食についての理解を促すことができます。透析食づくりに関する継続した情報提供は、正しい食事療法を理解してもらううえでとても重要です。

なお、患者だけでなくホームヘルパーにも利用してもらうつもりで資料を渡したとしても、患者しか見ていない場合もあります。そのため、患者から依頼された買い物や食事づくりのよし悪しに対して、ホームヘルパー自身は判断することができません。たとえば次のような事例があります。

・認知症患者がカリウムを多く含むコーヒーや野菜ジュースの購入を依頼
・透析導入前の食事療法を続け、必要以上のたんぱく質制限食を依頼
・糖尿病の食生活を変更できず、低エネルギーの食事を依頼
・ヨーグルトやバナナは体によいと思い、頻繁に購入を依頼

ホームヘルパーにも情報が正確に伝わるよう、患者経由で資料を配布する際は、「食事をつくってくれるホームヘルパーさんにもかならず見てもらってくださいね」と声をかけたり、書面で伝えたりすることを忘れないようにしましょう。

ホームヘルパーは患者にとって身近な存在です。生活状況を客観的に把握しているため、患者の血液検査結果や体重に変化が生じた際は、生活状況に変化はないか、薬の飲み忘れはないか、介護サービスが入らない日も食事をしている形跡があるかどうかなどの情報収集をホームヘルパーから行います。

ホームヘルパーと継続した連携を行うには、患者やケアマネジャー経由での連絡や連絡ノートなどを利用した連絡手段を用います。ケアマネジャーやホームヘルパーが直接透析施設と連絡をとれる環境をつくり、いつでも相談できるような関係を築いておくことが大切です。

医療法人社団森と海東京東京蒲田病院栄養科　**出口敦子**　でぐち・あつこ

Q98 災害が起きたときの食事について、患者にはどのようなことを伝えておけばいい?

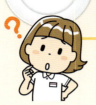

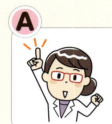

災害発生時、自宅や避難所は十分な食事を提供できる環境ではないことから、健康な人でも過酷な生活の場になります。食事制限がある透析患者については、このような状況下でも一定の自己管理ができるように指導することが必要です。

災害時の食事管理

近年、想定を超える自然災害が発生しています。地震はもとより、超大型台風や洪水による水害、大雪による交通遮断も報道されています。しかし、透析患者は継続して透析を行わなければなりません。食事管理についても、置かれた状況下で行える最大限のことを行う必要があります。

避難所における食事の現状（東日本大震災避難所での例、表）

大規模避難所では、1日3食十分な食事を提供されることはまれです。在宅生活者もライフラインが遮断されている場合は、避難所から食事が配給されることも想定されます。

避難所での食事例としては、おにぎりや菓子パン、カップ麺、缶詰、加工品（ハムやウインナーソーセージ）などの栄養バランスの偏った食品、食塩の多い食品、カリウムを多く含むバナナなどもよく提供されます。ちなみに、震災時に病院で提供された食事（朝食）は、写真のようなものです。

避難所に避難している人は、平等に対応されます。透析患者だからといって、特別扱いはしてくれません。したがって、自己管理ができるよう指導しておくことが重要です。

避難所での飲食の際の注意点

カップ麺や缶詰は、食塩を多く含みます。避難所ではごみを出しにくい状況になることから、提供されたものは残さず食べ、スープも全部飲んでしまう人が多いようです。ですが、躊躇せず、「残す」ことを指導しましょう。また、飲水はペットボトルで配給されます。飲水量の目安を日ごろから判断できるように指導しましょう。そのほか、食べることが不安になり、エネルギー不足にならないようにすることも重要です。喫食可能

表 避難所での食事（東日本大震災での一例）

日 時	食事内容		1人当たりの推定栄養摂取量（1日）	
			エネルギー（kcal）	たんぱく質（g）
3月23日	朝	おにぎり1個、みそ汁	790	20
	昼	パン1個、野菜ジュース1本		
	夕	おにぎり1個、野菜炒め、ハム1枚		
3月24日	朝	おにぎり1個、魚缶詰、煮物	760	26
	昼	パン1個、コーヒーゼリー1個		
	夕	おにぎり1個、馬肉チャーシュー		
3月25日	朝	おにぎり1個、漬物、みそ汁	720	17
	昼	おにぎり1個、みそ汁		
	夕	おにぎり1個、みそ汁、ハム1枚		
3月26日	朝	おにぎり1個、ハム1枚、豆乳1本	炊き出しなし：930 炊き出しあり：1,170	炊き出しなし：29 炊き出しあり：35
	昼	おにぎり1個、にしんのこんぶ巻き		
	夕	おにぎり1個、茹で卵2分の1個、らっきょう（炊き出し：カレー）		
3月27日	朝	おにぎり1個、魚缶詰、漬物	800	21
	昼	おにぎり1個、みそ汁、漬物		
	夕	おにぎり1個、野菜ジュース1本、梅干し		

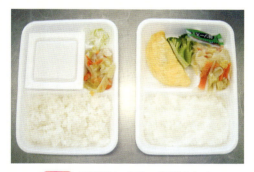

写真 震災時に病院で提供された災害対応メニュー

第3章 食事に関するナースのギモンQ＆A

なものについてはしっかりと食べるよう指導しましょう。喫食可能な食品や適量をメモでリストアップするのも一つの方法です。

自宅での備蓄品の準備

被災時にすぐに持ち出せるよう、3日分程度の食品を備蓄しておきましょう。準備すべき食糧としては、電気、ガス、水道などのライフラインが遮断されることを想定した、手軽に食べられるレトルトパウチのごはんやパンの缶詰、レトルトパウチのおかず、缶詰、ペットボトルの水などがよいでしょう。最近では、減塩などの備蓄食品も発売されています。

訓練の実施

せっかく災害対策の準備をしていても、いざというときに活用できなければ意味がありません。定期的に災害を想定した訓練を行い、避難訓練だけでなく実際に備蓄食を食べてみるなどして、非常時に備えましょう。

茨城キリスト教大学生活科学部食物健康科学科教授　**石川祐一**　いしかわ・ゆういち

Q99 管理栄養士がいない場合、看護師はどこまで食事指導をすればいいの？

透析患者が快適な透析ライフを送るためには、食事療法を遵守することが大切です。管理栄養士が施設にいなくても、適切な食事管理が求められ、看護師による食事指導は重要です。患者が抱える問題点に対して優先順位をつけ、看護師の視点も加えて適切なアドバイスを行いましょう。

透析患者の食事管理のポイント

透析患者の食事管理のポイントは、①食塩・水分の管理、②カリウムの管理、③リンの管理ですが、それ以外に、栄養状態を維持することも重要です。上記の項目のなかで、対象となる患者が改善すべき項目に優先順位をつけ、改善のための指導を行いましょう。指導を行ううえで重要なのは、「問題となる原因は何か？」を患者といっしょに考え、改善に結びつけることです。食事内容を聞き取り、原因を見つけて改善に結びつけられるような指導を心がけましょう。また、患者の記憶は意外に曖昧です。患者に数日間の食事記録をつけてもらうことで、問題点の解決につながることがあります。問題となる原因が見つからない場合は、家族を交えた指導をすることも必要です。

食塩・水分の管理

透析患者の死因の第2位は心不全です[1]。透析患者は尿が出ない、あるいは尿量が少ないため、水分や塩分が体に溜まり、血液を循環させる心臓に負担がかかって心臓の機能が低下して、最後には心不全に至ります。これらを予防するためには、食事からの水分・塩分の過剰摂取を控え、心臓に余分な負担をかけないように注意することが大切です。調味料や加工食品、みそ汁やラーメンなどの汁物、外食などからの食塩摂取量が過剰になっていないかどうかを改めて確認してみましょう。また、食塩の過剰摂取で口渇感があり、過剰に水分を摂取していることがあります。過剰に飲水しても、飲んだ量を忘れていることもあります。ペットボトルを飲水量の目安にするなど、より具体的な指導が有効です。

カリウムの管理

カリウムの過剰摂取は高カリウム血症をひき起こし、場合によっては心停止に至ることもあります。定時採血時のカリウム値を参考に、タイムリーな指導が必要です。高カリウム血症の患者の多くは、カリウムを多く含む食品を食べすぎています。高齢者や透析導入後間もない人は、食事管理について十分に理解できておらず、コントロール不良になることがあります。長期に透析を行っている患者では「わかっているけれど、うっかり食べすぎ・飲みすぎてしまった（あるいはカリウム抑制薬を飲み忘れてしまった）」という患者も散見されます。生のくだもの（とくにキウイフルーツ、メロン、バナナ）や果汁ジュース、いも類、ドライフルーツ（干し柿、干しいも）、種実類（ピーナッツ、栗）などにはカリウムが多く含まれていることなど、カリウムの管理に必要な基本的な内容について確認し、指導することが必要です。季節によって出回る食品もあるので、季節に合わせた食品の指導や確認も効果的です。

リンの管理

長期に高リン血症の状態が続くと、心血管合併症や慢性腎臓病に伴う骨・ミネラル代謝異常をひき起こすリスクが高くなることから、日ごろから血清リン値を基準値内に維持することが求められます。しかし、リンはカリウムのように短期でのリスクや症状がないことから、安易に考えている患者もいます。また、リンを多く含む食品はたんぱく質を多く含んでいることが多く、栄養状態を維持しながら、たんぱく質不足にならないようにリンを管理することが必要です。リンを制限したことで、患者の栄養状態が低下してしまっては意味がありません。

リン含有量の多い食品は、たんぱく質を多く含む食品（とくに卵類、レバーなどの臓物、牛乳・ヨーグルト・チーズなどの乳製品）や加工食品、練り製品（ハム、ウインナーソーセージ、かまぼこ）などで、ふだん何気なく食べているものです。これらの食品の摂取量や摂取頻度について確認しましょう。また、加工食品や練り製品などの食品添加物として使われる無機リンは、食品そのものに含まれる有機リンと比べて体内への吸収率が高いといわれています。

患者にいちばん近い場所で仕事をしている看護師が、これらの内容についてタイムリーに確認し指導を行うことが、患者のQOLの向上に寄与すると考えます。

引用・参考文献

1）日本透析医学会統計調査委員会. わが国の慢性透析療法の現況（2017年12月31日現在）. 日本透析医学会雑誌. 51（12）, 2018, 699-766.

茨城キリスト教大学生活科学部食物健康科学科教授　**石川祐一**　いしかわ・ゆういち

Q100 入院透析患者の場合、食事時間の調整はどうすればいい?

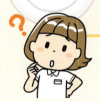

入院透析患者は、透析以外にもリハビリや検査などの予定があり、食事を食べる速さや移動方法も個々により違います。患者が温かい食事をゆっくりとれるよう、他部署から患者の予定や食事・移動にかかる時間などの情報を収集し、患者の状態に合わせて無理のない食事時間の調整を行います。

● 各部署の職員が気をつけていること

　入院透析患者の食事時間は、透析室、病棟、栄養科などの各部署のスタッフの連携がとれていないと適切な時間を設定することができず、「食事の時間が十分にとれず慌てて食事をする」「食事の時間が予想より長引いて透析時間にずれ込む」などの問題が生じます。したがって、事前に他部署から患者の予定や食事にかかる時間、移動方法などの情報を収集し、患者の状態に合わせて無理なく行動できるようタイムスケジュールを考え、食事時間の調整を行います。食事時間の調整を行ううえで、各部署のスタッフが注意・配慮すべき点は次のとおりです。

■透析室スタッフ

　「外出の予定がある」「透析後にリハビリがあるとしんどい」「家族の面会がある」など、患者の透析以外の予定や要望を事前に聞き取り、透析時間と食事時間の調整を行います。とくに、食事を長時間保管しておくことは食中毒のリスクとなるため、透析の終了時間が食事の時間帯を大幅に過ぎないように注意します。

■栄養科スタッフ

　通常配膳（12時）以降に配膳する食事は、栄養科で保管します。配膳まで食事の温度管理を適切に行い、患者個々の配膳時間に合わせて適温配膳ができるよう準備します。

■病棟スタッフ

　病棟スタッフは、患者の食べる速さや透析室までの移動方法を把握し、透析を踏まえた入院生活時間を管理しています。食事に時間がかかる人は、事前に栄養科へ連絡を入れ、予定より早く食事を配膳することができないか相談します。透析室などへの移動は、独歩、車いす、ベッド移動など、

2019年○月○日（○曜日）
★食事遅出し2名　☆食事早出し2名

ベッド No	1クール				2クール			
	氏　名	部屋番号	入室時間	終了時間	氏　名	部屋番号	入室時間	終了時間
1	★○○○○	701	8：20	12：25	○○○○			
2	○○○○				☆○○○○	401	12：35	16：05
3	★○○○○	601	8：20	12：20	○○○○			
4	○○○○				☆○○○○	301	12：45	17：10
5	○○○○				○○○○			

「食事配膳時間についてのルール」
・透析開始時間が12：50以前→「☆早出し」
・透析終了時間が12：30以降→「★遅出し」

図 早出し遅出し表

手段によって移動にかかる時間が異なるため、余裕をもって食事ができるか検討し、むずかしい場合は透析室へ透析開始時間の変更を相談します。

食事時間決定までの流れ

入院透析患者の食事時間の調整方法は、施設でさまざまです。以下に透析専門病院での例を挙げます。

ステップ1

透析室スタッフは、10時までに医療用情報端末（電子カルテと連動している）の早出し遅出し表に、その日の透析対象者・部屋番号・透析室入室時間・終了時間を入力します（図）。通常の昼食配膳時間（12時）より早い時間に配膳することを「早出し」、遅い時間に配膳することを「遅出し」と呼び、食事配膳時間についてのルールに則り対象者の名前の横に「☆早出し」「★遅出し」のマークを入力します。

ステップ2

10時以降、栄養科スタッフは部署に設置されている医療用情報端末にて情報を読み込み、「早出し」「遅出し」対象者を確認し、食事の配膳準備をします。

ステップ3

「早出し」の食事は、厨房スタッフが11：30までに各病棟へ配膳します。

ステップ4

「遅出し」の食事は、厨房スタッフが透析の終了時間に合わせて各病棟へ配膳します。

医療法人社団森と海東京東京蒲田病院栄養科　出口敦子　でぐち・あつこ

memo

そのままダウンロードできる！
おススメ透析食レシピ＆指導ツール

第4章

レシピ①
さば缶グラタン

東京医療保健大学医療保健学部医療栄養学科准教授　**北島幸枝**　きたじま・ゆきえ
同北島研究室　**工藤優美**　くどう・ゆうみ　　**徳永はるか**　とくなが・はるか　　**安田梨子**　やすだ・りこ

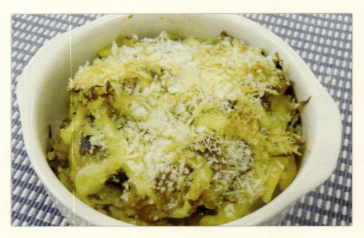

栄養価（1人分）	
エネルギー	311kcal
水　　分	100.8g
たんぱく質	16.7g
カリウム	448mg
リ　ン	174mg
食塩相当量	1.1g

材料（1人分）

さば水煮缶	70g（1/2缶）
冷凍フライドポテト	30g
たまねぎ	40g
塩	0.2g
こしょう	少々
マヨネーズ	12g（大さじ1）
パン粉	3g（大さじ1）

つくりかた

❶オーブンは180℃に予熱しておく。
❷さばの骨を取り除き、軽くほぐす。
❸たまねぎを薄くスライスし、水にさらした後、しっかり水気を切る。
❹フライドポテトを電子レンジで加熱する（商品に記載どおりの時間）。
❺オイル（分量外）を薄く塗った耐熱容器に❷〜❹を入れ、マヨネーズをかけた後、パン粉を散らす。
❻オーブンで焼き目がつくまで焼く。

POINT

- 簡単につくれて、n-3系脂肪酸を摂取できる一品です。
- たまねぎは、たまねぎサラダを利用すると、切る手間が不要です。

レシピ②
副菜 香ばしポテトコロッケ風

東京医療保健大学医療保健学部医療栄養学科准教授　北島幸枝　きたじま・ゆきえ
同北島研究室　工藤優美　くどう・ゆうみ　　徳永はるか　とくなが・はるか　　安田梨子　やすだ・りこ

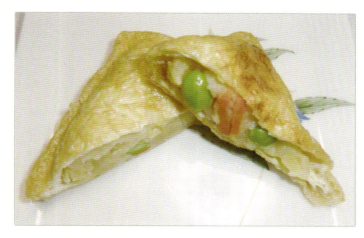

栄養価（1人分）	
エネルギー	185kcal
水　　分	46.2g
たんぱく質	6.1g
カリウム	199mg
リ　　ン	103mg
食塩相当量	0.5g

※ポテトサラダ（市販）の栄養価は、市販の栄養成分や食材量から算出した推定値を使用

材料（1人分）

油揚げ	20g（1/2枚）
ポテトサラダ（市販）	40g（大さじ2）
えだまめ（冷凍可）	5g（5粒）

つくりかた

❶オーブンは200℃に予熱しておく。
❷えだまめを茹でる。
❸油揚げを半分に切り、袋状に開く。
❹ポテトサラダとえだまめを混ぜ、❸に詰め、爪楊枝などで口を閉じる。
❺オーブントースターまたはオーブンレンジのトースター機能で焼き目がつくまで焼く（約3分）。ごま油を熱したフライパンで焼いてもよい。

POINT

- エネルギー量が少ない主菜（焼き魚や刺身など）のときに、簡単につくれて、エネルギーアップができるおかずです。
- 市販のポテトサラダを利用していますが、手づくりのポテトサラダが残った際には、別料理として楽しめます。
- ポテトサラダの代わりにかぼちゃサラダにした場合は、甘味がある一品になります。
- 主菜として用いる場合は、茹で卵を中に入れるとよいでしょう。

レシピ③ デザート パインアップルケーキ

東京医療保健大学医療保健学部医療栄養学科准教授　北島幸枝　きたじま・ゆきえ
同北島研究室　工藤優美　くどう・ゆうみ　徳永はるか　とくなが・はるか　安田梨子　やすだ・りこ

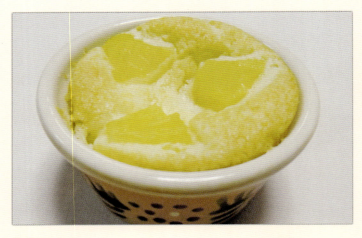

栄養価（1人分）

エネルギー	217kcal
水　　分	27.3g
たんぱく質	1.9g
カリウム	81mg
リ　ン	42mg
食塩相当量	0.2g

材料（1人分）

ホットケーキミックス	20g（大さじ2）
無塩バター	10g
砂糖	9g（大さじ1）
ヨーグルト（無糖）	5g（小さじ1）
パインアップル缶詰（果肉）	20g（1/2枚）
パインアップル缶詰（果汁）	15g（大さじ1）

つくりかた

❶オーブンは180℃に予熱しておく。
❷パインアップルは、半分は一口小に、残りは粗く刻む。
❸ボウルにバターを入れ、泡立て器やスプーンでマヨネーズ状になるまで混ぜた後、砂糖をすこしずつ加え、白っぽくなるまで混ぜる。
❹ヨーグルトと刻んだパインアップル、果汁を加え、軽く混ぜ合わせる。
❺ホットケーキミックスを加え、ざっくり混ぜる。
❻オイル（分量外）を薄く塗った容器に❺の生地を入れ、生地の上に一口小に切ったパインアップルを並べ、オーブンで15〜20分焼く。

POINT

- パインアップルの酸味がほどよく、甘さが気にならないデザートです。
- 冷蔵庫で冷やしてもおいしく食べられます。
- たんぱく質補助食品（粉末など）を加えて、たんぱく質摂取量を増やすこともできます。

レシピ④
主菜 鶏の漬け焼き

H・N・メディック北広島栄養部　橋本真里子　はしもと・まりこ

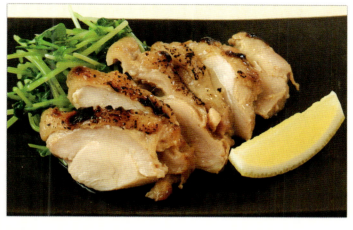

栄養価（1人分）	
エネルギー	273kcal
水　　分	119.0g
たんぱく質	15.5g
カリウム	329mg
リ　ン	166mg
食塩相当量	1.0g

材料（1人分）

漬けだれ
- Ⓐ
  - 鶏もも肉　　　　　　　　　　80g
  - しょうが　　　　　　　　　　0.3g
  - にんにく　　　　　　　　　　0.1g
- Ⓑ
  - みそ　　　　　　　　　　　　5g
  - はちみつ　　　　　　　　　　5g
  - めんつゆ（3倍濃縮）　　　　　1g
  - 酒　　　　　　　　　　　　　1g
  - オレンジジュース（ストレート）5g
  - 砂糖　　　　　　　　　　　　2g
  - 油（鶏肉用）　　　　　　　　3g

- トウミョウ　　　　　　　　　　35g
- 塩　　　　　　　　　　　　　　0.1g
- こしょう　　　　　　　　　　　0.1g
- 油（トウミョウ用）　　　　　　3g
- レモン　　　　　　　　　　　　10g

ソース
- Ⓒ
  - オレンジジュース（ストレート）2g
  - 砂糖　　　　　　　　　　　　0.3g
  - みそ　　　　　　　　　　　　0.2g
  - うすくちしょうゆ　　　　　　0.1g
  - 水　　　　　　　　　　　　　12g
  - かたくり粉　　　　　　　　　0.4g

つくりかた

❶Ⓐをみじん切りにし、Ⓑと合わせ、漬けだれをつくる。

❷袋や小さめの容器に鶏肉と❶を入れ、一晩冷蔵庫で漬けておく。

❸Ⓒをすべて鍋へ入れ、木べらなどで混ぜながら弱火にかけ、一煮立ちしたら火を止める。

❹フライパンに油をひき、❷の鶏肉の皮目を下にして入れる。フライパンに蓋をして火にかけ、蒸し焼きにする。焼き目がついたら裏返し、再度フライパンに蓋をして鶏肉に火を通す。

❺トウミョウを食べやすい大きさに切り、水にさらす。水気をよく切ったトウミョウを油をひいたフライパンで炒め、塩・こしょうで味つけをする。

❻皿にトウミョウ、鶏肉、くし切りにしたレモンを盛りつけ、鶏肉に❸をかける。

POINT

- 血清リン値を気にして肉の量を減らしがちな患者もいるかと思います。しかし、肉には身体をつくるのに必要なたんぱく質も含まれるため、目安量を守って上手に食べることも大切です。
- 袋や小さめの容器を使用することで、少量の漬けだれでもしっかりと漬かり、減塩につながります。また、漬けだれに漬けた鶏肉をまとめてつくり、小分けにして冷凍すると、次回の調理の手間が省けます。
- はちみつで漬け込むことで鶏肉がやわらかく仕上がり、焼いたときに照りが出て見た目もおいしく仕上がります。
- ソースがなくてもおいしく食べられますが、ソースをかけることでしっとりとして食べやすく仕上がります。

レシピ⑤
副菜 生ハムサラダ

H・N・メディック北広島栄養部　橋本真里子　はしもと・まりこ

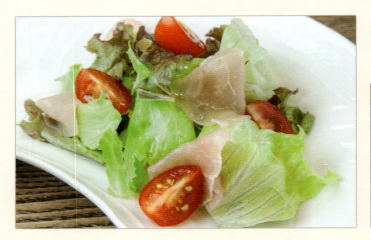

栄養価（1人分）	
エネルギー	32kcal
水　　分	36.9g
たんぱく質	2.3g
カリウム	117mg
リ　ン	24mg
食塩相当量	0.4g

材料（1人分）

レタス	15g
サニーレタス	5g
生ハム	8g
ミニトマト	10g
Ⓐ 青じそドレッシング	2.5g
水	2.5g
オリーブ油	0.5g

つくりかた

❶レタスとサニーレタスを食べやすい大きさにちぎり、水にさらしておく。
❷Ⓐを合わせてドレッシングをつくる。
❸ミニトマトと生ハムを食べやすい大きさに切る。
❹水にさらしておいた野菜の水気をよく切る。
❺器に野菜と生ハムを盛りつけ、❷をかける。

POINT

- 生ハムは食塩やリンの含有量が多いため、控えている患者が多いと思います。しかし、使用量を調整し、生ハムの塩分を活かすことでドレッシングを少量にでき、サラダの味にもメリハリが生まれおいしく食べられます。生ハムが余った場合は冷凍して保存もできます。
- ノンオイルドレッシングでも、オリーブ油を加えることで簡単にエネルギーのとれるドレッシングに仕上がります。また、食塩相当量が多いといわれるノンオイルドレッシングでも、使用量と組み合わせる食材を工夫することで減塩をしつつ、おいしく食べることができます。
- 血清カリウム値を気にしている患者でも、水さらしをしっかりと行い、食べる量を調整することで、生野菜サラダを楽しむことができます。

レシピ⑥
デザート りんごのコンポート

H・N・メディック北広島栄養部　橋本真里子　はしもと・まりこ

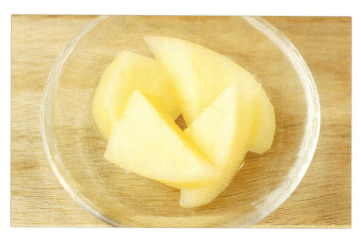

栄養価（1人分）	
エネルギー	42kcal
水　分	68.6g
たんぱく質	0.1g
カリウム	41mg
リ　ン	4mg
食塩相当量	0g

材料（1人分）

りんご	30g
グラニュー糖	6g
レモン	4g
水	40g

つくりかた

❶ りんごを食べやすい大きさに切る。
❷ レモンをうす切りにする。
❸ 鍋にりんご、水、グラニュー糖、レモンを入れ、火にかける。
❹ 好みの硬さになるまで煮たら火を止め、ペーパータオルをかぶせて粗熱をとる。
❺ 冷蔵庫に入れて冷やす。
❻ 器に盛りつける。

POINT

- りんごを1個買ってきても、目安量を守って食べると、なかなか食べきれずに傷んでしまったり、色が変わったりすることがあるかと思います。りんごをそのまま楽しんだ後に余った材料で簡単にできるコンポートにすることで、冷蔵庫で保管すれば2〜3日、日持ちします。
- カリウム含有量が少なくお勧めのくだものであるりんごは、生ではなかなかエネルギーがとりにくい食材でもあります。しかし、ひと手間を加えてコンポートにすることで、くだものでもエネルギーがしっかりとれるデザートに仕上がります。
- コンポートに少量のヨーグルトを合わせてもおいしく食べられます。
- シロップ（グラニュー糖、レモン、水を合わせたもの）は、缶詰のくだものの味つけをアレンジしたいときにも使用できます。

レシピ⑦

鶏肉の治部煮風

公立松任石川中央病院栄養管理室副技師長　**室塚登紀子**　むろづか・ときこ

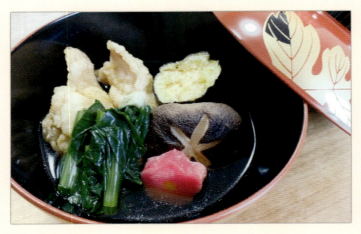

栄養価（1人分）	
エネルギー	231kcal
水　　分	151g
たんぱく質	9.7g
カリウム	272mg
リ　ン	119mg
食塩相当量	1.0g

材料（2人分）

鶏もも肉	20g4切
小麦粉	適量
生花麩	2枚
しいたけ（生）	2枚
なす	30g2個
揚げ油	適量
こまつな	40g
だし汁Ⓐ ┌ かつおだし	100g
├ 減塩しょうゆ	大さじ1
├ みりん	大さじ1/2
├ 酒	大さじ1/2
└ 砂糖	小さじ1
わさび	少々

つくりかた

❶鶏もも肉は20gのそぎ切りにし、生花麩は1cmの厚さに切る。
❷こまつなは塩茹でして水にさらし、3cmに切る。
❸油を180℃に熱し、❶の鶏もも肉に小麦粉をまぶして揚げる。生花麩、しいたけ、なすは素揚げする。
❹鍋にⒶを合わせ、一煮立ちさせる。
❺❸とこまつなを器に盛りつけ、❹をかけ、わさびを添える。

POINT

●金沢の郷土料理である治部煮をアレンジしました。本来は衣をつけた肉をしょうゆだしで煮てつくりますが、今回は揚げびたしにしました。煮込むより塩分が少なくでき、揚げることでエネルギーアップになります。
●食塩の入った市販の顆粒だしを使用する場合、水100mLに小さじ2分の1を入れ、減塩しょうゆは小さじ2にするとよいでしょう。

レシピ⑧
副菜 和風ナムル

公立松任石川中央病院栄養管理室副技師長　室塚登紀子　むろづか・ときこ

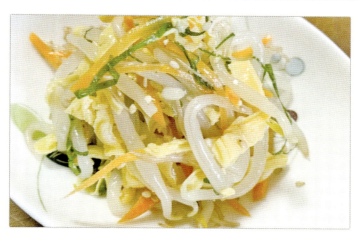

栄養価（1人分）	
エネルギー	69kcal
水　　分	59g
たんぱく質	3.1g
カリウム	78mg
リ　ン	53mg
食塩相当量	0.4g

材料（2人分）

卵	1/2個
油	適量
もやし	80g
にんじん	20g
大葉	2枚
Ⓐ めんつゆ（3倍濃縮）	小さじ2
ごま油	小さじ1
ごま	小さじ1/2

つくりかた

❶卵を溶きほぐし、油をひいたフライパンでうす焼き卵をつくり、細く切って錦糸卵をつくる。
❷にんじんと大葉をそれぞれ千切りにする。
❸にんじんともやしを茹で、絞っておく。
❹❸と千切りにした大葉、Ⓐを混ぜ合わせる。

POINT
- 減塩の定番であるだしと香味野菜、ごま油がそろったメニューです。
- 色どりもよいため、「あと1品」というときに追加するとよいメニューです。

第4章　そのままダウンロードできる！おススメ透析食レシピ＆指導ツール

レシピ⑨ デザート レモネードゼリー

公立松任石川中央病院栄養管理室副技師長　室塚登紀子　むろづか・ときこ

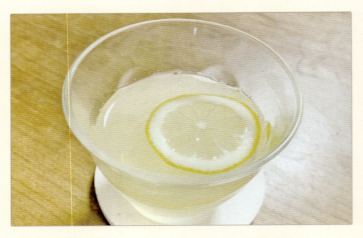

栄養価（1人分）	
エネルギー	102kcal
水　　分	109g
たんぱく質	1.1g
カリウム	18mg
リ　ン	3mg
食塩相当量	0g

材料（2人分）

- A
  - レモン果汁　　　　　大さじ1
  - はちみつ　　　　　　大さじ2
  - 水　　　　　　　　　大さじ2
- 粉ゼラチン　　　2.5g（5gの1/2包）
- 水（ゼラチン用）　　大さじ1と1/2
- サイダー（常温）　　　　　150g
- レモンの輪切り　　　　　　2枚

つくりかた

❶粉ゼラチンを分量の水でふやかし、電子レンジで20秒加熱して溶かしておく。
❷Ⓐを鍋に入れて加熱し、❶のゼラチンを煮溶かす。
❸ゼラチンが溶けたら、サイダーを入れて静かに混ぜる。
❹❸を器に静かに流し入れ、レモンの輪切りを浮かべ、冷蔵庫で冷やし固める。

POINT

- ゼリーですが、シュワッとしていてすっきりし、喉の渇きも落ち着きます。
- 酸味の強いものはゼリーがやわらかめに仕上がるため、ゼラチンを入れてからあまり長く加熱しないようにしましょう。
- 少量だとややつくりにくいため、倍量でつくってもよいでしょう。

レシピ⑩ 主菜 揚げだらのピリ辛薬味だれ

佐藤循環器科内科栄養科　梶野由梨枝　かじの・ゆりえ

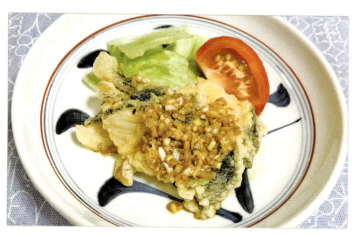

栄養価（1人分）

エネルギー	152kcal
水　　分	95.4g
たんぱく質	13.3g
カリウム	339mg
リ　ン	184mg
食塩相当量	1.1g

※吸油量は6.5gで算出

材料（1人分）

	たら	70g
	食塩	0.2g
Ⓐ	卵	3g
	かたくり粉	1.5g
	油	適量
	レタス	7g
	トマト（1/8ヶ）	20g
Ⓑ	白ねぎ	5g
	しょうが	1g
Ⓒ	こいくちしょうゆ	5g
	酢	2g
	砂糖	2g
	ごま油	1g
	七味唐辛子粉	少々

つくりかた

❶ たらに塩をふって10分ほど置く。
❷ レタスを食べやすい大きさに切り、水にさらす。トマトはくし切り（8分の1カット）にする。
❸ たらの水気をペーパータオルで拭き、一切れを3〜4つに切る。
❹ ボウルにⒶを入れ混ぜる。
❺ たらにⒶの衣をつけ、170℃に熱した油でカラッと揚げる。
❻ Ⓑをみじん切りにし、水にさらした後、Ⓒとよく混ぜ合わせる。
❼ 皿にたらと❷を盛りつけ、❻のピリ辛薬味だれをかける。

POINT

- 卵とかたくり粉で揚げることで、ボリュームが出て満足感が得られます。また、油の風味でうす味でもおいしく食べられます。
- ピリ辛薬味だれは、香味野菜（白ねぎ、しょうが）と香辛料（七味唐辛子粉）を使用することで味のアクセントとなり、また、ごま油を使用することで風味がよく、減塩してもおいしくなります。
- 野菜の水さらしは透析食の基本です。水に浸かる断面積を広くするために、しょうがや白ねぎはみじん切りにした後に水でさらすと、カリウムの溶出量が多くなります。

第4章　そのままダウンロードできる！ おススメ透析食レシピ＆指導ツール

レシピ⑪ 副菜 ざくざくたまねぎサラダ

佐藤循環器科内科栄養科　梶野由梨枝　かじの・ゆりえ

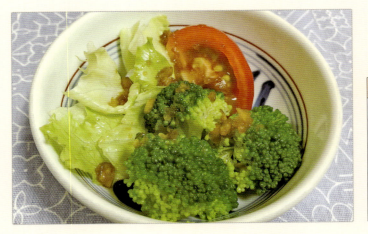

栄養価（1人分）	
エネルギー	36kcal
水　　分	58.8g
たんぱく質	1.7g
カリウム	180mg
リ　ン	39mg
食塩相当量	0.4g

材料（1人分）

ブロッコリー	30g
トマト（1/8ヶ）	20g
レタス	5g
たまねぎ	5g
Ⓐ こいくちしょうゆ	2.8g
酢	1.1g
みりん	1.4g
砂糖	0.6g
レモン果汁	0.4g
オリーブ油	1.2g

つくりかた

❶ トマトとレタスを食べやすい大きさに切る。ブロッコリーは茹でておく。
❷ たまねぎは皮をむいてフードプロセッサーまたは包丁でみじん切りにし、水にさらす。
❸ Ⓐを混ぜ合わせ、よく混ぜたら❷を加える。
❹ ❸を火にかけ、軽く火を通す。
❺ ❶の野菜を器に盛りつけ、❹のドレッシングをかける。

POINT

- たまねぎをみじん切りにして水にさらすことで、水に浸かる断面積を広くでき、カリウムの溶出量を多くできます。
- みじん切りにすることでたまねぎの食感を残したドレッシングにしていますが、お好みでペースト状にしてもドレッシングとして使えます。
- 火にかけることでたまねぎの辛味がやわらぎますが、加熱しなくてもおいしく食べられます。
- 市販のドレッシングを使うよりも、手づくりのドレッシングにすることで、調味料の量を調整でき、減塩につなげることができます（しょうゆの量を減らす、こいくちしょうゆをだしわりしょうゆに変更するなど）。
- サラダのドレッシング以外にも、肉や冷奴などに使用できる万能だれです。
- ドレッシングのみの栄養価は、エネルギー21kcal、水分8.5g、たんぱく質0.3g、カリウム20mg、リン6mg、食塩相当量0.4gです。

レシピ⑫ デザート マンゴープリン

佐藤循環器科内科栄養科　梶野由梨枝　かじの・ゆりえ

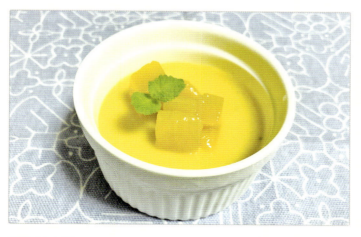

栄養価（1人分）	
エネルギー	54kcal
水分	53.4g
たんぱく質	1.4g
カリウム	75mg
リン	18mg
食塩相当量	0g

材料（1人分）

マンゴー缶	35g
牛乳	15g
水	5g
粉ゼラチン	0.8g
ペパーミント	1枚
マンゴー缶（飾り用）	10g

つくりかた

❶マンゴー缶のシロップを切っておく。
❷飾り用のマンゴーをさいの目に切る。
❸❷とは別のマンゴーと牛乳、水をミキサーにかけてざるでこす。
❹❸を鍋で火にかけ、沸騰直前まで温める。
❺❹に粉ゼラチンを加えてよく混ぜ合わせる。
❻❺を器に流し入れ、冷蔵庫で冷やし固める。
❼マンゴーとミントを飾る。

POINT

- くだものの缶詰は、加熱・殺菌などの加工処理により、生のくだものよりもカリウム量が少なくなるため、カリウム値の気になる患者にはお勧めです。
- マンゴー缶を使用することで安価で手軽につくれ、生のマンゴーを使用するよりもカリウム量を抑えることができます（100g当たりのカリウム値は生120mg、缶詰75mg〈缶詰は今回使用した商品の成分値〉）。
- くだもの缶のシロップにはカリウムが溶け出しているため、シロップはできるだけ使用しないようにしましょう。
- ミキサーにかけた後、ざるでこすことでなめらかな食感に仕上がります。

レシピ⑬

主菜 ぶたキムチ

仁友会北彩都病院診療技術部栄養課主任　上林沙希子　かみばやし・さきこ

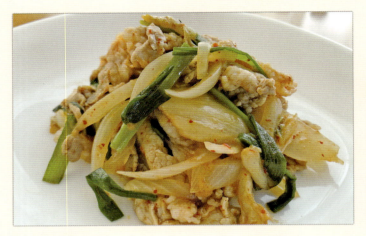

栄養価（1人分）	
エネルギー	184kcal
水　　分	125.8g
たんぱく質	16.6g
カリウム	489mg
リ　　ン	178mg
食塩相当量	1.2g

材料（1人分）

ぶたこま肉	70g
たまねぎ	40g
にら	10g
サラダ油	3g
めんつゆ（3倍濃縮）	3g
はくさいキムチ	35g
ごま油	0.5g

つくりかた

❶たまねぎは0.5cm幅のうす切りにし、にらは3cmの長さに切る。ぶたこま肉は一口大に切っておく。
❷鍋に湯を沸かし、たまねぎとにらを2分茹で、ざるにあげる。
❸フライパンにサラダ油を入れ熱し、中火で肉を炒める。
❹肉の色が変わったら、❷の野菜を入れて炒め合わせる。
❺めんつゆを入れ全体にいきわたったら、キムチを入れ手早く炒める。
❻ごま油を回し入れ、火を止める。

POINT

- キムチの旨味と辛味を活かし、調味料として使用します。商品によって食塩相当量が異なるため、少ないものを選びましょう。
- 味に物足りなさを感じる場合、野菜を炒めるときにこしょうを加えるとよいでしょう。
- 野菜を茹でることでカリウムを減らすことができます。
- ぶたキムチ丼やぶたキムチチャーハン、冷やしラーメンの具などにもアレンジできます。
- 温泉卵を加えると味がまろやかになり、辛さが苦手な人でも食べやすくなります。

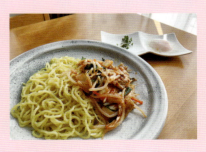

レシピ⑭ 副菜 さば缶の春巻き

仁友会北彩都病院診療技術部栄養課主任　上林沙希子　かみばやし・さきこ

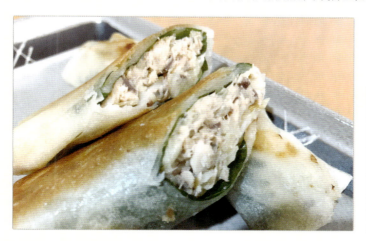

栄養価（1人分）

エネルギー	143kcal
水分	49.6g
たんぱく質	4.7g
カリウム	131mg
リン	69mg
食塩相当量	0.3g

材料（1人分＝1本）

さば水煮缶	20g
千切りキャベツ	30g
しょうが	2g
しょうゆ	1g
マヨネーズ	2g
しそ	1枚
春巻きの皮	1枚
サラダ油	5g
小麦粉	1g
水	1g

※キャベツはカット野菜の千切りキャベツを使用

つくりかた

❶ さば水煮は汁を切り、太い中骨を取り除いておく。
❷ 小麦粉と水を混ぜ、水溶き小麦粉をつくる。しょうがは千切りにしておく。
❸ 鍋に湯を沸かし、千切りキャベツを2分茹で、ざるにあげる。
❹ ボウルの中でさば水煮をほぐす。
❺ 茹でたキャベツを手で絞り、水気を切って❹に入れる。
❻ 千切りにしたしょうが、しょうゆ、マヨネーズも加え、全体がよく絡むように混ぜる。
❼ 春巻きの皮に、しそ、❻の具の順に重ねてのせ、包む。巻き終わりは水溶き小麦粉でしっかり留める。
❽ フライパンにサラダ油を熱し、❼のとじ目を下にして入れ、弱めの中火で3～4分ずつ両面を揚げ焼く。
❾ キッチンペーパーなどの上にあげ、余分な油を切る。

POINT

- カット野菜や缶詰を使用することで、調理の手間が省けます。
- 主菜で取りきれないたんぱく質は、副菜で補いましょう。
- しそとしょうがの風味で、少ない食塩量でもおいしく食べられます。
- しょうがをみょうがに、しょうゆを梅肉に変更してもおいしいです。

レシピ⑮

デザート　ヨーグルトムース

仁友会北彩都病院診療技術部栄養課主任　上林沙希子　かみばやし・さきこ

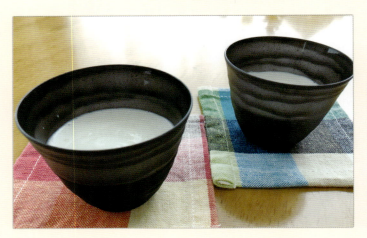

栄養価（1人分）	
エネルギー	72kcal
水　　分	52.4g
たんぱく質	5.7g
カリウム	104mg
リ　　ン	84mg
食塩相当量	0.1g

材料（1人分＝写真1つ分）

ギリシャヨーグルト	50g
マシュマロ	10g
牛乳	10g

※ギリシャヨーグルトは明治THE GREEK YOGURTプレーンを使用

つくりかた

❶マシュマロと牛乳を大きめの耐熱容器に入れ、電子レンジ500wで1分温める。
❷電子レンジから出し、よくかき混ぜる。
❸マシュマロが完全に溶けたら、ヨーグルトを加え混ぜる。
❹器に流し入れ、粗熱が取れたら冷蔵庫で冷やし固める。

POINT

- ギリシャヨーグルトは、ふつうのヨーグルトに比べて、水分が少なくたんぱく質が多いといった、透析患者にはうれしい特徴をもっています。
- マシュマロの原料を利用し、簡単にデザートがつくれます。
- マシュマロを電子レンジにかけると膨らむため、大きめの耐熱容器を使用し、やけどには十分に注意しましょう。
- 甘さが足りない場合、はちみつやジャムをかけると食べやすくなります。

指導ツール① **エネルギー確保**

東京医療保健大学医療保健学部医療栄養学科准教授　北島幸枝　きたじま・ゆきえ

十分なエネルギー摂取のために

私たちの身体は、食事から摂取するエネルギー量が不足すると、身体に蓄えている蛋白質（筋肉）を分解してエネルギーに変え、生命活動に必要なエネルギーを確保します

エネルギー量が不足すると…
- 蛋白質（筋肉）の分解による尿毒素やカリウムの生成
- 栄養状態の低下、体力・抵抗力の低下
- 心胸比の上昇、血圧上昇
- サルコペニア（筋肉量低下）の発症、など

エネルギー源

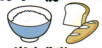

炭水化物　　　　たんぱく質　　　　脂質

各栄養素がもつ1g当たりのエネルギー量

4kcal/g　　　　4kcal/g　　　　9kcal/g

エネルギー量の確保のためのポイント

良好な透析療法と栄養状態のために十分なエネルギー摂取を目指しましょう

★主食＋主菜＋副菜2品を基本にしましょう。
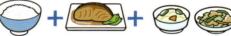
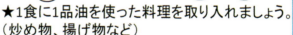
★1食に1品油を使った料理を取り入れましょう。（炒め物、揚げ物など）

★マヨネーズやドレッシング、バター、マーガリン、はちみつなどを上手に利用しましょう。

調理法によってエネルギーを増やすことができます。

調理法
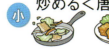
炒める ＜ 唐揚げ ＜ 天ぷら ＜ フライ
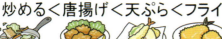
小　　　　　　　　　　　　　　　　　大
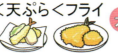

切り方　※切り方によって吸油率が変わります

くし切り ＜ 千切り ＜ 薄切り
 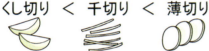
小　　　　　　　　　　　　　　　　　大

★酢やかんきつ類（レモン、すだちなど）の利用で、油物による食欲低下を防ぐことができます。

プラス+1

適正量のたんぱく質とその質にも配慮しましょう

動物性たんぱく質（肉や魚、など）は、筋肉を構成する必須アミノ酸が豊富です。

栄養状態の維持、サルコペニアの予防のために、十分なエネルギー摂取とともに良質なたんぱく質の摂取を心がけましょう。

第4章　そのままダウンロードできる！おススメ透析食レシピ＆指導ツール

指導ツール② **たんぱく質・リン管理**

H・N・メディック北広島栄養部　橋本真里子　はしもと・まりこ

リン・たんぱく質について

透析患者さんのなかには、血清リン値を気にしてたんぱく質の摂取を控えてしまうという人も多いと思います。しかし、たんぱく質は身体に必要な栄養素でもあるので、極端に控えてしまうのではなく、**適量を摂取することがとても大切**です。

採血でリンが高かったから、たんぱく質を控えようと思ったけどダメなんだね！

 一般的にたんぱく質を多く含む食品にリンも多く含まれるといわれていますが、たんぱく質の摂取を極端に控えるのではなく、適量を摂取することが大切です。まずは、どの食品にリンが多く含まれているかを覚えておきましょう！

リンを多く含む食品（※リンはたんぱく質を多く含む食品に多く含まれる傾向があります）

肉・魚　　　　卵類・魚卵　　　　乳製品

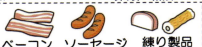
加工食品　ベーコン　ソーセージ　練り製品　　※小魚（骨ごと食べられる魚）

※加工食品には食品添加物が含まれていますが、そのなかには「**無機リン**」という**吸収率の高いリン**が含まれているので注意が必要です。また、骨にはリンが多く含まれているので、小魚のように骨ごと食べられる種類にも気をつけましょう。

食材を選ぶポイント！

リンは「油」や「脂身」にはほとんど含まれていません。そのため、脂ののった魚や脂身の多い部位はリン含有量が少ないです（例：さば・さんま・ばら肉・ひき肉など）

リンを多く含む食品はわかってきたけど、たんぱく質もとらなきゃいけないと考えたら、肉や魚はどれくらいの量を食べてもいいのかな？

目安量

 市販の食品には重さ（g）が書いてあるので調理する際の目安にしましょう！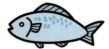

肉：生の状態で70〜80g　　魚：生の状態で50〜60g

※肉類ではヒレやささ身などはリン含有量が多い種類です。魚類では干物がリンを多く含みます。これらの種類を食べるときは一度に食べる量を調整し、ほかの食品との組み合わせに注意しましょう！

リン含有量の多い食品をしっかりと把握し、バランスよくたんぱく質を摂取するように心がけましょう！

| 指導ツール③ | **カリウム管理** |

公立松任石川中央病院栄養管理室副技師長　**室塚登紀子**　むろづか・ときこ

カリウム管理について

カリウムはほとんどの食品に含まれます。特にカリウム含有量の多い食品は生果物、生野菜、いも類、海藻類、豆類、ナッツ類などです。1回に食べる量を調整したり、これらの食品が1日に何品も重ならないように気をつけながら季節の食材を楽しみましょう。

● とくにカリウムの多い食品 ●

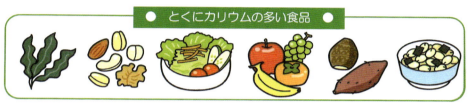

たんぱく質の多い食品にもカリウムは多く含まれます。カリウムが高い時は、たんぱく質の多い食品をとりすぎていないか気にかけてみるとよいでしょう。

● 食品のカリウム含有量 ●　（文献1より）

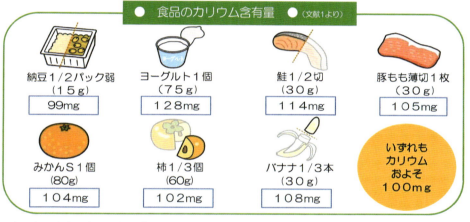

カリウムは水に溶ける性質があるため、食材に含まれるカリウムを減らすには食材を小さめに切ってから茹でこぼしたり、水にさらしたりするとよいでしょう。

● 茹でこぼしによるカリウム含有量の変化 ●　（文献1より）

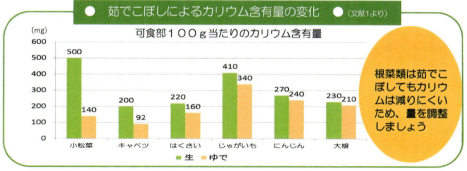

引用・参考文献
1）文部科学省科学技術・学術審議会資源調査分科会報告.日本食品標準成分表2015年版（七訂）．東京，全国官報販売協同組合．2015．589p．

指導ツール④ 食塩管理

佐藤循環器科内科栄養科　梶野由梨枝　かじの・ゆりえ

今月の注目！食塩管理

塩分をとりすぎると喉が渇き、水分を多く摂取してしまいます。そのため透析間の体重増加が多くなってしまいます。減塩の工夫を覚えて、減塩を心がけていきましょう。
食塩は1日6g未満が目安です。

塩分をとりすぎると・・・

塩分の過剰摂取 → 喉の渇き 飲水量増加 → 水分貯留 浮腫 → 高血圧・肺水腫・胸水貯留 の原因

※高血圧は動脈硬化を招いて脳出血や心疾患などの合併症をひき起こします

塩分管理＝水分管理　いかに塩分を抑えるかが大切です！

減塩の調理法の工夫

1. だし汁を利用する
食材のうま味を利用することで味に深みが増します（かつおだし、こんぶだしなど）

2. 酸味を生かす
酸味を利用することで味が引き締まります（酢やレモン・すだち・ゆずなど）

3. 香辛料をきかす
香りや風味を利用し、薄味のもの足りなさを補います（山椒、わさび、からし、カレー粉、とうがらしなど）

4. 香味野菜を使う
味・香りのアクセントとなり、料理の味を引き立てます（しょうが、ねぎ、みょうが、にんにく、パセリなど）

5. 油を利用する
炒め物や揚げ物にすることで油のもつうま味やコクでおいしく食べることができます

減塩料理への献立例

食塩相当量(g)

魚の照り焼き 1.2g

→ 魚のレモンしょうゆ焼き（酸味・焼き） 0.6g

→ 魚の南蛮漬け（酸味・揚げ） 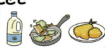 0.9g

→ 魚のソテー生姜ソース（香味野菜・焼き） 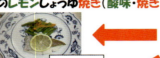 0.9g

→ 魚のカレー風味揚げ（香辛料・揚げ） 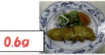 0.6g

これらの減塩料理のポイントとしては、減塩の調理法を工夫し、しょうゆの使用量を減らして減塩につなげています。これらの工夫を覚えて、無理のない減塩食を心がけましょう。

指導ツール⑤ 水分管理

仁友会北彩都病院診療技術部栄養課主任　上林沙希子　かみばやし・さきこ

「体重増加が多いですね…」

透析患者さんの水分管理

「何を食べても太るから…」

と食事を減らしていませんか？

⚠ **それでは必要な栄養素が不足してしまいます！**

透析患者さんの日々の「体重管理」は、**イコール**「**水分管理**」ともいえます。
気をつけなければいけないのは、**塩分**と**水分**です。
体に入る水の量（in）と、出る水の量（out）の差が透析間の体重増加量となります。

体に入る水　in		体から出る水　out	
食事中の水分	（透析食1日3食）約1000～1200ml	尿	（無尿の時は0ml）
代謝水（食べ物が体の中で燃えた時にできる水）　約300ml		大便	約100ml
飲み水の量　（　　　　　　　　　　　ml）		呼吸や汗	約700～900ml

透析で除去する水分量（除水量）が多くなると、急に血圧が下がったりして透析を行うこと自体が困難になります。血液透析患者さんは1日空きで体重の3％以内、2日空きで5％以内の体重増加が理想的とされています。

除水しきれず残ってしまった水分は、むくみ、呼吸困難、血圧上昇を引き起こし高血圧、心不全、肺水腫などの原因となります。水分は飲み水だけではありません。みなさんが普段食べている食品にも意外と多くの水分が含まれていますので、食事中の水分にも気をつけましょう。

≪食事に含まれる水分を減らす工夫≫
- 鍋物や汁物、麺類やルー物（カレーやシチュー）は控える
- 茹でた野菜の水気をよく切る
- 炒め物や揚げ物など水分が蒸発する調理法を取り入れる

≪飲み水を減らす工夫≫
- 氷をなめる（1個20ml）、うがいをする（1回約10ml）
- 小さいコップを使用する

食品100g中の水分量（％）

ごはん／おかゆ／もち／食パン／木綿豆腐／こんにゃく／だいこん／きゅうり／キャベツ／トマト／リンゴ／みかん／ヨーグルト

文部科学省「日本食品標準成分表2015年版（七訂）」より

塩分のとりすぎは、水分のとりすぎを招きます

水分のとりすぎ　**体重の過剰増加**　塩分のとりすぎ

まずは塩分管理をしっかり行い、水分と塩分の過剰摂取の悪循環を断ち切りましょう

第4章　そのままダウンロードできる！おススメ透析食レシピ＆指導ツール

編集・執筆者一覧

■ **編　集** ■ 北島幸枝　きたじま・ゆきえ　東京医療保健大学医療保健学部医療栄養学科准教授

■ **執筆者** ■ （50音順）

新井英一　あらい・ひでかず　静岡県立大学食品栄養科学部臨床栄養管理学研究室教授
　🔴第 1 章 Q21・22・23・24

有村恵美　ありむら・えみ　鹿児島県立短期大学生活科学科食物栄養専攻助教
　🔴第 3 章 Q75・76・77・78

池淵雅士美　いけぶち・まさみ　真鶴会小倉第一病院栄養指導管理室
　🔴第 3 章 Q88・89・90・91

石川祐一　いしかわ・ゆういち　茨城キリスト教大学生活科学部食物健康科学科教授
　🔴第 1 章 Q5・6　　🟡第 3 章 Q98・99

井上啓子　いのうえ・けいこ　至学館大学健康科学部栄養科学科教授
　🔴第 1 章 Q34・35・36

大里寿江　おおさと・としえ　腎愛会だてクリニック栄養科栄養科長
　🔴第 1 章 Q29・30　　🟢第 2 章 Q48・49

大西律子　おおにし・りつこ　中部大学応用生物学部食品栄養科学科講師
　🔴第 1 章 Q10・11・12・13

梶野由梨枝　かじの・ゆりえ　佐藤循環器科内科栄養科
　🔴第 4 章 レシピ⑩・⑪・⑫　　🔴第 4 章 指導ツール④

金澤良枝　かなざわ・よしえ　東京家政学院大学人間栄養学部人間栄養学科教授
　🔴第 1 章 Q7・8・9　　🟡第 3 章 Q92

蒲澤秀門　かばさわ・ひでゆき　新潟大学大学院医歯学総合研究科腎研究センター病態栄養学講座特任助教
　🔴第 3 章 Q94

上林沙希子　かみばやし・さきこ　仁友会北彩都病院診療技術部栄養課主任
　🔴第 4 章 レシピ⑬・⑭・⑮　　🔴第 4 章 指導ツール⑤

川上由香　かわかみ・ゆか　静岡県立大学食品栄養科学部臨床栄養管理学研究室助教
　🔴第 1 章 Q21・22・23・24

北岡康江　きたおか・やすえ　松下会あけぼのクリニック栄養管理部主任
　🟢第 2 章 Q64・65・66

北島幸枝　きたじま・ゆきえ　東京医療保健大学医療保健学部医療栄養学科准教授
　🟢第 2 章 Q37・38・39・40　　🔴第 4 章 レシピ①・②・③　　🔴第 4 章 指導ツール①

工藤優美　くどう・ゆうみ　東京医療保健大学医療保健学部医療栄養学科北島研究室
　🔴第 4 章 レシピ①・②・③

小林恵　こばやし・めぐみ　慶寿会さいたまつきの森クリニック栄養部部長
　🟢第 2 章 Q41・42・43・44

坂井敦子　さかい・あつこ　Office SAKAI 代表／斉藤内科クリニック管理栄養士
　🟡第 3 章 Q71・72・73・74

坂本香織　さかもと・かおり　女子栄養大学栄養学部専任講師
　🔴第 1 章 Q18・19・20

坂本杏子　さかもと・きょうこ　Ｈ・Ｎ・メディックさっぽろ東栄養部栄養課課長
　🟡第 3 章 Q83・84・85・86・87

268　透析ケア　2019 冬季増刊

瀬戸由美 せと・ゆみ　永仁会永仁会病院栄養管理科科長
- 第1章 Q1・2・3・4

多賀昌樹 たが・まさき　和洋女子大学家政学部健康栄養学科准教授
- 第2章 Q45・46・47

武政睦子 たけまさ・むつこ　川崎医療福祉大学医療技術学部臨床栄養学科教授
- 第3章 Q79・80・81・82

辰巳佐和子 たつみ・さわこ　滋賀県立大学人間文化学部・生活栄養学科・臨床栄養学研究室教授
- 第1章 Q14・15・16・17

出口敦子 でぐち・あつこ　医療法人社団森と海東京東京蒲田病院栄養科
- 第3章 Q95・96・97・100

徳永はるか とくなが・はるか　東京医療保健大学医療保健学部医療栄養学科北島研究室
- 第4章 レシピ①・②・③

中嶌美佳 なかじま・みか　清永会矢吹病院健康栄養科科長
- 第2章 Q53・54・55・56

二橋多佳子 にはし・たかこ　浜松医療センター栄養管理科
- 第3章 Q67・68・69・70

橋本真里子 はしもと・まりこ　Ｈ・Ｎ・メディック北広島栄養部
- 第4章 レシピ④・⑤・⑥　● 第4章 指導ツール②

長谷川民子 はせがわ・たみこ　萌生会大道クリニック栄養課
- 第2章 Q60・61・62・63

平野実紀枝 ひらの・みきえ　国家公務員共済組合連合会虎の門病院栄養部
- 第2章 Q57・58・59

日置清子 へき・きよこ　ときわ会常磐病院診療支援部栄養課課長
- 第2章 Q50・51・52

細島康宏 ほそじま・みちひろ　新潟大学大学院医歯学総合研究科腎研究センター病態栄養学講座特任准教授
- 第3章 Q94

桝田裕子 ますだ・ゆうこ　原泌尿器科病院栄養科主任管理栄養士
- 第1章 Q25・26・27・28

村山稔子 むらやま・としこ　新潟県立大学人間生活学部健康栄養学科准教授
- 第3章 Q93・94

室塚登紀子 むろづか・ときこ　公立松任石川中央病院栄養管理室副技師長
- 第4章 レシピ⑦・⑧・⑨　● 第4章 指導ツール③

安田梨子 やすだ・りこ　東京医療保健大学医療保健学部医療栄養学科北島研究室
- 第4章 レシピ①・②・③

山田康輔 やまだ・こうすけ　鎌倉女子大学家政学部管理栄養学科講師
- 第3章 Q67・68・69・70

吉矢邦彦 よしや・くにひこ　原泌尿器科病院腎臓内科部長
- 第1章 Q25・26・27・28

渡邉潤 わたなべ・じゅん　浜松医科大学医学部附属病院栄養部副部長
- 第1章 Q31・32・33

索引

欧 文

BCAA	220
CKD-MBD	96
DPP-4阻害薬	99
GA	208
HbA1c	208
MCTオイル	220
PEW	32, 65
αグルコシダーゼ阻害薬	99

あ

アミノ酸スコア	68
アルブミン	31
一価不飽和脂肪酸	83
運動療法	225
栄養指標	31
栄養障害	140
栄養成分表示	114
栄養補助食品	237
エネルギー	26, 56, 58, 209, 232
―代謝	56
―必要量	59
嚥下	229
―調整食品	230
―力	229

か

外食	117
加工食品に含まれる食塩量	143
カリウム	130
―抑制薬	98
間食	120
グリコアルブミン	208
経口血糖降下薬	99

計量	216
血液透析のはたらき	12
血液透析療法の限界	13
血糖管理	208
血糖値	208
ゲル化剤	230
減塩	137
―調味料	150
―の落とし穴	76
健康食品	104
高エネルギー食品	60
高齢者の食事管理	228

さ

サプリメント	109
サルコペニア	223
―肥満	226
三大栄養素	29
嗜好飲料	126
脂肪酸	83
主菜	112
主食	112
食塩	27
―含有量の多い食品	151
―管理	210
―コントロール	137
―制限	73, 142
―摂取量	148
―相当量	115
―調整食品	146
食品成分表	116
食品表示	146
植物性食品	71

INDEX

食物繊維 ————————— 124
食物と薬の相互作用 ————— 94
腎臓のはたらき ————————— 12
腎不全用特殊食品 ————————— 222
水分 ——————————————— 27
　—コントロール ——————— 137
　—摂取基準 ———————————— 79
水溶性食物繊維 ————————— 124
制限アミノ酸 ————————— 68
カリウム ——————————————— 27
惣菜 ——————————————— 117
速効型インスリン分泌促進薬 ——— 99

た

体液管理 ————————————— 210
体重管理 ————————————— 142
体重増加 ————————————— 140
多価不飽和脂肪酸 ————————— 83
宅配食 ——————————————— 236
たんぱく質 ————————— 27, 62
　—・エネルギー消耗状態 ——— 32, 65
窒素出納 ————————————— 63
調味料 ——————————————— 148
治療用特殊食品 ————————— 220
低栄養 ——————— 86, 223, 225
適塩 ——————————————— 143
透析患者の食事療法基準 ————— 26
透析患者の食事療法の基本 ——— 12
透析期の食事療法 ————————— 17
糖尿病透析患者の食事療法 ——— 19
動物性食品 ————————————— 70
特定保健用食品 ————————— 106
とろみ調整食品 ————————— 230

な

肉類の鉄含有量 ————————— 164
肉類のリン含有量 ————————— 164
乳酸菌飲料 ————————————— 133
認知症 ——————————————— 234
熱中症 ——————————————— 215

は

必須アミノ酸 ————————————— 68
非必須アミノ酸 ————————————— 68
非ヘム鉄 ————————————— 165
副菜 ——————————————— 112
不溶性食物線維 ————————— 124
フレイル ————————————— 223
分岐鎖アミノ酸 ————————— 220
ヘム鉄 ——————————————— 165
飽和脂肪酸 ————————————— 84
保健機能食品 ————————————— 104
保存期の食事療法 ————————— 16

ま

慢性腎臓病に伴う骨・ミネラル代謝異常 – 96
無機リン ————————————— 14

や

有機リン ————————————— 14

ら

リン ——————————— 28, 131
　—／たんぱく質比 ————— 14, 72
　—吸着薬 ——————— 96, 98, 118
　—を多く含む食品 ————————— 97

透析ケア　2019　冬季増刊　271

読者の皆さまへ

★増刊への感想・提案

　このたびは本増刊をご購読いただき、まことにありがとうございました。

　編集部では今後も、より皆さまのお役に立てる増刊の刊行を目指してまいります。つきましては本書に関するご感想・ご提案などがございましたら、当編集部までお寄せください。また、掲載内容につきましてのご質問などがございましたらお問い合わせください。

★透析ケア誌へ、ご質問をどうぞ

　本誌では読者の皆さまからのご質問をお待ちしています。このような問題のある患者さんにどのように対応したらよいか、○○という言葉を聞いたがどういう意味か……など、あらゆるご質問に対し専門の先生方にお答えいただきます。

　ご質問の内容は、できるだけ具体的にくわしくお書きください（患者さんの年齢・既往歴・症状・問題点、など）。

　お待ちしております。

★ご送付先

〒 532-8588 大阪市淀川区宮原 3-4-30 ニッセイ新大阪ビル 16F
株式会社メディカ出版「透析ケア編集部」
E-mail：touseki@medica.co.jp

The Japanese Journal of Dialysis & Caring
Touseki Care　　透析ケア　2019 年冬季増刊（通巻 341 号）

キホンがわかる！ 患者・ナースのギモンが解決する！
透析患者の食事管理 Q＆A100

2019 年 12 月 5 日発行	編　著	北島 幸枝
	発 行 人	長谷川素美
	編集担当	田中習子・平岡あづさ・西川雅子
	発 行 所	株式会社メディカ出版
		〒 532-8588　大阪市淀川区宮原 3-4-30
		ニッセイ新大阪ビル 16F
		編集　　　　　　　電話：06-6398-5048
		お客様センター　電話：0120-276-591（ご注文）
		E-mail　touseki@medica.co.jp
		URL　https://www.medica.co.jp
	広告窓口	総広告代理店　株式会社メディカ・アド　電話：03-5776-1853
	デザイン	安楽麻衣子
	イラスト	岡澤香寿美
	編集協力	有限会社メディファーム
定価 本体 4,000 円＋税	印刷製本	株式会社シナノパブリッシングプレス

ISBN978-4-8404-6706-3
　　　　　　　　　　　　　　　　　乱丁・落丁がありましたら、お取り替えいたします。
　　　　　　　　　　　　　　　　　　　　　　　　　　　　　　　無断転載を禁ず。
　　　　　　　　　　　　　　　　　　　　　　　　　　Printed and bound in Japan

本誌に掲載する著作物の複製権・翻訳権・翻案権・上映権・譲渡権・公衆送信権（送信可能化権を含む）は株式会社メディカ出版が保有します。
JCOPY <（社）出版者著作権管理機構　委託出版物>
本書の無断複写は著作権法上での例外を除き禁じられています。複写される場合は、そのつど事前に、（社）出版者著作権管理機構（電話 03-5244-5088、FAX 03-5244-5089、e-mail：info@jcopy.or.jp）の許諾を得てください。